ANASTHASIA

/// FITNESS ///

BODY & CHEF

8 semaines
*de **sport** et de **nutrition***

LA MAISON
hachette

SOMMAIRE

BONJOUR À TOUS !

J'ai le plaisir de partager avec vous mon premier livre ; un rêve qui prend forme grâce à vous ! Personal trainer, diplômée d'une formation BPJEPS, j'ai pour objectif avant tout de vous communiquer mon expérience et mes astuces afin de vous aider à progresser. Ce sont ces secrets, ces méthodes et surtout cet état d'esprit qui m'ont permis de réaliser mes objectifs, d'atteindre mon « body goal », mais aussi de mieux accompagner mes élèves dans leurs entraînements.

Mieux que quiconque, je sais à quel point il peut être difficile d'entreprendre un défi lorsqu'on est mal orienté ou mal accompagné. Nos complexes physiques et un mental en berne, couplés à des conseils non adaptés, sont des facteurs qui peuvent doucement nous pousser vers l'échec.

Ayant moi-même vécu cette situation avant de la dépasser, j'ai appris à maîtriser les rouages de la perte de poids et du fitness, et je souhaite à présent permettre au plus grand nombre de profiter de mes trouvailles et de mes réussites.

Avec mes conseils, mes entraînements et mes astuces, vous ne serez plus spectateur de vous-même, de votre image ou de votre bien-être. Le but de ce programme est de vous rendre au contraire pleinement acteur du changement grâce à des conseils adaptés et une méthode claire et souple, compatible avec votre mode de vie. D'oser devenir enfin la personne qui sommeille en vous, d'un point de vue psychique comme physique.

Ce que je vous propose, c'est la redéfinition de vos habitudes et de bonnes pratiques à adopter petit à petit, au fil de votre progression. Je vous invite à voir chaque changement comme une étape vers votre succès.

Ma volonté est de vous accompagner dans ce parcours en vous faisant bénéficier des meilleures méthodes que j'ai sélectionnées avec soin. Je les ai testées et évaluées pour vous, afin de vous faire gagner un temps précieux.

Vous trouverez dans ce livre des méthodes d'entraînement accessibles à tous, de bonnes pratiques alimentaires afin de les optimiser, et surtout des conseils pour maintenir votre niveau de motivation.

Ce programme est le fruit d'années d'expériences jalonnées de victoires, mais aussi d'échecs. Partager cela avec vous constitue pour moi un véritable aboutissement personnel. À ce point de mon parcours, il m'a semblé essentiel de me positionner dans cette démarche de transmission.

Anasthasia

PROGRESSION

Pour un mental d'acier, rien de plus important que d'adopter les bons réflexes dès le départ. Celui qui a été pour moi le plus déterminant, et qui m'a permis de garder une motivation d'enfer, c'est l'abandon de la BALANCE !

Loin d'être un indicateur fiable, le nombre affiché sur la balance ne veut rien dire de notre silhouette. Ce poids global ne révèle rien de sa répartition entre masse graisseuse, masse musculaire, masse hydrique et masse osseuse, et rien sur l'aspect de notre peau.

À mes yeux, il ne signifie en réalité pas grand-chose. Et ces données peu fiables peuvent générer une baisse de motivation. D'autant que nous sommes tous différents (morphologie, taille, sexe, âge, etc.). C'est pourquoi je vous demande de mettre la balance au placard, le temps de ce défi et pour les prochains à venir.

Après avoir mis au rebut la balance, je vais partager avec vous les éléments clés de ma réussite, ceux qui m'ont permis de maintenir THE motivation tout en gardant un œil sur mon évolution.

LE MÈTRE RUBAN

Utiliser le mètre ruban pour prendre ses mensurations est un moyen efficace de prendre conscience de son corps actuel afin de se donner toutes les armes pour créer le changement.

De façon générale, les zones à mesurer sont les hanches, le buste et la taille. Je vous conseille donc de prendre vos mesures et de suivre cet indicateur plutôt que celui délivré par votre balance. N'hésitez pas a mesurer d'autres zones, celles qui sont importantes à vos yeux.

Les mesures :

1 / Le BUSTE : mesurez-le en prenant la partie la plus large de votre poitrine.

2 / La TAILLE : tenez-vous droit, prenez le ruban et passez-le autour de votre abdomen à l'endroit le plus creux, après avoir expiré normalement.

3 / Les HANCHES : la mesure devant se faire sur l'endroit le plus large de cette partie du corps, passez le ruban autour de votre bassin.

LE SELFIE

Le selfie est un outil indispensable pour maintenir votre motivation. L'idée est de prendre conscience de votre corps et de faire le constat de l'existant. Vous le verrez, ces photos prises au fur à mesure de vos entraînements garantiront la réussite de votre challenge.

La « photo J1 » sera votre point d'ancrage. En effet, même si la prise de mesures en centimètres va vous permettre de constater certains résultats de manière factuelle, la photo, elle, vous montrera ce qui ne se mesure pas.

La prise de mensurations n'est pas une science exacte, car les endroits que vous mesurez ne correspondent pas forcément à la zone où vous avez réellement perdu. Je sais que ça peut être démotivant, frustrant, lorsque les résultats souhaités ne semblent pas être au rendez-vous.

C'est pourquoi je préconise la combinaison de ces deux méthodes. C'est un moyen infaillible de garder en tête nos objectifs et de nourrir notre motivation.

Pour le selfie :

1 / Gardez le même look d'une photo à l'autre pour voir le changement.

2 / Prenez la photo avec une lumière naturelle, pour une meilleure visibilité .

3 / Zoomez sur une zone où vous souhaitez perdre de la masse graisseuse ou prendre spécifiquement du muscle, afin de mieux constater le changement.

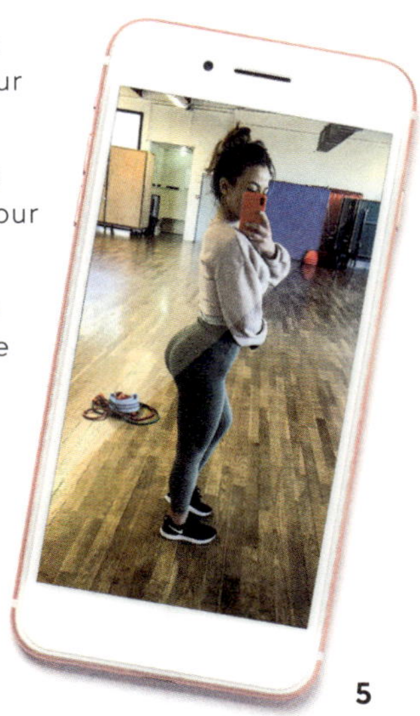

ASTUCES
ENTRAÎNEMENT

S'HYDRATER

L'eau représente 60 à 70 % de notre masse corporelle. Les pertes d'eau subies au quotidien doivent être contrebalancées par des apports suffisamment importants et réguliers. Ces pertes sont encore plus élevées lorsqu'on pratique une activité sportive.

Il est donc indispensable de maintenir une hydratation régulière et de bonne qualité. On évalue nos besoins en eau entre 1,5 et 2 litres par jour.

Je reviendrai sur l'hydratation pendant l'effort plus en détail page 10.

LE SOMMEIL

L'équilibre entre sport et sommeil est crucial. En effet, le sport favorise un sommeil de qualité, mais la réciproque s'applique également : un sommeil de qualité impacte directement la performance et la stimulation hormonale. Un véritable cercle vertueux.

Un sommeil de mauvaise qualité ou insuffisant peut en revanche générer des effets indésirables voire néfastes, comme de la fatigue, des blessures, une mauvaise récupération, etc.

Si vous souffrez de problèmes de sommeil, je vous suggère de prendre des douches ou des bains chauds pour vous relaxer avant de dormir et de réaliser votre pratique sportive, si vous le pouvez, avant 19 heures. Ne passez pas à côté d'un sommeil de qualité ! C'est essentiel pour votre bien-être et vos trainings.

Je vous invite également à suivre vos heures de sommeil au même titre que vos mesures corporelles.

PRENDRE LE TEMPS DE S'ORGANISER

Pour le suivi de mon programme, il est impératif de vous dégager du temps.

C'est la régularité qui débouchera sur vos progrès et votre succès.

La clé du « body goal », c'est de prendre du temps pour vous et vos objectifs. D'ores et déjà, mettez un planning en place, avec des plages horaires dédiées à votre bien-être. Prendre un jour dans la semaine afin d'organiser au mieux votre séance d'entraînement est un moyen sûr de vous contraindre à tenir ce challenge sur le long terme.

C'est la répétition et votre discipline qui conditionnent votre réussite.

LA MUSIQUE

La musique a un impact positif sur la performance sportive. Elle diminue les sensations d'essoufflement et de fatigue, à l'image d'un métronome qui rythme vos mouvements. C'est un allié incontournable pour se bâtir un mental de fer.

Munissez-vous d'une playlist motivante et rythmée pour vos entraînements.

Pour ma part, cela me permet de garder la motivation et surtout une ligne directrice pour mes séances. Ne sous-estimez pas la puissance d'une bonne sélection musicale. Vos trainings n'en seront que plus productifs !

PRENDRE DU TEMPS PENDANT LE TRAINING

Prendre du temps pendant vos trainings favorise également vos progrès. Je vous conseille donc de marquer des pauses afin de vous concentrer sur chaque mouvement, chaque série et chaque exécution.

Évitez les entraînements mécaniques, vivez l'instant et concentrez-vous sur vos sensations.

Plus vous serez concentré, « focus », pendant votre training, plus vos résultats s'en verront améliorés de manière significative.

La visualisation mentale des muscles sollicités et des mouvements pendant l'effort a un impact considérable sur la performance.

Ainsi, vous poussez votre système nerveux à son maximum. Je vous l'affirme, un « body » ne se construit pas en pratiquant des squats ou des levers de bassin de façon mécanique, sans diversification ni mentalisation.

En réalité, un entraînement complet et différenciant, lié à la visualisation mentale de la zone sollicitée, vous permettra de renforcer les connexions neuronales et nerveuses concernées et de stimuler davantage la zone musculaire visée.

Une fois stimulée, cette dernière répondra plus vite et de façon plus pertinente lors de l'exécution du mouvement au fil de vos entraînements.

La concentration et le recentrage sur soi sont incontournables dans cette progression ainsi que dans la création des nouvelles connexions synaptiques qui vous permettront d'atteindre tous vos objectifs.

Quelle que soit la difficulté que vous rencontrerez, rappelez-vous pourquoi vous le faites et n'oubliez pas de vous féliciter pour le chemin parcouru. Rome ne s'est pas faite en un jour !

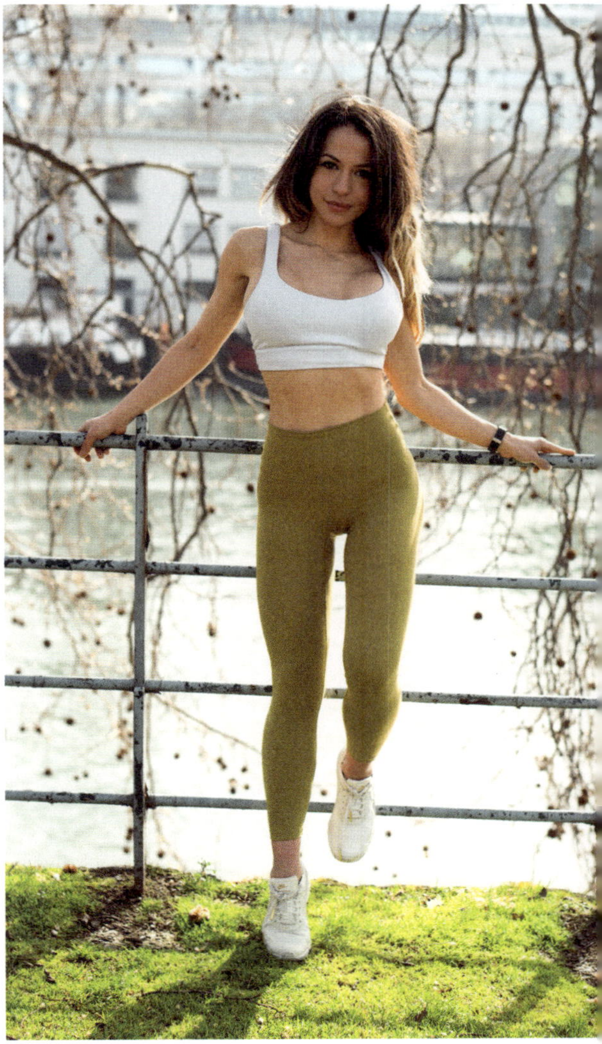

ASTUCES
MOTIVATION

PLANIFIER VOTRE RÉUSSITE

Comme je l'évoquais précédemment, il est primordial de vous accorder des créneaux consacrés à vos entraînements. Les inscrire dans votre agenda est un moyen sûr de tenir vos engagements dans la durée.

Se mettre en situation de réussite ne passe pas uniquement par l'exécution des entraînements, mais aussi par la planification, la mise en place de rituels et d'habitudes. Intégrer vos séances dans votre planning et s'octroyer un temps spécifique pour cela sont déjà deux actions fortes qui marquent le début de votre succès.

SE SENTIR BEAU

Le plus grand défi qui existe à mon sens est d'apprendre à s'aimer sincèrement et de façon indépendante du regard des autres. Cela implique d'avoir confiance en soi dans n'importe quelles circonstances.

Avant de débuter le programme, je vous conseille de vous apprêter.

Portez votre plus belle tenue de sport, confortable et élégante. Prenez rencard avec vous-même et portez un regard bienveillant sur vous.

Se sentir beau et sexy dans sa tenue sportive nous procure une sensation de bien-être et une motivation débordante. Pour ma part, lorsque la motivation n'est pas au rendez-vous,
je porte une tenue qui me met en valeur et, ainsi la magie opère.

AVOIR UN PARTENAIRE DE JEU

Ensemble, on est plus fort. Voilà un adage bien connu et qui a fait ses preuves. Dans l'optique de garder le cap et la motivation, pourquoi ne pas envisager de commencer ce challenge à deux ou plus ? C'est un excellent moyen de partager un moment de complicité et de maintenir une forte détermination.

Se dépasser à plusieurs, se soutenir : rien n'est plus beau que de co-construire et de conduire ensemble le changement. Pour moi, il n'y a rien de mieux pour relever un grand défi.

Ainsi, lors d'une baisse de motivation, par exemple lors d'une séance manquée, votre partenaire sportif pourra être là pour vous et vous rappeler les engagements pris ensemble. L'entraînement en question ne sera plus supprimé, mais simplement reporté avec une intensité plus importante à venir.

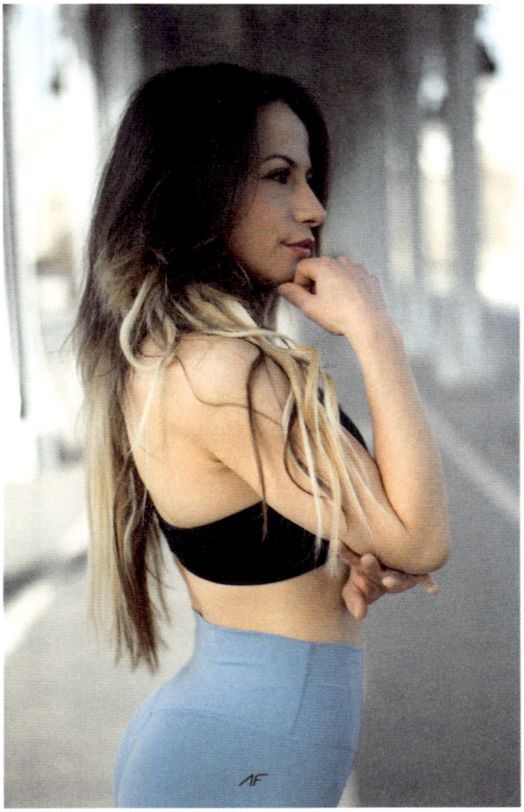

SE FIXER DES OBJECTIFS RÉALISABLES

Le sport est le terrain du dépassement de soi. Il participe de ce fait au développement de votre mental. Lancez-vous des défis sportifs réalisables, cela renforcera votre confiance. Rien de plus gratifiant que d'atteindre son but.

Être fier de soi, du chemin parcouru, se dépasser… Ce sont les clés de l'assurance.
Et pour être couronné de succès, votre objectif doit être concret, précis, atteignable et borné.

Commencez à vous fixer des objectifs réalisables dans le temps, sans mettre la barre trop haut. En effet, remporter de petites victoires vous poussera à poursuivre les entraînements, et surtout vous permettra de croire peu à peu en vous et en votre potentiel.

On ne naît pas sportif, on le devient au fur et à mesure des défis relevés. Ces victoires alimenteront votre soif de réussite. Très naturellement, elles vous pousseront à aller plus haut, plus fort, plus loin. « HARDER, BETTER, STRONGER. »

Se fixer un objectif trop ambitieux dès le départ, c'est prendre le risque de vous mettre dans une position d'échec. L'enjeu ici est bien de trouver l'équilibre en termes de fréquence et d'intensité.

Il est donc nécessaire de prendre le temps de se découvrir. Une bonne séance ne doit pas se terminer au bord de l'évanouissement.

Avant de commencer le programme, variez les intensités et les fréquences afin de trouver votre équilibre. C'est comme cela que vous trouverez les clés de la réussite.

Il y aura des moments où vous perdrez la motivation. Rappelez-vous les raisons pour lesquelles vous avez entrepris ce beau projet et ne perdez pas de vue vos objectifs.

NOTEZ !

Lors des pertes de motivation, soyez bienveillant avec vous-même et regardez le chemin parcouru. Le sport vous aidera à accomplir de nombreux autres objectifs dans votre vie !

FOCUS
L'HYDRATATION

Je le répète, il est primordial, tant pour votre santé que pour la performance, de s'hydrater tout au long de la journée, mais aussi et surtout pendant et après une séance d'entraînement.

Pendant un effort, les pertes hydriques sont importantes et, par conséquent, les besoins en eau augmentent. La transpiration agit comme un régulateur thermique.

Cette perte, il faut la compenser, et ce rapidement. Selon l'intensité de votre effort, les pertes en eau peuvent varier entre 0,5 et 2,5 litres par heure en moyenne.

Si vous avez du mal à atteindre l'objectif de 2,5 litres d'eau a minima par jour, n'hésitez pas à agrémenter votre eau avec du concombre, du citron, de la menthe, ou d'autres fruits et aromates naturels de votre choix.

La haute consommation d'eau comporte bien des avantages : l'eau est un coupe-faim naturel, un antirides et un optimisateur de perte de poids.

Avec des apports en eau réguliers et en bonne quantité, c'est aussi à votre foie que vous faites du bien. Vous le boostez pour qu'il draine les stocks de graisses en excès. Vous optimisez également l'assimilation des glucides et des lipides.

NOTEZ !

La déshydratation pendant votre activité a des conséquences sur votre performance, une répercussion qui peut aller jusqu'à 20 % de performance sportive en moins lors de votre entrainement. Aussi, ne vous privez pas de boire.

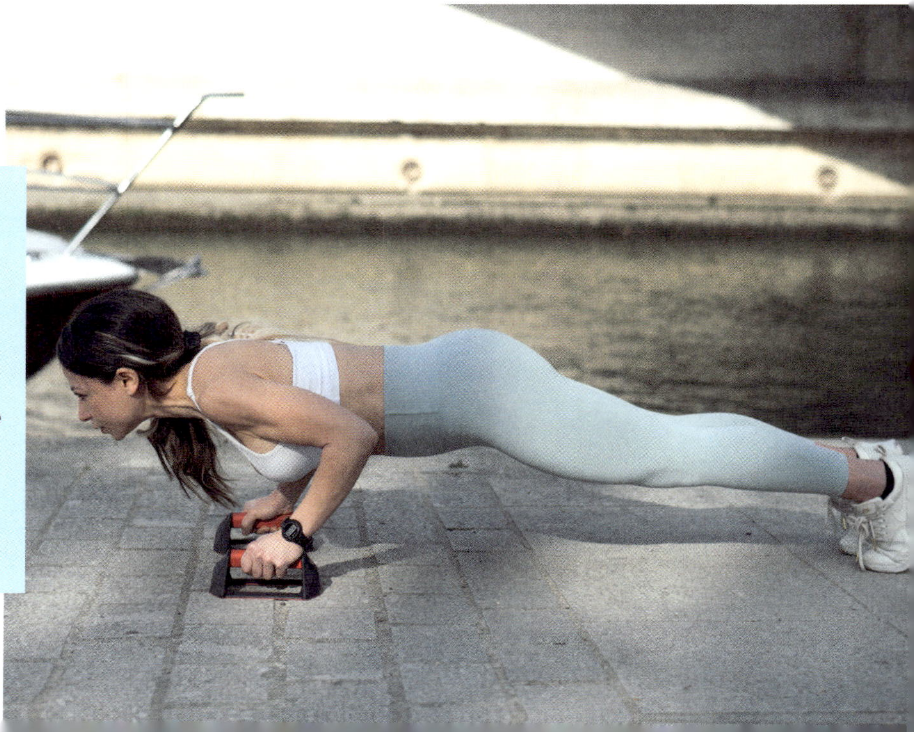

LA NUTRITION

Impossible de ne pas aborder l'hygiène alimentaire, vous vous en doutiez. Eh oui, il ne suffit pas de bien s'entraîner, cela serait beaucoup trop facile ! Être en forme, obtenir des résultats durables, atteindre son « body goal », cela suppose avant tout de porter une attention particulière à son alimentation. J'estime que 60 % de mes résultats sont le fruit de ce que je mets dans mon assiette. Je vais partager avec vous mes connaissances et mes « tips » pour vous orienter vers le bien-être alimentaire. Néanmoins, je ne suis pas diététicienne. Pour un vrai suivi adapté à vos besoins, je vous conseille de consulter un professionnel.

Mon ambition ici n'est pas de vous proposer un régime alimentaire, mais simplement de vous sensibiliser à l'importance dans la « shape » de la nutrition. Je vais également en profiter pour mettre en lumière certains aliments aux qualités nutritionnelles démontrées qui méritent de figurer plus souvent à votre menu.

Dans ce volet, nous allons aborder ensemble les différents macronutriments que sont les protéines, les glucides et les lipides. Bien les gérer est indispensable pour le bon fonctionnement de notre organisme et constitue un pilier fondamental pour atteindre votre « body goal », tant en termes de perte de poids que de définition musculaire.

NOS AMIS LES MACROS

Les macronutriments sont les glucides, les lipides et les protéines. Ce sont les sources majeures de notre énergie au quotidien. Pour arriver à votre objectif, il est important de prendre conscience que c'est dans l'équilibre de ces nutriments que l'on obtient un « body » cohérent avec ses objectifs et ses aspirations.

Les nutritionnistes préconisent, à chaque repas :
- 50 % à 65 % de glucides ;
- 20 % à 30 % de protéines ;
- 15 % à 25 % de lipides.

Soyez vigilant et ne négligez aucune source de « macros ». Beaucoup d'entre vous ont tendance à croire que c'est en supprimant les lipides et/ou les glucides que l'on optimise sa perte de graisse ou l'atteinte de son « body goal ».

Ce sont des croyances qui peuvent avoir un impact néfaste sur votre santé (carences, fatigue...). C'est bien la combinaison des « macros » qui garantira l'atteinte de vos objectifs, et ce, sans carences alimentaires et dans un bel état d'esprit. Cet équilibre doit répondre à vos besoins journaliers.

Il convient maintenant de définir ces trois macronutriments essentiels.

Les protéines

LA STAR DES MACROS ?

Les protéines sont essentielles au fonctionnement de notre organisme, de nos cellules et de notre système immunitaire ainsi qu'à la production de cellules sanguines.

Elles sont indispensables à la récupération. Il est nécessaire d'en consommer suffisamment pour permettre de fabriquer des nouvelles cellules musculaires. En revanche, en manger trop ne permettra pas d'accélérer votre transformation.

Les dangers supposés d'une consommation excessive de protéines demeurent également un mythe répandu dans les salles de sport.

Les dernières études scientifiques suggèrent qu'une alimentation hyperprotéinée ne favorise pas la survenue de complications rénales, comme on l'entend souvent, et pourrait même avoir un effet protecteur au niveau cardio-vasculaire.

Il est important de varier vos sources d'apports en protéines car une seule d'entre elles ne contient pas tous les acides aminés dont votre corps a besoin. Se limiter à dévorer des blancs de poulet et à gober des blancs d'œuf vous exposerait, à terme, à des carences.

N'hésitez pas à introduire progressivement et régulièrement des légumineuses dans vos assiettes : elles sont une meilleure source de protéines et de glucides que vos féculents habituels, comme le riz ou les pâtes. Elles permettent donc de vous apporter un sentiment de satiété et d'éviter les grignotages, tout en améliorant significativement la qualité de vos apports.

Les lipides

Les lipides (les graisses) ont mauvaise presse, mais ils sont pourtant indispensables au cerveau, au cœur et aux artères... Ils jouent un rôle d'isolant énergétique et garantissent la synthèse des vitamines A, D, E et K. Ils contribuent également à notre équilibre hormonal (sexuel et stéroïdien).

Ils permettent donc de garantir un bon fonctionnement de nos organes vitaux, et agissent comme un garant de l'intégration dans notre corps des vitamines essentielles à notre métabolisme.

Pour une bonne hygiène de vie, il faut dissocier les bons et les mauvais lipides.

Je vous conseille donc de limiter au maximum vos apports en acides gras hydrogénés et en acides gras trans, car ils ont des effets néfastes sur la santé (risques cardio-vasculaires, notamment). On retrouve ces mauvaises graisses dans les viennoiseries, les biscuits, les barres chocolatées et les plats préparés.

Je préconise de choisir des lipides provenant de graisses mono-insaturées, poly-insaturées et saturées.

On les trouve par exemple dans les noix, les amandes, les noix de cajou, les graines de lin, l'huile de coco, l'huile d'olive, etc.

Ces graisses assurent le bon fonctionnement de votre organisme et ce serait une erreur de les exclure de votre quotidien.

Les glucides

NOTRE MEILLEUR ENNEMI ?

Les glucides, ou sucres, sont souvent cités comme ennemi numéro un du sportif, alors qu'ils sont en réalité le carburant principal de notre corps. Diabolisés à tort en raison de leur apport calorique, ils constituent pourtant la source d'énergie quasi exclusive de nos organes vitaux, avec les lipides.

La subtilité est dans la distinction entre glucides rapides et lents.

Les sucres rapides, que vous trouvez par exemple dans les sodas ou les bonbons, sont très vite assimilés par l'organisme et représentent une source d'énergie rapidement épuisable.

L'idée de consommer une source de sucre rapide comme une confiserie juste avant un entraînement intense n'est pourtant pas mauvaise : rapidement assimilée, celle-ci vous délivre une énergie quasi immédiate mais rapidement épuisable.

En réponse à cet apport de sucre, votre pancréas réagit en sécrétant de l'insuline, une hormone qui permet de réduire le taux de sucre dans le sang. L'insuline circule plus longtemps que le sucre de votre confiserie dans votre organisme, ce qui provoque des pics glycémiques.

Les pics glycémiques sont des sources d'énergie non exploitées par le corps, ce qui génère un réflexe de stockage de graisse et donc une prise de poids.

En somme, les sucres rapides peuvent être consommés, mais à condition qu'ils soient intégrés au bon moment de votre journée, lorsque vous savez que vous allez être actif, ou bien en « post-entraînement », et surtout à petites doses.

LES SUCRES LENTS

Les glucides lents sont le carburant vital de notre organisme et ils ne sont pas les plus grands responsables de la prise de poids.

Ils sont plus facilement digérés que les protéines et les lipides. Une fois ingérés, ils se convertissent en glucose pour créer de l'énergie.

Un manque de glucides provoque une perte d'énergie, des fringales, des envies de sucre, de la nervosité, de la fatigue et, parfois, un état de tristesse.

Bien sélectionnés et en quantité adaptée à vos besoins, les glucides lents représentent le moyen le plus sûr de rester en bonne santé et de se construire une bonne hygiène de vie au quotidien. En période d'entraînement, je vous invite à consommer des glucides complexes, car leur assimilation dure dans le temps. Voici quelques idées : pâtes complètes, lentilles, pois chiches et autres légumineuses, riz complet...

Les glucides complexes limitent les fringales et contribuent à une sensation de satiété tout au long de la journée.

En somme, ne les excluez surtout pas de votre alimentation, quels que soient vos objectifs.

Prenez en revanche le réflexe de limiter les glucides simples et consommez-les avec modération. Par exemple le sucre raffiné, les produits transformés, etc.

Un apport adapté en glucides vous permettra d'atteindre de façon plus pérenne vos objectifs, sans régime et sans frustration. L'objectif est d'adopter une alimentation adaptée à votre style de vie et à vos besoins physiologiques naturels.

Un changement de vie se construit avec des bases solides et des habitudes simples et efficaces.

ASTUCES
MACRO

Vous connaissez maintenant les bases concernant les « macros ». Nous avons abordé ensemble l'importance de les intégrer dans votre alimentation en sélectionnant les bonnes sources. La clé de votre bien-être est dans l'équilibre entre ces macronutriments et le respect impératif de vos besoins journaliers. Ces besoins diffèrent en fonction de votre âge, de votre sexe, de votre poids mais aussi de votre activité physique et professionnelle.

EXIT LES PLATS PRÉPARÉS !

Il est tout d'abord primordial de **bannir les plats préparés** de votre alimentation.

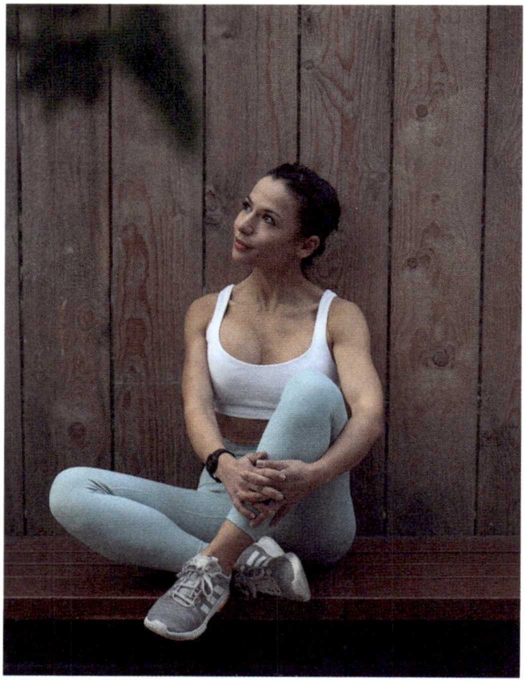

Leur répartition en macronutriments (protéines, glucides et lipides) est mauvaise : ils sont souvent trop pauvres en protéines, qui sont indispensables à la construction des muscles. En revanche, ils contiennent trop de graisses, de sucres rapides et de sel, dont le coût de revient est plus faible et qui agissent comme exhausteurs de goût. Prenons conscience des méfaits sur la santé d'une alimentation trop riche en sucre, graisse et sel.

Il existe cependant des gammes de produits préparés un peu plus qualitatives dans le commerce, mais celles-ci doivent être envisagées uniquement pour des occasions exceptionnelles.

Si vous deviez cependant choisir un plat préparé, il existe quelques points de repère pour faire le meilleur choix. Privilégiez un plat avec le moins de produits transformés possible : la composition du plat doit se rapprocher au maximum de la liste d'ingrédients que vous achèteriez pour réaliser la même recette et évitez au maximum tout produit « chimique » qui vous est inconnu (glutamate monosodique, E621...) ou dont vous n'arrivez pas à prononcer le nom.

Un rapide coup d'œil aux nutriments peut aussi vous conforter dans votre choix : de manière très simple, privilégiez toujours un plat qui comporte plus de protéines que de lipides.

NOTEZ !

Le nutri-score, de A à E, est également un indicateur simple de confiance.

OUI AUX LÉGUMES CONGELÉS (SANS MATIÈRE GRASSE) !

Les légumes surgelés nature sans matière grasse ajoutée, eux, constituent des alliés de choix en l'absence de produits transformés.

Ces légumes sont souvent congelés peu après leur récolte : ce procédé n'altère pas leur qualité et ils contiennent donc paradoxalement davantage de vitamines que ceux que vous achetez en grande surface et qui ont déjà été stockés chez différents intermédiaires.

Il est cependant important de les cuire à feu très doux, voire de les faire dégeler à température ambiante avant de les préparer : une cuisson trop rapide réduit fortement leur teneur en vitamines et autres micronutriments.

N'hésitez donc pas à agrémenter vos plats quotidiens d'une portion de poêlée de légumes surgelés nature pour augmenter votre consommation de légumes et de fibres.

Ces bases en nutrition permettent d'atteindre de façon pérenne vos objectifs et, surtout, de maintenir vos résultats à long terme : il est donc important de les connaître.

L'assiduité dans vos entraînements est primordiale, mais il est nécessaire d'y ajouter une hygiène de vie adaptée.

RETOUR D'EXPÉRIENCE !

Je me souviens encore de mes habitudes alimentaires à mes débuts : malgré un entraînement régulier et intensif, mes résultats n'étaient pas à la hauteur de mes attentes. Et pour cause : je faisais, sans m'en rendre compte, de nombreuses erreurs au niveau alimentaire.

Entre les compléments alimentaires remplis de fausses promesses, les régimes miracles, les conseils de la part de pseudo-experts sans qualification... Il m'était très difficile de trouver la solution adaptée et la bonne hygiène alimentaire qui me permettrait d'atteindre mes objectifs.

Vous conviendrez avec moi qu'on lit tout et son contraire sur Internet et les réseaux sociaux. Il est compliqué de vérifier la pertinence et la fiabilité de ces informations.

Mon conseil : suivez les bases de la nutrition, respectez vos besoins nutritionnels recensés dans votre application MyFitnessPal ou Yazio, tout en restant vigilant sur l'équilibre des macronutriments.

Concernant les quantités, nous allons voir que nos mains sont un outil bien utile.

L'ESTIMATION
DES PORTIONS À L'AIDE DE NOS MAINS

Pour les féculents et les légumineuses, la portion cible est égale à un poing.

Pour les légumes avec un indice glycémique fort (carotte, betterave, courge, potimarron...), la portion cible se réduit à un poing.

Pour les amandes, noix et oléagineux, il faut compter une poignée.

Pour les légumes et les crudités, la portion cible est l'équivalent de deux poings, soit deux mains jointes ensemble à l'image d'une forme de bol.

Pour la viande blanche, et les protéines en général, je vous invite à prendre comme cible la paume de la main.

Pour le chocolat et les autres sucreries, il est autorisé une paume de la main. À consommer avec modération et à éviter autant que possible !

Pour les fruits, prenez pour portion cible une poignée.

Pour les huiles et le beurre de cacahuète, la portion cible est d'un pouce. La taille d'un pouce correspond à une fourchette.

un poing

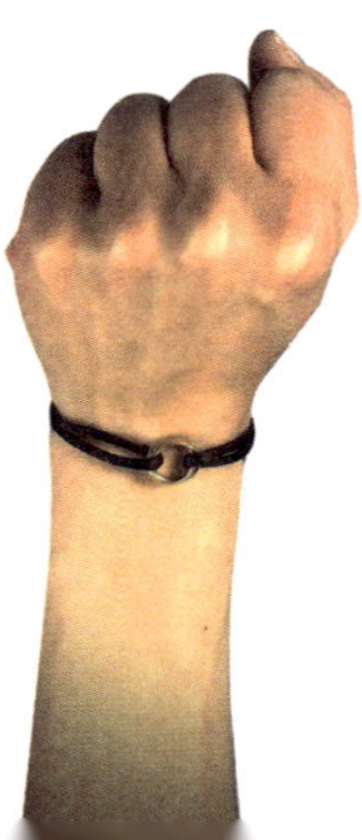

le bol

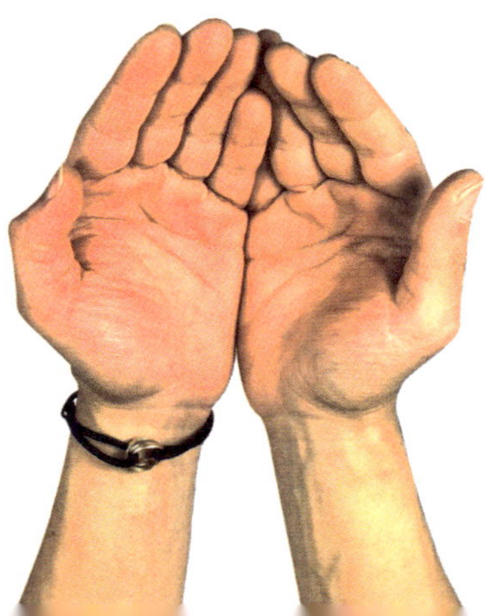

un pouce

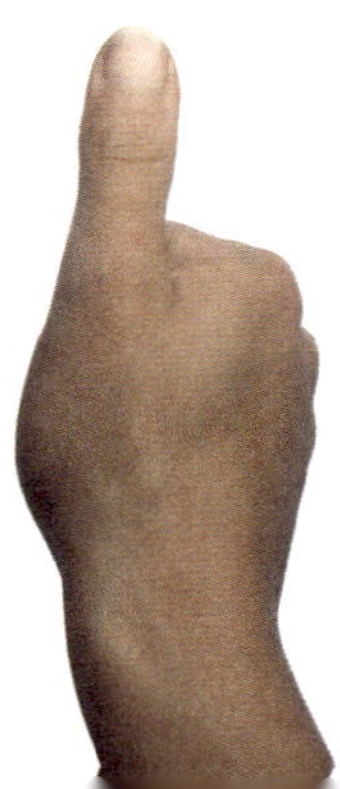

une poignée

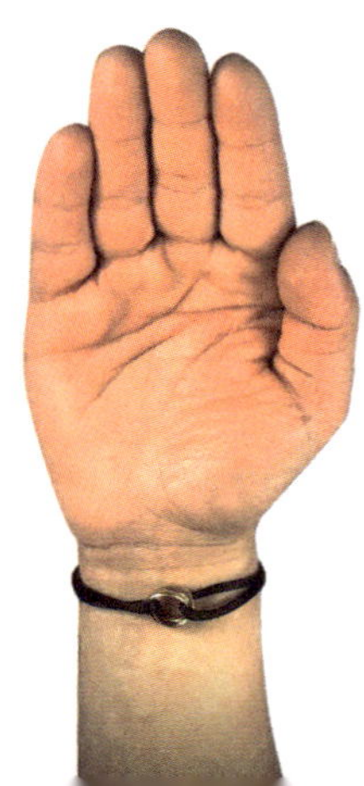

L'estimation des portions à l'aide de nos mains est une méthode simple et efficace que je vous conseille d'essayer et d'adopter. Ce sont des repères utiles et faciles à appliquer chez soi, en famille, au restaurant ou chez des amis.

Cette astuce vous permet de renouer avec la liberté. Il n'est donc plus impératif d'emporter avec soi et à chaque instant ses plats préparés.

Adopter le sport et une bonne hygiène de vie ne suppose pas de se priver. Il est important de partager des repas dans la convivialité. Il suffit à présent de garder ces repères en tête pour éviter les excès et de maintenir sa « shape ». Ne vous isolez pas ! Le meilleur moyen de maintenir un bon niveau de motivation est de vous entourer et d'avoir une sociabilité.

Un allié de taille : MyFitnessPal

Si vous souhaitez maximiser vos résultats, je vous conseille de quantifier vos apports caloriques quotidiens en gramme de macronutriments avec ce type d'application.

En d'autres termes, votre alimentation quotidienne doit répondre à vos besoins en protéines, lipides et glucides.

Sachez qu'il n'existe pas de répartition « macro » parfaite : la meilleure est celle avec laquelle vous vous sentez le mieux au quotidien et pendant vos trainings.

Pour ma part, je pratique cette typologie de pondération et, vous pouvez, si vous le souhaitez, vous reposer dessus :

- 30 % de protéines – 20 % de lipides – 50 % de glucides
- 30 % de protéines – 30 % de lipides – 40 % de glucides

En aucun cas il ne s'agit de se priver, mais bien d'acquérir les bons réflexes nutritionnels. Ces nouvelles habitudes sont la condition pour atteindre de vos objectifs.

Je vous invite également à mettre en place cette nouvelle hygiène de vie de façon progressive. Il ne s'agit pas de supprimer dès la première semaine tous les aliments que vous aimez.

La première étape est la prise de conscience de l'importance d'adopter un équilibre des macronutriments. **La deuxième étape** est de remplacer graduellement certains aliments par d'autres plus intéressants d'un point de vue nutritionnel.

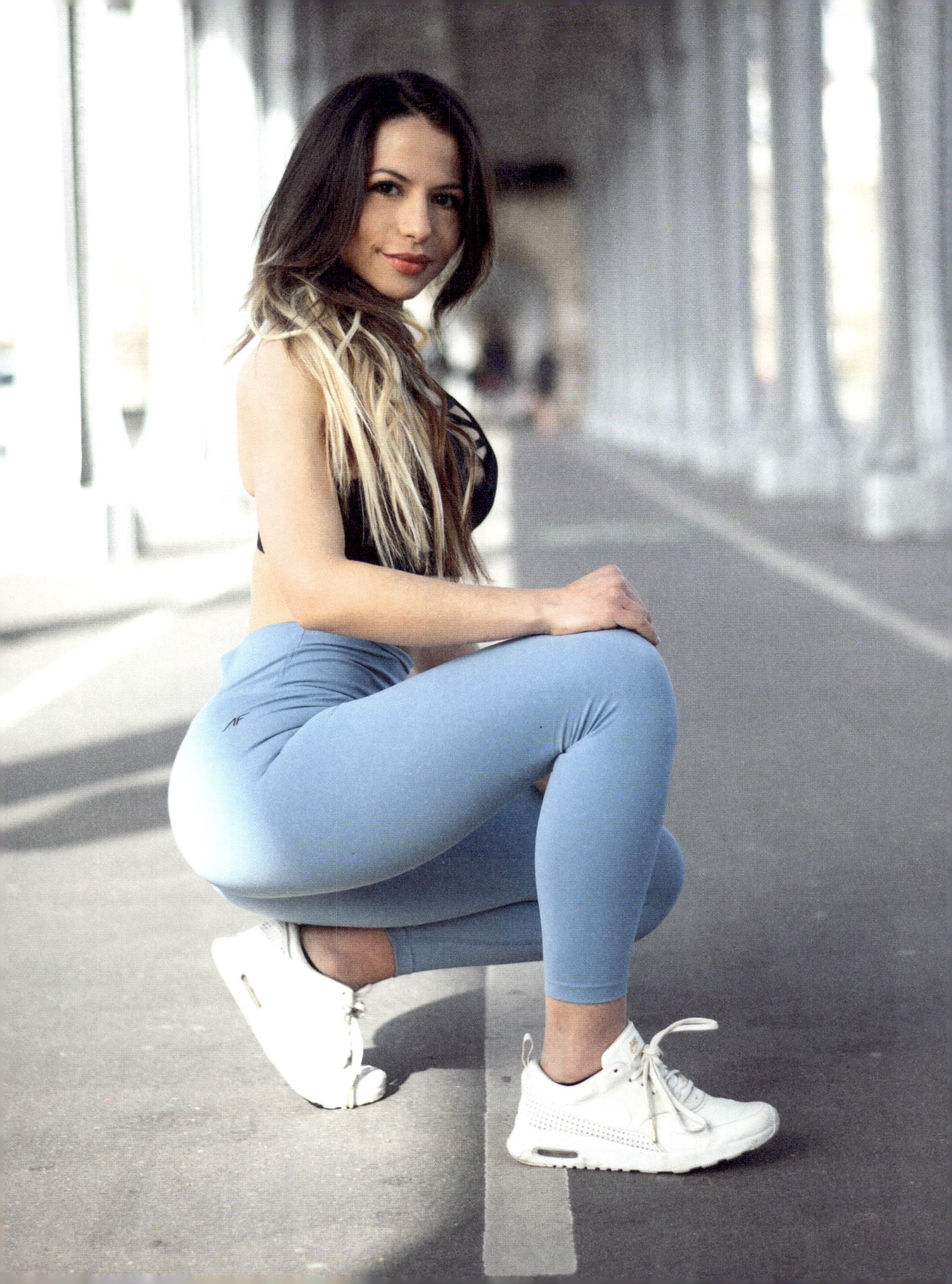

À VOUS DE JOUER !

MON PROGRAMME
D'ENTRAÎNEMENT

Dans cette partie, je vais détailler le programme innovant qui vous attend. Je vais également vous exposer mes choix personnels, qui sont le fruit d'une recherche minutieuse et d'une longue pratique sportive. Mon objectif est de vous faire gagner du temps et de vous faire atteindre très rapidement vos objectifs.

À condition de le suivre méthodiquement et de façon assidue, ce programme vous garantit des résultats rapides et durables.

Lorsque nous avons un objectif particulier en tête, il faut penser au long terme et pratiquer les bonnes combinaisons sportives.

Ce choix est crucial dans l'atteinte de votre but, le rendre le plus pertinent possible permet surtout de gagner du temps. Aussi, je vais détailler les choix que j'ai faits pour vous dans l'optique de convenir au plus grand nombre : une combinaison de différents types de trainings efficaces sur les zones dites les plus sensibles.

Cet entraînement, je le pratique moi-même au quotidien. Pensé avec soin, il m'a permis de franchir une étape importante dans la construction de mon « body goal ».

Chaque week-end, lors des séances de circuit training, vous allez découvrir qu'en pratiquant une combinaison d'exercices spécifiques, notamment en utilisant les élastiques de résistance, vous allez développer davantage les ressentis et, par conséquent, les résultats.

Les élastiques agissent comme un levier d'intensité et permettent de cibler davantage les zones engagées, mais aussi d'intensifier votre cardio. Bien exploités, ils deviennent un outil incontournable pour travailler les muscles en puissance et en profondeur (voir p. 23).

STEP BY STEP : NE LÂCHEZ RIEN !

Les combinaisons d'exercices peuvent paraître difficiles à réaliser au début. Si elles sont trop intenses, commencez l'entraînement avec l'élastique puis, lors du deuxième tour, enlevez-le, mais surtout n'abandonnez pas et poursuivez la séance !

Ne lâchez rien, recommencez et adaptez la vitesse et/ou l'intensité à votre niveau. Au fur et à mesure de votre pratique, vous le verrez, vous progresserez. Un entraînement réussi est un pas de plus vers vos objectifs et le bien-être. Peu à peu, votre corps se renforcera et répondra de façon positive à ces nouvelles stimulations.

LE « PERFECT TIMING »

Le moment idéal pour s'entraîner est le matin, ou bien 4 heures après votre dernier repas, en n'oubliant pas de bien vous hydrater.

CUISINEZ COMME DES CHEFS !

Il est important de se faire plaisir pour atteindre ses objectifs. La réussite réside dans le juste équilibre entre gourmandise et entraînement !

C'est la raison pour laquelle lors de votre programme d'entraînement vous découvrirez des recettes de chefs, saines et gourmandes.

On se remet en forme (2 semaines)

PHASE 1

1RE SEMAINE :
Circuit training + cardio lent

Le sport commence toujours en douceur. Cette semaine de préparation vous permettra de vous mettre à niveau et de vous familiariser à l'entraînement ainsi qu'à l'utilisation des élastiques de résistance.

La combinaison d'un travail musculaire et cardio-vasculaire permet la maximisation de la perte de gras, le renforcement musculaire et la progression de votre cardio. Ces trois bienfaits ont un impact direct sur votre santé.

2E SEMAINE :
Circuit training + 2 séances de cardio lent

On augmente progressivement l'intensité en rajoutant une séance de cardio lent. Cette pratique va préparer votre corps à l'intensité plus importante des prochaines semaines.

Il est important, dans cette phase, de pratiquer le training de façon régulière. La maîtrise des mouvements que vous avez gagnée va permettre par la suite de diversifier les prochaines séances, tout en augmentant l'intensité.

On rentre dans le « Game » (4 semaines)

PHASE 2

3E ET 4E SEMAINES :
Circuit training + cardio lent + cardio HIIT

La troisième et la quatrième semaine marquent un nouveau seuil dans votre programme. Armez-vous de force et préparez-vous, car votre mental sera mis à l'épreuve.

L'intégration du cardio HIIT (« high intensity interval training » ou « entraînement fractionné de haute intensité ») va choquer le métabolisme et le pousser dans ses retranchements. La diversification des méthodes d'entraînement, à un rythme différent, va considérablement favoriser votre progression.

5E ET 6E SEMAINES :
Circuit training + cardio HIIT

Lors de ces semaines d'entraînement, nous allons mettre les bouchées doubles en adoptant un entraînement combinant uniquement le circuit training et le HIIT. Pendant cette période, n'hésitez pas à regarder les petites astuces qui figurent sur mes fiches, pour améliorer votre ressenti et apporter toujours plus d'intensité.

Warning ! Ce sont les deux semaines les plus importantes du programme, elles seront à l'image de votre sérieux les semaines précédentes.

Bye bye les amas graisseux (2 semaines)

7E SEMAINE :
Circuit training + cardio HIIT + cardio lent

Lors de cette semaine, nous intégrerons à nouveau une séance de cardio-training complétée par des séquences de cardio HIIT afin de monter en intensité et d'optimiser nos séances.

Il s'agit à présent de pulvériser la cellulite et les amas graisseux, et ce grâce à l'alliance de la séance de HIIT et du cardio lent, qui favorise quant à lui la récupération active.

Lors de cette semaine, ne négligez aucun point de la séance de circuit training + cardio HIIT. C'est une alliance efficace pour brûler le plus de gras possible, conserver et renforcer vos muscles. Votre cardio lent vous permettra, lui, de consolider tout le travail effectué en amont.

8E SEMAINE :
Circuit training + cardio HIIT

Votre endurance et votre force ayant progressé, ce circuit peut être envisagé sous un nouveau prisme, celui de la performance. Nous n'allons plus faire uniquement du cardio HIIT et du circuit training, mais atteindre une plus forte intensité.

Lors de notre séance de HIIT, l'objectif est d'augmenter votre allure et la vitesse d'exécution des circuits trainings. L'idée ici est d'embrasser la performance, en allant plus vite, plus fort, plus loin, et ce grâce à vos nouvelles armes durement acquises.

On augmente l'intensité en maintenant la même méthode d'entraînement. On reste dans le même style de travail et on cherche à choquer notre fréquence cardiaque afin de puiser le plus possible dans nos réserves et, surtout, de maximiser notre gain de muscles.

N'oubliez pas que le programme s'effectue dans sa globalité et que tout est COMPLÉMENTAIRE. Vous ne pouvez pas dissocier les méthodes. Cela diminuerait vos résultats et jouerait de fait sur votre motivation.

POURQUOI UTILISER LES ÉLASTIQUES ?

J'ai fait le choix d'intégrer dans mon programme d'entraînement des « resistance bands » (élastiques de résistance) afin d'optimiser les séances et de gagner en intensité.

C'est un outil que j'utilise maintenant depuis plus de cinq ans et qui m'a permis d'optimiser mes résultats et, surtout, mon ressenti. Les élastiques de résistance permettent de vivre le mouvement autrement, c'est-à-dire de mieux solliciter les zones ciblées, avec précision, tout en se préservant des blessures.

L'intensité n'est plus du tout la même avec ces élastiques. Ils confèrent une autre envergure à vos trainings. L'entraînement avec des élastiques vous fera atteindre une intensité de travail et une résistance variables tout au long de chaque exercice exécuté. Peu encombrants et pas chers, ils vous permettront aussi de réaliser un training sportif complet sans matériel complémentaire.

Les exercices de musculation avec élastiques permettent aussi bien d'améliorer les performances physiques que de gagner en vitesse, en force et en puissance musculaire.

Les élastiques permettront de diversifier vos trainings et de mobiliser davantage les fibres musculaires. Vous resterez au top de votre forme physique, où que vous soyez.

AMPLITUDE ARTICULAIRE ET FLEXIBILITÉ MUSCULAIRE

L'entraînement avec ce type de matériel permet un travail musculaire complet, alors que la musculation standard nous limite à certaines amplitudes de mouvement. De plus, les élastiques de résistance stimulent les muscles de façon continue, ce qui permet d'accentuer le ressenti lors de chaque exécution.

ACCROÎTRE LA FORCE, LA VITESSE ET LA PUISSANCE

Plusieurs études ont montré que l'utilisation d'élastiques de résistance accroît notre vitesse, notre force et notre puissance par rapport à un entraînement musculaire standard.

PORTABILITÉ

Avec les élastiques, aucune excuse pour ne pas s'entraîner en déplacement ou en vacances ! Ils sont simples à transporter et ne prennent aucune place.

Vous pouvez réaliser votre entraînement en toutes circonstances, que vous soyez chez vous, à la salle ou en voyage, simplement avec un petit sac qui peut vous suivre partout.

N'ayez pas peur d'utiliser des élastiques et de faire évoluer la résistance lors de l'entraînement, ne restez pas dans votre zone de confort, même si cela vous semble difficile. Vous n'allez ni grossir ni vous blesser. C'est un outil parfait pour vous dépasser en toute sécurité.

Vous allez juste augmenter votre force, votre résistance et votre puissance. Ils vous permettront constamment d'aller plus loin, contrairement à la musculation traditionnelle.

C'est vous qui avez les cartes en main pour créer le changement. Chaque degré de résistance ajouté est un pas de plus vers votre « body goal » et votre accomplissement personnel.

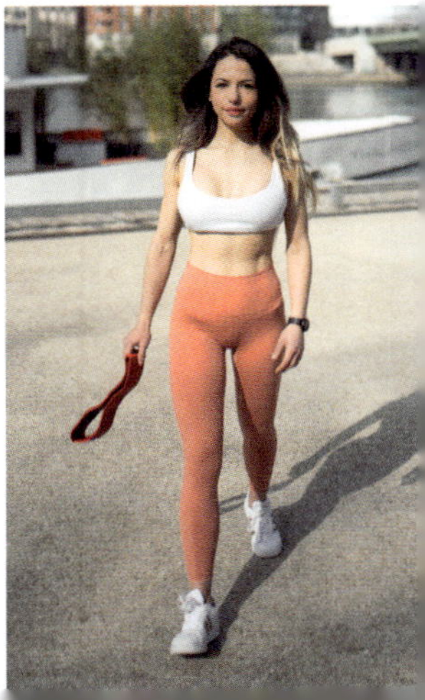

LES MÉTHODES
UTILISÉES

Lors de mon programme d'entraînement, je vous propose des méthodes différentes afin de vivre une expérience innovante. C'est dans la complémentarité et la diversification des entraînements que l'on crée la différence. Je vous garantis une progression rapide et des résultats probants.
« On ne naît pas sportif mais on le devient, step by step. » Mon but est de vous donner l'opportunité de vous réinventer à travers des conseils sur l'hygiène de vie couplés à un mode d'entraînement pensé et conçu pour un maximum d'efficacité. Nous utiliserons dans mon programme des circuits trainings accompagnés d'élastiques, puis du cardio lent et du cardio HIIT. Nous intégrerons ces méthodes au fur et à mesure du programme.

Le cardio lent

Lors de notre pratique sportive, il est recommandé de pratiquer de façon régulière un cardio lent. Cela se traduit par la pratique d'un entraînement cardio-vasculaire à une intensité faible : marche, course, vélo.

Warning ! Les personnes en surpoids doivent être vigilantes avec leurs articulations, pratiquer un cardio lent est le plus adapté pour elles (ex. : marche rapide, vélo elliptique, rameur, vélo...).

Le cardio lent peut aussi consister en une course sur une longue distance à la même fréquence cardiaque, avec une intensité faible. C'est un exercice que vous pouvez facilement mettre en place dans votre quotidien. Prendre un vélo ou pratiquer la marche rapide sont aussi des manières de faire du cardio lent. Le plus important est de ne pas faire d'impasse et de trouver une solution qui vous correspond.

Profitez-en ! Ce sont des séances plaisir qui, vous le verrez, deviendront nécessaires à votre épanouissement au quotidien.

Pour ma part, j'opte pour des séances de jogging ou de marche rapide sur tapis de course. Je profite de ces séances plaisir pour répondre à mes messages, lire ou écouter des podcasts.

Dans le cadre du cardio lent, votre fréquence cardiaque doit se maintenir à hauteur de 50 à 70 % de votre fréquence cardiaque maximale.

Pour connaître la valeur de votre fréquence cardiaque maximale, faites le calcul suivant : 220 – votre âge.
Exemple : 220 – 27 = 193.

Pour les sportifs plus expérimentés, voire confirmés, ainsi que les personnes qui souhaitent pousser l'entraînement plus loin, je vous conseille d'effectuer le cardio à jeun.

Oui, à jeun, en n'ayant rien dans l'estomac. Je vous invite à aller faire une balade ou un jogging d'une durée d'environ 40 minutes. Cette méthode connue permet de « taper » davantage dans les stocks de graisse, mais aussi de stimuler votre métabolisme de façon plus intensive.

Le cardio est indispensable à un entraînement complet et performant. Ne vous privez pas d'une progression durable et de résultats probants et rapides.

QUELLE FRÉQUENCE ?

Débutant : une fois par semaine.
Intermédiaire : une fois par semaine.
Avancé : trois fois par semaine.

Le HIIT

Le cardio HIIT (ou « high intensity interval training ») est une méthode incontournable, qui accélère de façon significative la performance et permet d'obtenir des résultats durables. C'est une méthode d'entraînement court et intense qui pousse le corps dans ses retranchements en un minimum de temps.

L'avantage de cette méthode ? Elle offre un maximum de résultats et un gain de temps non négligeable.

Cette approche, que j'ai découverte depuis peu, a révolutionné ma pratique sportive et mes coachings. Un combo gagnant pour un résultat durable et réel !

Il a été démontré par la communauté scientifique que le HIIT vous permet de brûler 25 à 30 % plus de calories que le sport traditionnel, dans un laps de temps plus court.

Le HIIT consiste à enchaîner des phases de haute intensité combinées à des phases de repos. Cela se traduit par de courtes périodes d'exercices intenses alternées avec des périodes de récupération.

Avec ces entraînements courts et intenses, c'est une alternative sportive beaucoup plus efficace que la course sur une grande distance et le cardio de longue durée en général.

RETOUR D'EXPÉRIENCE

Pour ma part, cette méthode a marqué un grand changement dans ma routine sportive. En effet, j'ai une longue expérience en running sur tapis. Les résultats ont été au rendez-vous au début, puis une longue période de stagnation s'est installée… et avec elle la frustration, alors que j'augmentais toujours plus la vitesse et les distances.

Puis, j'ai découvert le HIIT, et j'admets avoir été stupéfaite lorsque j'ai commencé. En le pratiquant, j'ai obtenu des résultats sans précédent, le tout en un minimum de temps.

EN PRATIQUE

Pour plus d'efficacité et de confort, je préconise d'effectuer son HIIT sur un tapis de course ou en extérieur, en utilisant la méthode suivante :

Step 1 : échauffez-vous pendant au minimum 5 minutes ;

Step 2 : réalisez un sprint aussi rapide que vous le pouvez pendant 30 secondes, puis reposez-vous ou marchez pendant 30 secondes. Répétez l'opération autant de fois qu'il vous est possible de le faire sur une durée maximale de 30 minutes.

CONNAÎTRE SA VMA

Si vous souhaitez connaître votre VMA (vitesse maximale aérobie), je vous invite à faire le test de vitesse du tapis. Courez pendant 5 minutes à 8 km/h, puis augmentez toutes les minutes de 0,5 km/h, et ce jusqu'à épuisement. Le dernier palier sera votre VMA.

Elle vous indiquera de façon précise l'allure à laquelle vous avez intérêt à effectuer votre HIIT sur tapis.

La valeur des pics de forte intensité est de 90 à 110 % de votre VMA.

Exemple : VMA identifiée à 15 km/h : pour un HIIT à 110 %, la vitesse cible en phase de haute intensité est de 16,5 km/h. L'entraînement se déclinera de la façon suivante :
30 s : 16,5 km/h (SPRINT)
30 s : REPOS
30 s : 16,5 km/h (SPRINT)
30 s : REPOS
…

NOTEZ !

L'entraînement par intervalles est la forme de cardio-training la plus efficace pour atteindre ses objectifs.

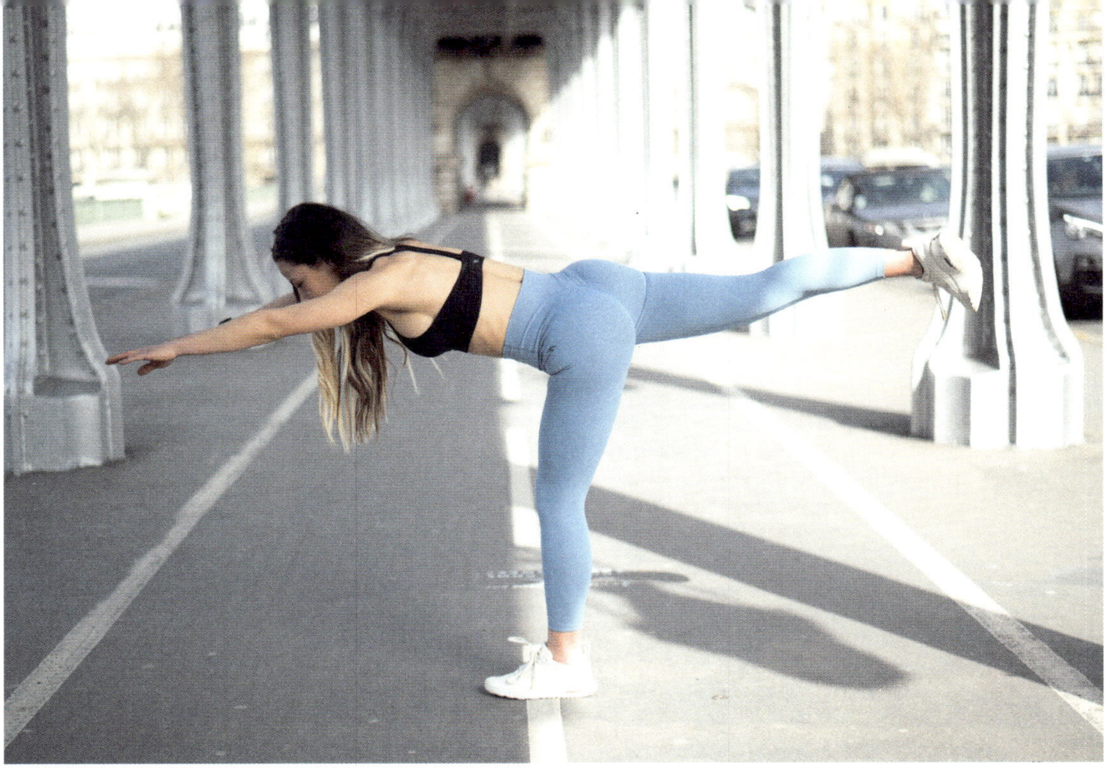

Le circuit training

Le circuit training est une méthode d'entraînement que nous utiliserons également lors de nos séances. Cette méthode consiste à effectuer plusieurs exercices les uns après les autres. Une fois le circuit complété, il s'agit de reprendre l'enchaînement depuis le début. Ces enchaînements sont à faire pendant un certain nombre de minutes avec un certain nombre de répétitions.

Mon circuit training se compose de divers exercices de renforcement musculaire combinés à des exercices de gainage et de cardio. Il a été conçu de manière à mobiliser tous les membres musculaires et à cibler les zones sensibles pour un maximum de résultats.

Afin de conserver un rythme cardiaque élevé et de gagner en intensité, beaucoup d'exercices sont basés sur l'usage d'élastiques. Ce levier d'intensité est très utile pour maximiser les bénéfices de l'entraînement.

L'avantage de cette méthode réside dans son efficacité, son accessibilité et sa portabilité. Elle convient aussi bien aux sportifs confirmés que débutants.

EN PRATIQUE

Mon conseil est d'y aller « step by step » afin d'intégrer les enchaînements durablement et d'améliorer sa coordination. Il n'y a pas de secret, c'est dans la répétition de vos enchaînements que cela rentrera.

Après la maîtrise complète des mouvements, postures et enchaînements, il s'agira alors d'alterner les intensités de travail, les exercices et les combinaisons afin de hisser toujours plus haut le challenge.

Varier le style d'entraînement est un élément crucial pour évoluer : dans le fitness, il faut surprendre le corps pour le pousser à progresser. Avis à ceux qui ont horreur de la monotonie : ces circuits sont faits pour vous ! Grâce à leur polyvalence et à leur complémentarité, vous aurez toujours la possibilité de réinventer votre routine.

Vous avez déjà fait le plus dur, vous lancer ! Vous avez les cartes en main, c'est à vous de jouer !

ÉQUIPEMENT
NÉCESSAIRE

Emmenez-le partout où vous allez. J'ai conçu un entraînement pour sculpter votre corps avec un minimum d'équipement. Pas de salle de gymnastique nécessaire !

En revanche, il est primordial de vous munir d'élastiques de bonnes qualités. Évitez ceux en plastique, qui ne sont pas fiables sur le long terme et ne vous permettent pas de travailler les muscles efficacement.

Le tout est de travailler dans de bonnes conditions pour atteindre vos objectifs. L'investissement est minime au regard du bien-être.

Notez que pour les autres équipements énumérés ci-contre, des alternatives sont facilement trouvables à la maison.

Bien sûr, soyez toujours prudent lors de la sélection d'un élément de substitution et assurez-vous d'effectuer le mouvement en sécurité !

L'ÉQUIPEMENT

- Mon livre
- Élastiques (sur mon site)
- Tapis
- Bouteille d'eau

MES INDISPENSABLES

- Brassières Anasthasia Fitness (sur mon site)
- Leggings AF (sur mon site)

www.anasthasiafitness.fr

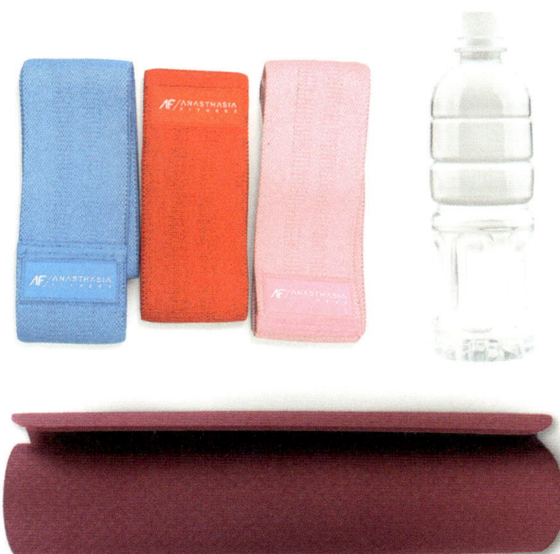

NOS CHEFS

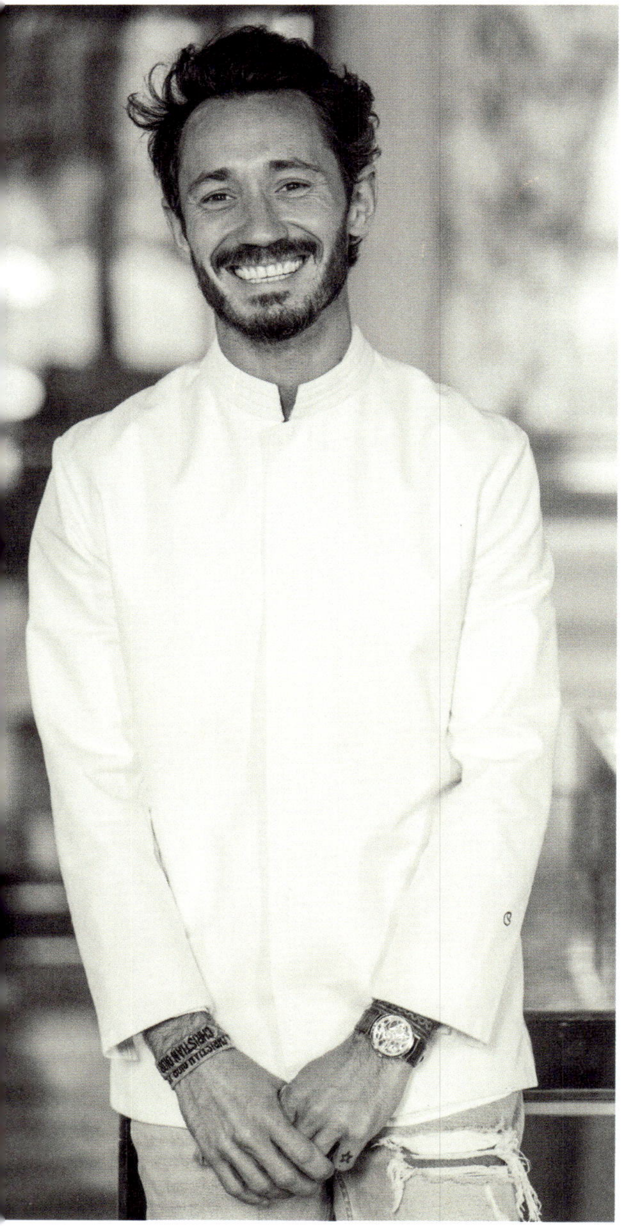

Cédric Grolet

Né le 28 août 1985 à Firminy, à côté de Saint-Étienne, Cédric Grolet est chef pâtissier du Meurice à Paris depuis 2012.

Après l'obtention de son diplôme, Cédric Grolet s'installe à Paris en 2006 et rejoint les équipes de chez Fauchon, où il restera 5 ans. Très vite repéré par les chefs Christophe Adam, Benoît Couvrand et Christophe Appert, il les accompagne aux quatre coins du monde pour assurer la formation du personnel des nouvelles boutiques Fauchon. Au bout d'un an, il accède en parallèle au poste convoité de responsable Recherche et Développement.

En 2011, Cédric intègre Le Meurice en tant que sous-chef et devient rapidement chef pâtissier. Il reçoit entre 2015 et 2017 les plus beaux titres et trophées, honorant son travail de chaque jour.

Début 2018, le chef et Le Meurice se lancent dans un nouveau projet, l'ouverture de la pâtisserie du Meurice par Cédric Grolet ! Ce nouvel espace offre depuis mars 2018 un accès privilégié aux créations du chef. Puis en juin de la même année, Cédric Grolet se voit recevoir la distinction ultime aux World's 50 Best Restaurants : le prix du meilleur pâtissier du monde. C'est une véritable consécration : il est le troisième chef pâtissier français à être récompensé par ce prix prestigieux. En novembre 2018, il est sélectionné parmi les 50 Français les plus influents par le magazine Vanity Fair France.

En 2019, il ouvre sa première boutique, Cédric Grolet Opéra, et sort son second livre inspiré de celle-ci. Dans cette boutique, pensée au rythme parisien, vous retrouverez ses viennoiseries et une offre de petit-déjeuner le matin, des sandwichs à midi, ainsi que des pâtisseries tout au long de l'après-midi pour un goûter gourmand.

Thomas Danigo

Né le 28 février 1992 à Paris et originaire de Chartres, Thomas Danigo est chef de l'hôtel Monsieur George à Paris depuis 2019.

Formé au CFA interprofessionnel de Chartres, Thomas Danigo obtient son diplôme en alternance au restaurant étoilé de l'hôtel Le Grand Monarque.

Son diplôme en poche, il décide de débuter sa carrière à Paris. Thomas Danigo intègre alors les cuisines du chef Alain Pégouret au restaurant Le Laurent (une étoile Michelin) en 2013. Il y arrive comme premier commis de cuisine et en sort six ans plus tard premier second. Ce parcours aux côtés du chef Alain Pégouret change sa vision de la cuisine et de l'excellence. En 2019, il quitte le restaurant Le Laurent pour une nouvelle aventure. Thomas Danigo est alors nommé chef de l'hôtel Monsieur George, nouvelle boutique-hôtel 5 étoiles réalisée par Anouska Hempel.

À deux pas des Champs-Elysées, Thomas Danigo imagine la carte du restaurant Galanga.

Dans un écrin verdoyant, Thomas Danigo y propose une cuisine délicate et moderne, inspirée de ses voyages à travers le monde. Le restaurant Galanga vous accueille du petit-déjeuner jusqu'au dîner et propose un brunch à la carte le dimanche. Une salle à manger secrète, où se côtoient les plus grands crus de Bordeaux, est à la disposition des plus épicuriens.

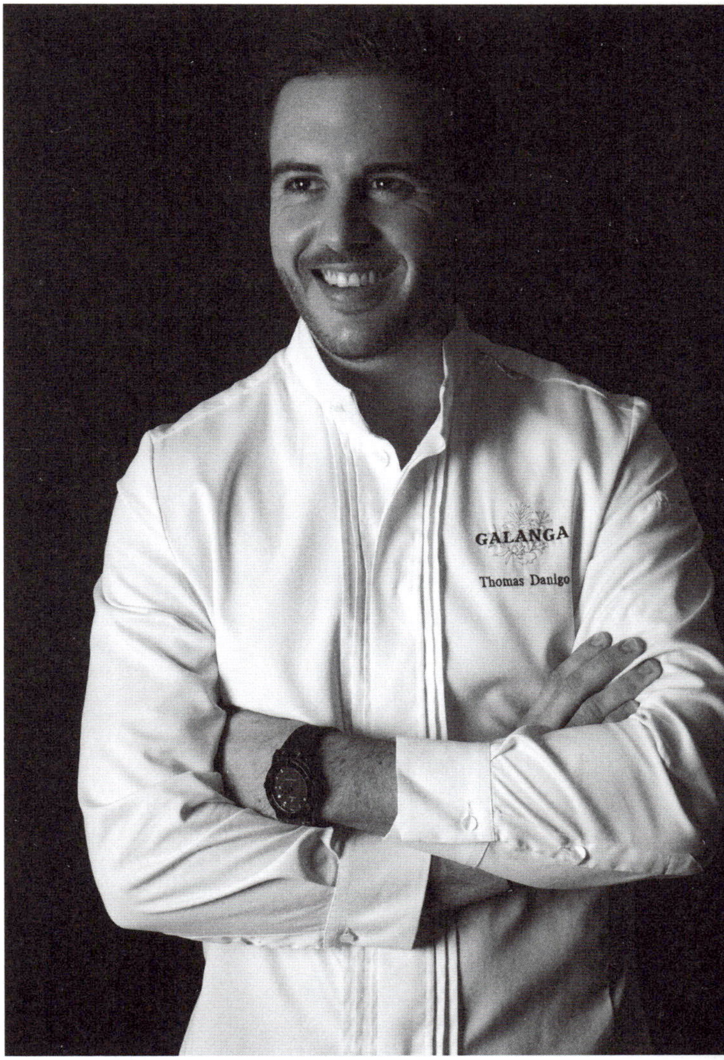

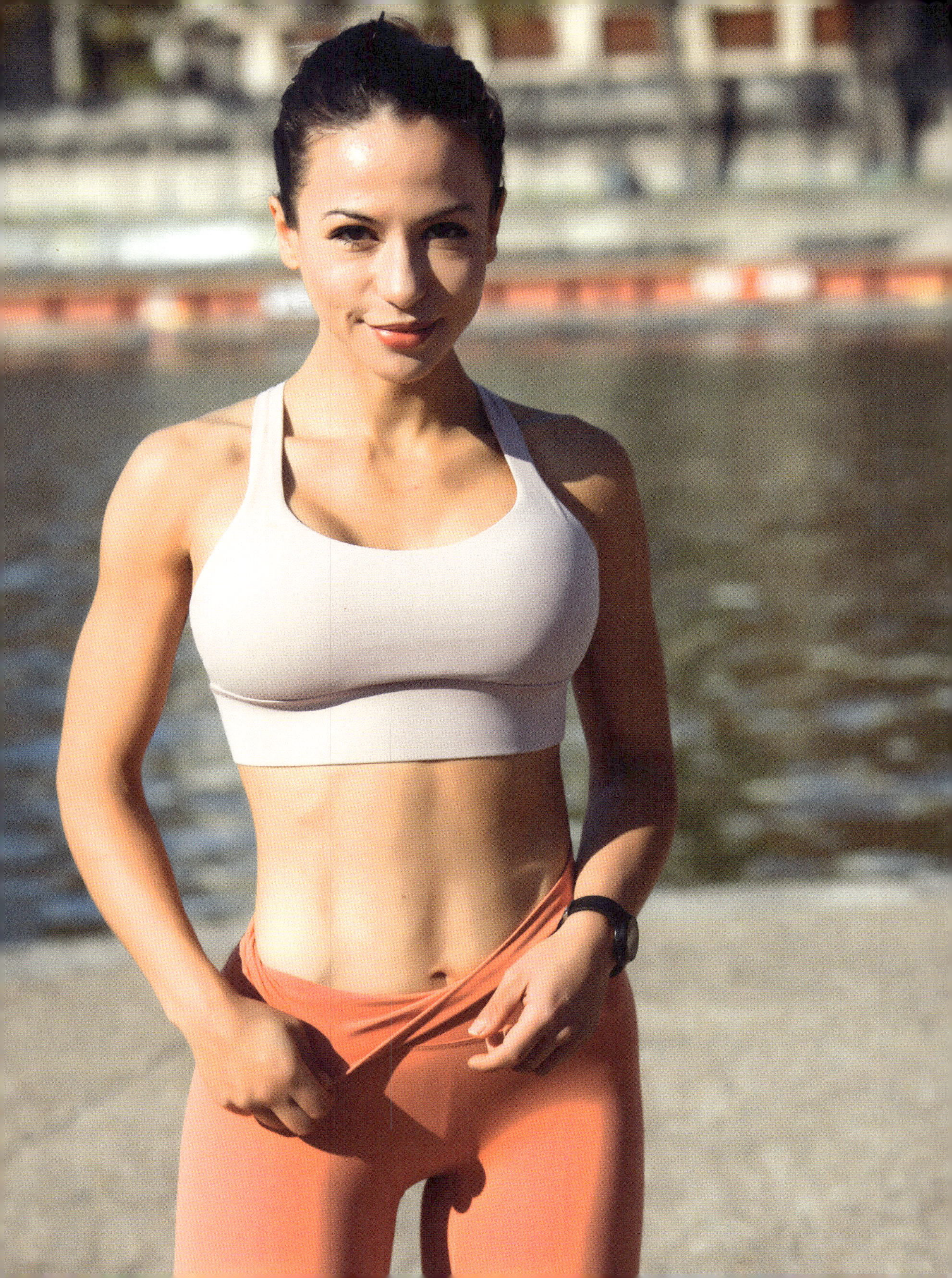

ENTRAÎNEMENT QUOTIDIEN

ÉCHAUFFEMENT

Lors de l'entraînement, ne négligez jamais l'échauffement, car celui-ci permet d'augmenter la température du corps afin de prévenir les blessures. L'échauffement fait partie intégrante de l'entraînement, il nous permet de nous préparer tant physiquement que mentalement. Il stimule également notre métabolisme et, surtout, notre humeur. Il se compose de trois phases :

L'échauffement cadio-vasculaire

Il se compose d'un enchaînement à effectuer :

10 jumping jacks + 5 montées de genoux

Faites cet échauffement pendant 5 minutes.

Si vous avez à disposition du matériel de fitness (rameur, step, tapis, etc.), faites-en pendant 5 minutes.

L'échauffement cardio-vasculaire ne doit pas durer trop longtemps.

L'échauffement articulaire

GENOUX : faire des cercles genoux joints.

CHEVILLE : faire des cercles avec vos pieds.

BASSIN : faire des cercles avec vos hanches.

ÉPAULE : faire des cercles avec vos bras.

POIGNET : faire des cercles avec vos mains.

Prendre 30 à 15 s pour chacune des zones.

L'échauffement musculaire

L'échauffement musculaire se compose de l'enchaînement de mouvements ci-dessous :

SQUAT : 30 répétitions.

GAINAGE SUR LES MAINS : 20 s.

POMPES SUR LES GENOUX : 10 répétitions.

Faites l'échauffement musculaire deux fois, avec 30 s de récupération.

BIM ! Avec cet échauffement, soyez AU TAQUET pour démarrer le training !

CALENDRIER

	JOUR 1	JOUR 2	JOUR 3	JOUR 4	JOUR 5	JOUR 6	JOUR 7
SEMAINE 1	Circuit 1 : Jambes / Pectoraux Circuit 2 : Jambes / Abdos	CARDIO LENT	Circuit 1: Fessiers / Dos / Abdos Circuit 2 : Jambes / Abdos	Circuit 1 : Jambes / Dos Circuit 2 : Fessiers / Dos	CARDIO LENT	Circuit 1 : Pectoraux / Jambes Circuit 2 : Fessiers / Dos	REPOS
SEMAINE 2	Circuit 1 : Jambes / Fessiers Circuit 2 : Jambes / Dos	Circuit 1 : Jambes / Dos Circuit 2 : Jambes / Abdos	CARDIO LENT	Circuit 1 : Jambes / Pectoraux Circuit 2 : Jambes / Abdos	Circuit 1 : Jambes / Dos Circuit 2 : Jambes / Abdos	CARDIO LENT	REPOS
SEMAINE 3	Circuit 1 : Jambes / Fessiers Circuit 2 : Jambes / Dos	CARDIO LENT	Circuit 1 : Jambes / Pectoraux Circuit 2 : Jambes / Pectoraux	Circuit 1 : Jambes / Abdos Circuit 2 : Jambes / Abdos	Circuit 1 : Jambes / Dos Circuit 2 : Jambes / Pectoraux	CARDIO HIIT	REPOS
SEMAINE 4	Circuit 1 : Jambes / Dos Circuit 2 : Jambes / Abdos	Circuit 1 : Abdos / Pectoraux Circuit 2 : Jambes / Abdos	CARDIO HIIT	Circuit 1 : Jambes / Abdos Circuit 2 : Jambes / Abdos	CARDIO LENT	Circuit 1 : Fessiers / Abdos Circuit 2 : Jambes / Fessiers	REPOS
SEMAINE 5	Circuit 1 : Jambes / Abdos Circuit 2 : Jambes / Dos	Circuit 1 : Jambes / Fessiers Circuit 2 : Abdos	CARDIO HIIT	Circuit 1 : Dos / Abdos / Fessiers Circuit 2 : Dos / Abdos / Fessiers	Circuit 1 : Jambes / Abdos Circuit 2 : Jambes / Abdos	CARDIO HIIT	REPOS
SEMAINE 6	Circuit 1 : Fessiers / Abdos Circuit 2 : Fessiers / Abdos	CARDIO HIIT	Circuit 1 : Jambes / Pectoraux Circuit 2 : Jambes / Pectoraux	CARDIO HIIT	Circuit 1 : Fessiers / Dos Circuit 2 : Fessiers / Dos	Circuit 1 : Jambes / Fessiers Circuit 2 : Jambes / Abdos	REPOS
SEMAINE 7	Circuit 1 : Jambes / Fessiers Circuit 2 : Jambes / Fessiers	Circuit 1 : Jambes / Pectoraux Circuit 2 : Jambes / Pectoraux	CARDIO HIIT	Circuit 1 : Jambes / Abdos Circuit 2 : Jambes / Pectoraux	CARDIO LENT	Circuit 1 : Jambes / Abdos Circuit 2 : Fessiers / Abdos	REPOS
SEMAINE 8	Circuit 1 : Jambes / Fessiers Circuit 2 : Jambes / Dos	CARDIO HIIT	Circuit 1 : Fessiers / Abdos Circuit 2 : Fessiers / Abdos	Circuit 1 : Jambes / Dos Circuit 2 : Jambes / Abdos / Dos	Circuit 1 : Fessiers / Pectoraux Circuit 2 : Fessiers / Pectoraux	CARDIO HIIT	REPOS

COMMENT LIRE
LES FICHES D'ENTRAINEMENT ?

Vous retrouverez sur cette page les informations nécessaires pour lire et mettre en pratique les fiches d'entraînements pendant toute la durée du programme.
C'est en appliquant la bonne méthode au bon moment que vous obtiendrez les bons résultats.

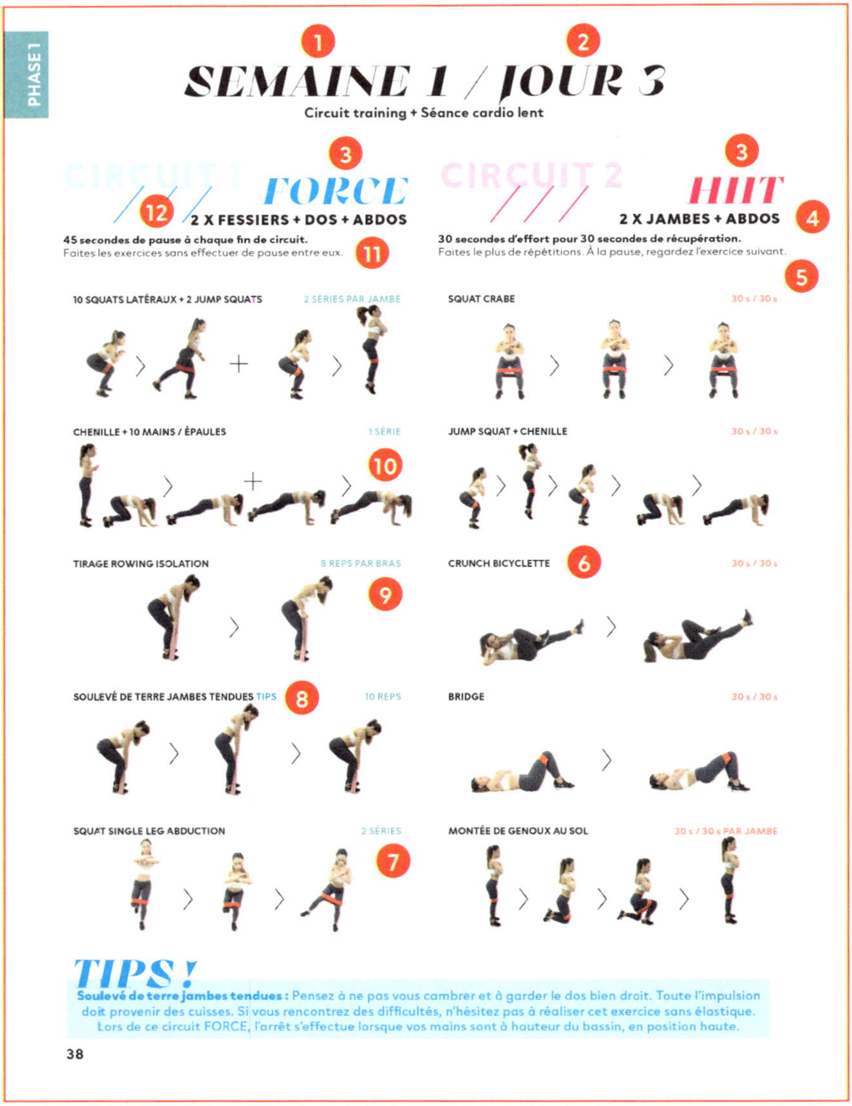
PHASE 1

SEMAINE 1 / JOUR 3

Circuit training + Séance cardio lent

CIRCUIT 1 FORCE

2 X FESSIERS + DOS + ABDOS

45 secondes de pause à chaque fin de circuit.

Faites les exercices sans effectuer de pause entre eux.

CIRCUIT 2 HIIT

2 X JAMBES + ABDOS

30 secondes d'effort pour 30 secondes de récupération.

Faites le plus de répétitions. À la pause, regardez l'exercice suivant.

10 SQUATS LATÉRAUX + 2 JUMP SQUATS — 2 SÉRIES PAR JAMBE

SQUAT CRABE — 30 s / 30 s

CHENILLE + 10 MAINS / ÉPAULES — 1 SÉRIE

JUMP SQUAT + CHENILLE — 30 s / 30 s

TIRAGE ROWING ISOLATION — 8 REPS PAR BRAS

CRUNCH BICYCLETTE — 30 s / 30 s

SOULEVÉ DE TERRE JAMBES TENDUES TIPS — 10 REPS

BRIDGE — 30 s / 30 s

SQUAT SINGLE LEG ABDUCTION — 2 SÉRIES

MONTÉE DE GENOUX AU SOL — 30 s / 30 s PAR JAMBE

TIPS !

Soulevé de terre jambes tendues : Pensez à ne pas vous cambrer et à garder le dos bien droit. Toute l'impulsion doit provenir des cuisses. Si vous rencontrez des difficultés, n'hésitez pas à réaliser cet exercice sans élastique. Lors de ce circuit FORCE, l'arrêt s'effectue lorsque vos mains sont à hauteur du bassin, en position haute.

38

1. Pensez à vérifier la semaine dans laquelle vous êtes.
2. Le jour où vous devez effectuer l'entrainement.
3. Les deux types de circuits que vous allez effectuer pendant la séance.
4. Les zones travaillées pendant le circuit.
5. Lors du circuit HIIT, veillez à respecter les différents temps d'exécution de l'exercice et de récupération.
6. En cas de doute sur l'exécution du mouvement, n'hésitez pas à consulter le lexique des mouvements à la fin du livre.
7. Dans le cas des séries, il faut refaire l'enchaînement de mouvements indiqué dans l'exercice, sans repos.
8. N'hésitez pas à lire le *tips* (conseil) qui vous aidera tout au long du programme.
9. Certains exercices unilatéraux nécessitent des répétitions de chaque côté.
10. Pour chaque exercice, prenez en compte le temps d'arrêt, et répétez comme indiqué.
11. L'élément clef pendant le circuit FORCE est d'appliquer rigoureusement les différents temps d'arrêt indiqués.
12. Chaque circuit doit être répété le nombre de fois indiqué ici. Il comprend l'ensemble des exercices, ainsi qu'une pause à la fin.

IMPORTANT : N'oubliez pas de vous échauffer d'abord et de vous rafraîchir avant, pendant et après l'entraînement.

SEMAINE 1 / JOUR 1

Circuit training + Séance cardio lent

CIRCUIT 1 — FORCE

2 X JAMBES + PECTORAUX

1 minute de pause à chaque fin de circuit.
Faites les exercices sans effectuer de pause entre eux.

CHENILLE + POMPE — 10 REPS

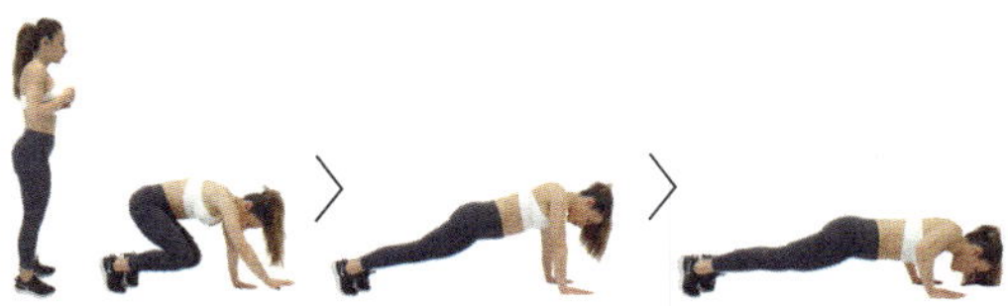

FENTE ARRIÈRE — 15 REPS PAR JAMBE

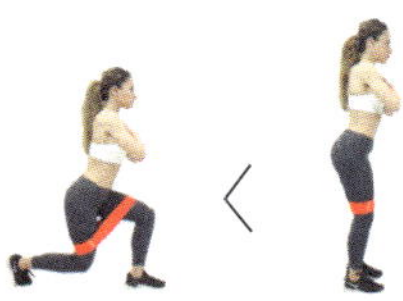

10 SQUATS SUMO + CHENILLE — 1 SÉRIE

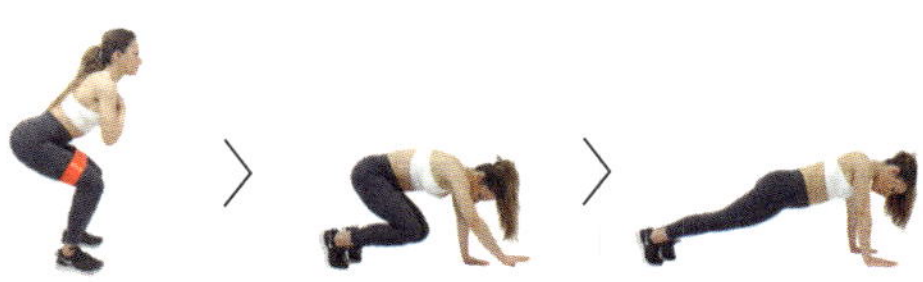

POMPE — 8 REPS

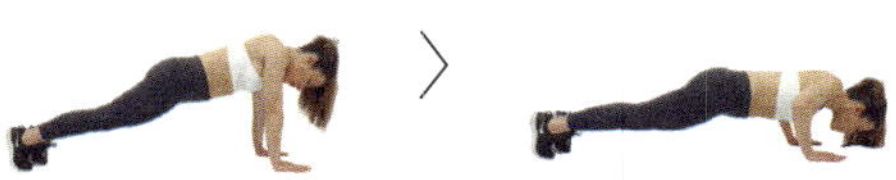

10 SQUATS SUMO + 5 FENTES AVANT — 2 SÉRIES

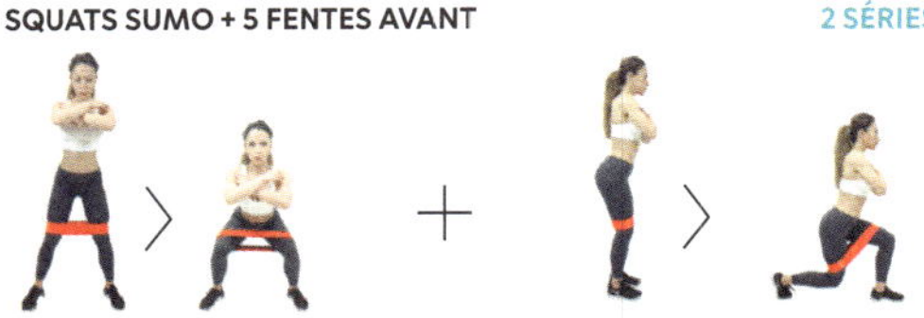

CIRCUIT 2 — HIIT

2 X JAMBES + ABDOS

30 secondes d'effort pour 30 secondes de récupération.
Faites le plus de répétitions. À la pause, regardez l'exercice suivant.

SQUAT PRISE LARGE / PRISE SERRÉE — 30 s / 30 s

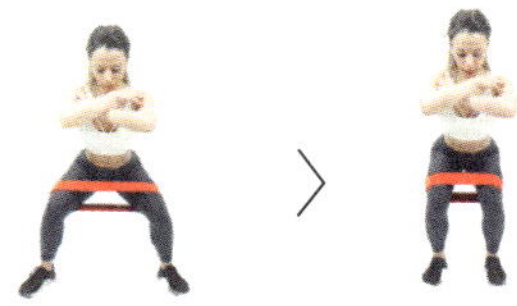

CRUNCH BICYCLETTE — 30 s / 30 s

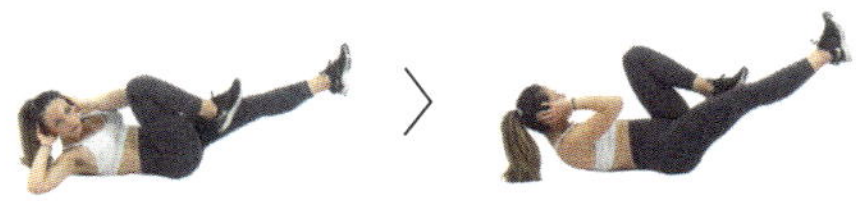

JUMP SQUAT — 30 s / 30 s

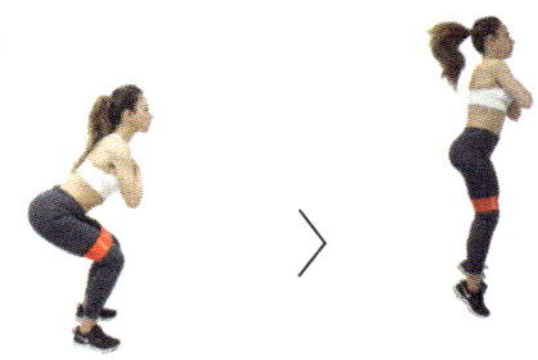

CHENILLE — 30 s / 30 s

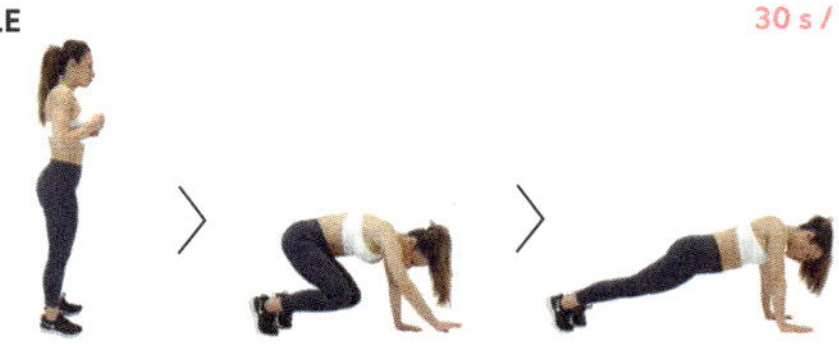

MOUNTAIN CLIMBER — 30 s / 30 s

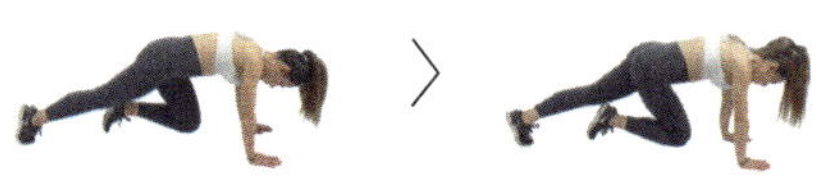

TIPS !

Important : Les circuits FORCE de la semaine 1 sont à effectuer en moins de 10 minutes.
L'arrêt s'effectue lorsque l'élastique est tendu.

SEMAINE 1 / JOUR 2

CARDIO LENT

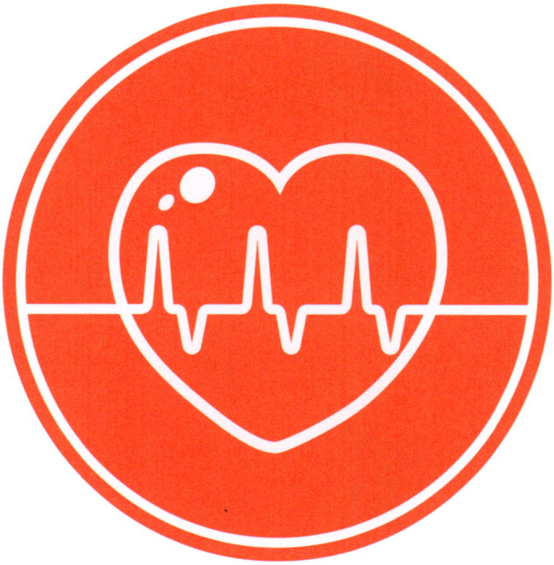

15 MIN

Run, vélo, step... à allure lente
(à 60 % de la fréquence cardiaque maximale)

SEMAINE 1 / JOUR 3

Circuit training + Séance cardio lent

CIRCUIT 1 FORCE

2 X FESSIERS + DOS + ABDOS

45 secondes de pause à chaque fin de circuit.
Faites les exercices sans effectuer de pause entre eux.

10 SQUATS LATÉRAUX + 2 JUMP SQUATS — 2 SÉRIES

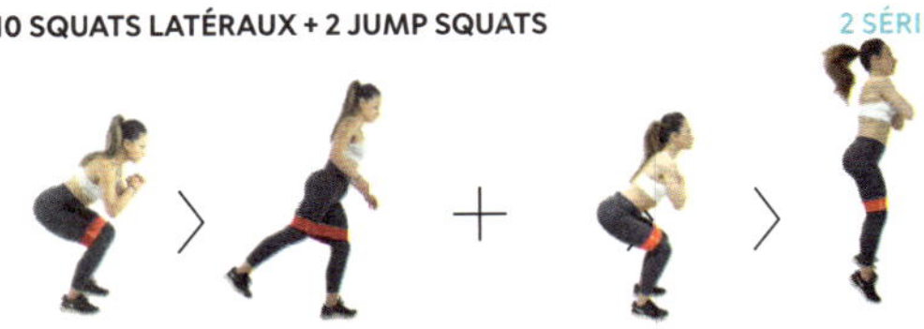

CHENILLE + 10 MAINS-ÉPAULES — 1 SÉRIE

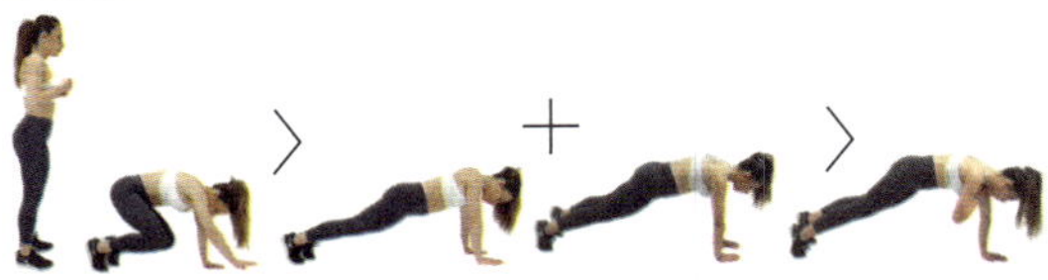

ROWING ISOLATION — 8 REPS PAR BRAS

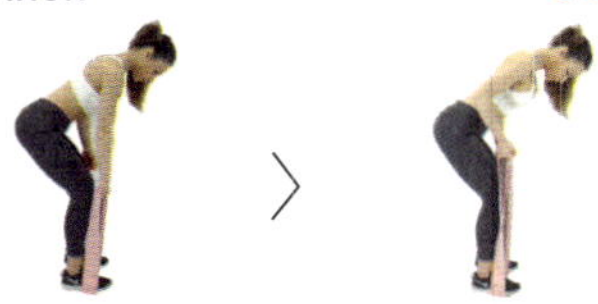

SOULEVÉ DE TERRE JAMBES TENDUES TIPS — 10 REPS

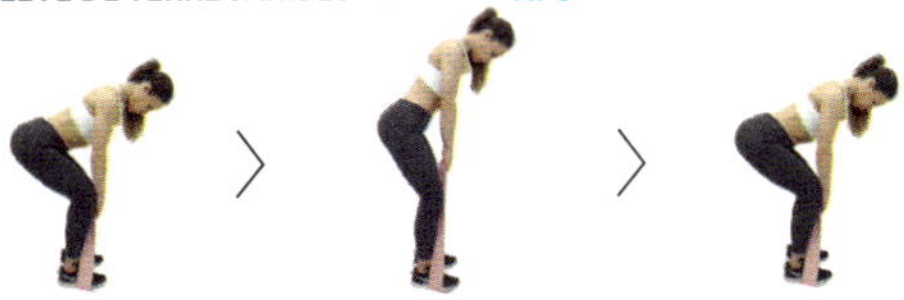

SQUAT SINGLE LEG ABDUCTION — 15 REPS PAR JAMBE

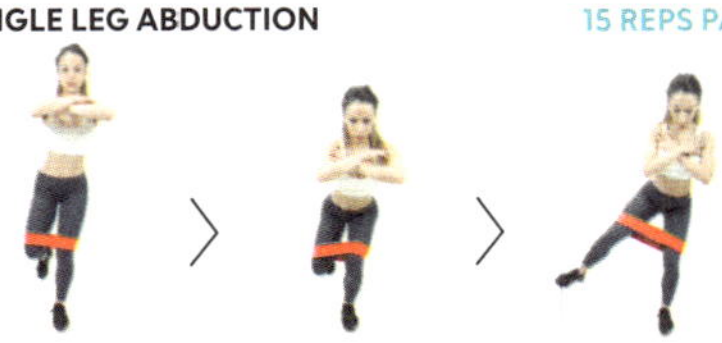

CIRCUIT 2 HIIT

2 X JAMBES + ABDOS

30 secondes d'effort pour 30 secondes de récupération.
Faites le plus de répétitions. À la pause, regardez l'exercice suivant.

SQUAT CRABE — 30 s / 30 s

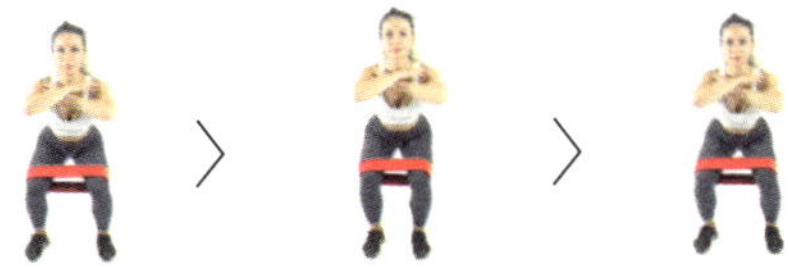

JUMP SQUAT + CHENILLE — 30 s / 30 s

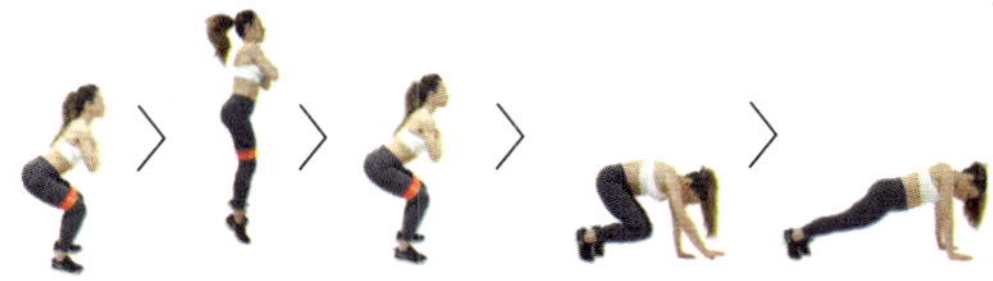

CRUNCH BICYCLETTE — 30 s / 30 s

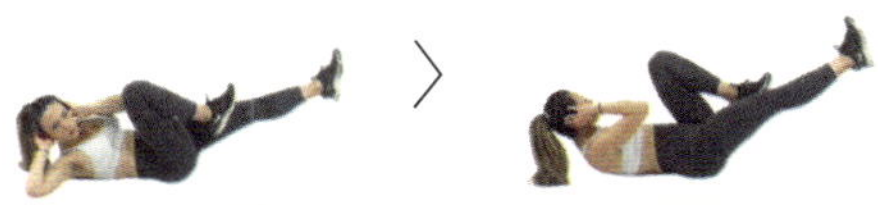

BRIDGE — 30 s / 30 s

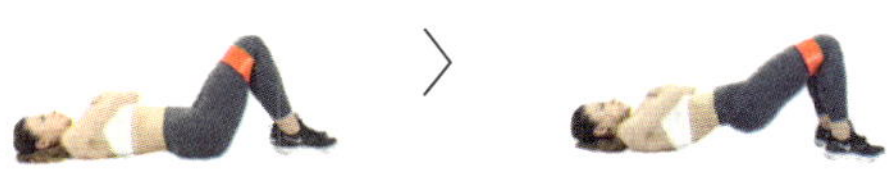

MONTÉE DE GENOUX AU SOL — 30 s / 30 s PAR JAMBE

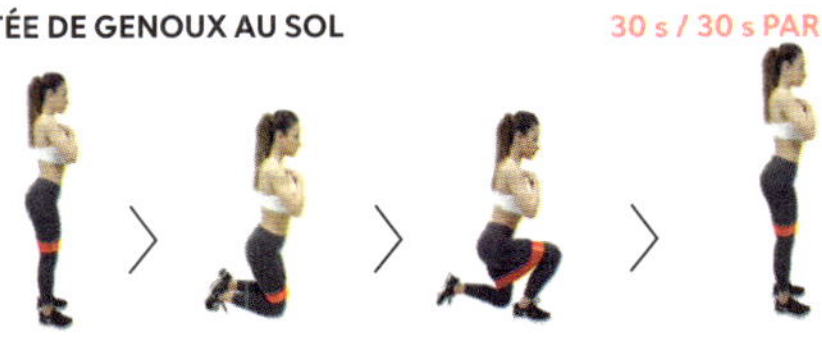

TIPS !

Soulevé de terre jambes tendues : Pensez à ne pas vous cambrer et à garder le dos bien droit. Toute l'impulsion doit provenir des cuisses. Si vous rencontrez des difficultés, n'hésitez pas à réaliser cet exercice sans élastique. Lors de ce circuit FORCE, l'arrêt s'effectue lorsque vos mains sont à hauteur du bassin, en position haute.

SEMAINE 1 / JOUR 4

Circuit training + Séance cardio lent

CIRCUIT 1 — FORCE

2 X JAMBES + DOS

1 minute de pause à chaque fin de circuit.
Faites les exercices sans effectuer de pause entre eux.

SOULEVÉ DE TERRE JAMBES TENDUES — 10 REPS

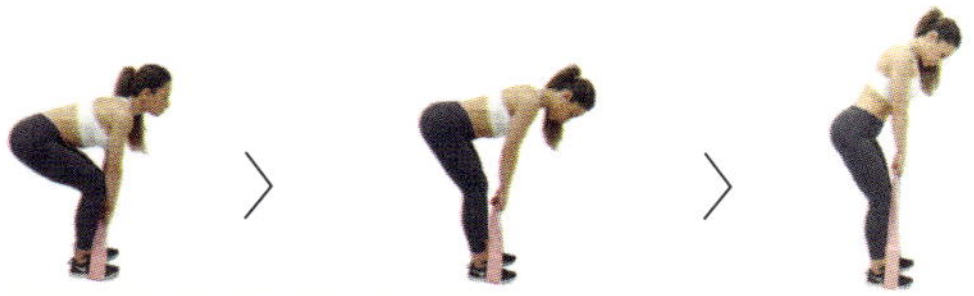

CHENILLE + 10 BRAS TENDUS — 1 SÉRIE

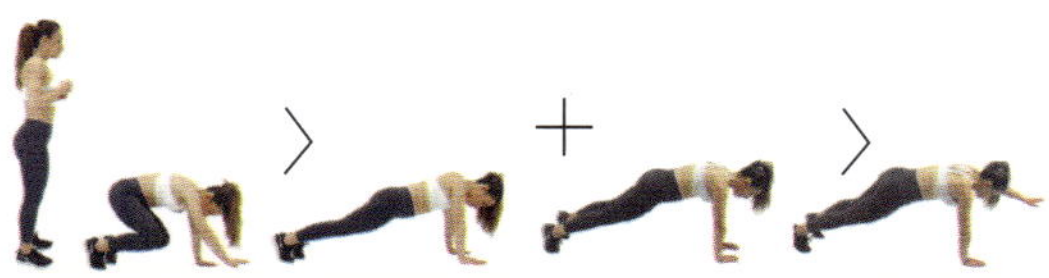

ROWING ISOLATION TIPS — 12 REPS PAR BRAS

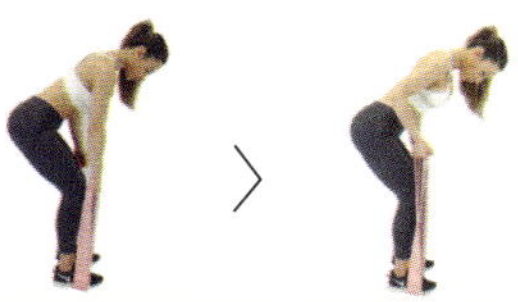

10 SQUATS + 5 FENTES ARRIÈRE — 2 SÉRIES PAR JAMBE

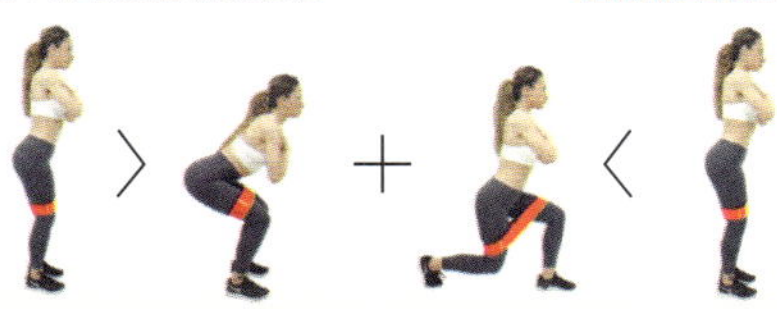

BRIDGE AVEC ABDUCTION — 20 REPS

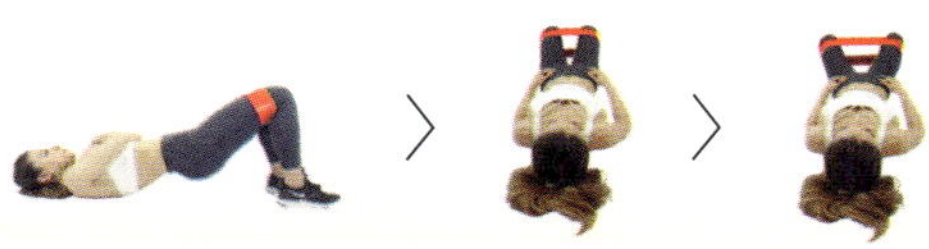

CIRCUIT 2 — HIIT

2 X FESSIERS + DOS

30 secondes d'effort pour 20 secondes de récupération.
Faites le plus de répétitions. À la pause, regardez l'exercice suivant.

SQUAT PRISE LARGE / PRISE SERRÉE — 30 s / 20 s

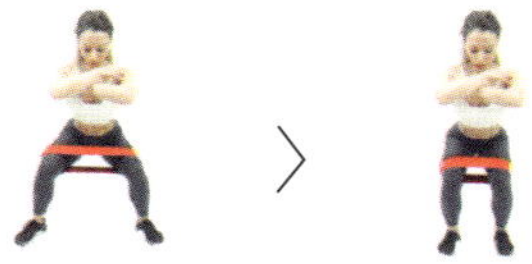

SOULEVÉ DE TERRE — 30 s / 20 s

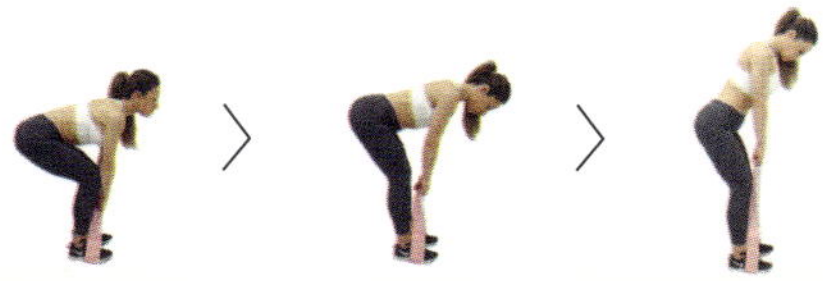

MOUNTAIN CLIMBER — 30 s / 10 s

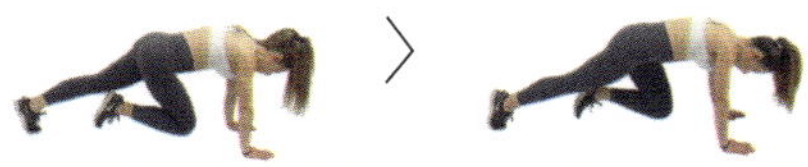

JUMP SQUAT + CHENILLE BRAS TENDUS — 30 s / 20 s

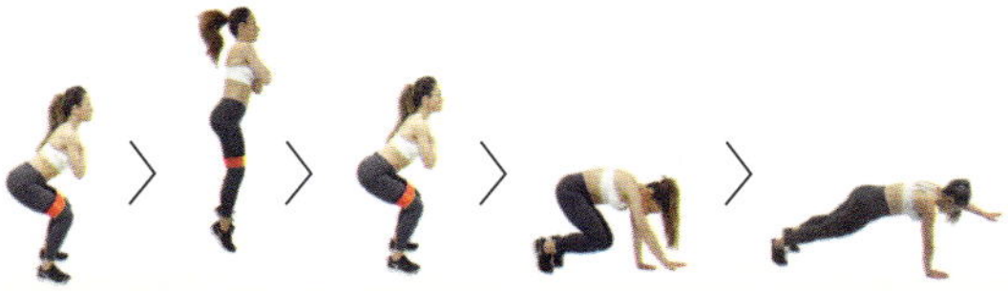

KICK BACK — 30 s / 20 s PAR JAMBE

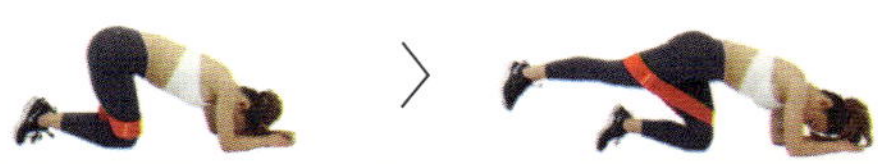

TIPS !

Rowing isolation : Si vous rencontrez des difficultés pour effectuer cet exercice, posez un genou au sol pour réaliser le mouvement. Entrelacez l'élastique sur le pied opposé et tirez. Lors de ce circuit FORCE, l'arrêt s'effectue lors du tirage.

SEMAINE 1 / JOUR 5

CARDIO LENT

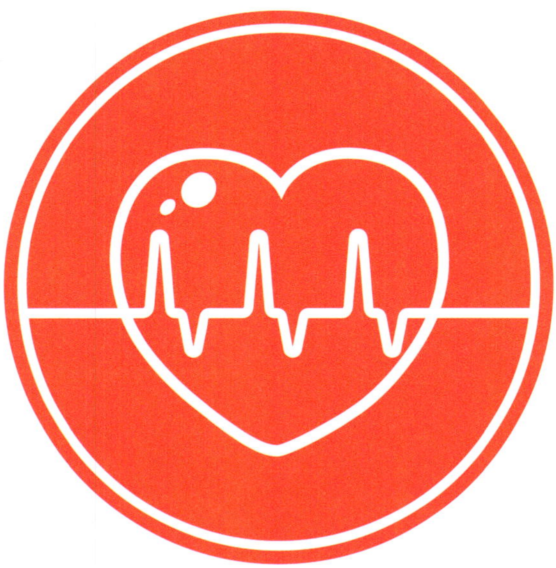

20 MIN

Run, vélo, step... à allure lente

(à 60 % de la fréquence cardiaque maximale)

SEMAINE 1 / JOUR 6

Circuit training + Séance cardio lent

CIRCUIT 1 FORCE

3 X PECTORAUX + JAMBES

45 secondes de pause à chaque fin de circuit.
Faites les exercices sans effectuer de pause entre eux.

3 POMPES + 10 MOUNTAIN CLIMBER — 2 SÉRIES

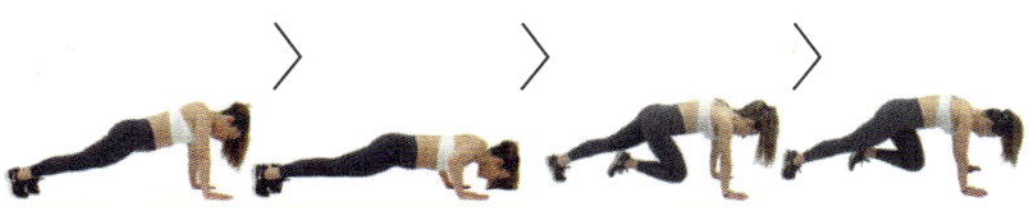

10 SQUATS SUMO + 5 FENTES CROISÉES — 2 SÉRIES PAR JAMBE

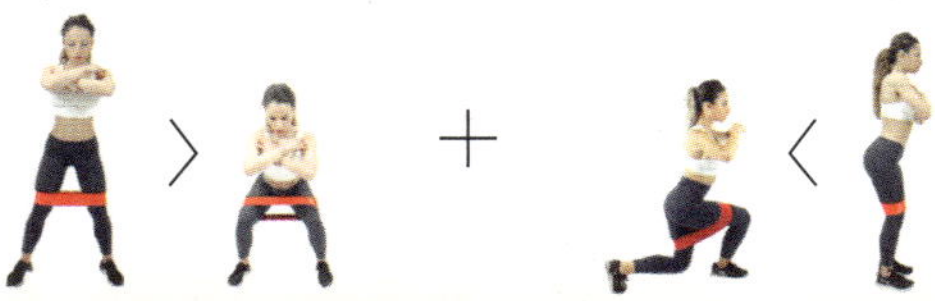

ABDUCTION DE LA HANCHE TIPS — 15 REPS PAR JAMBE

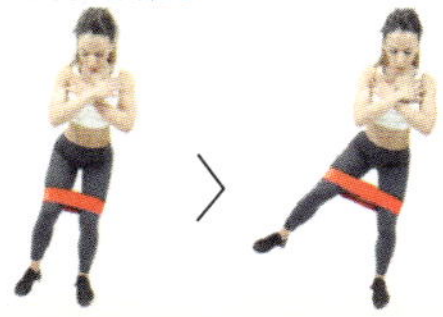

CHENILLE + 5 POMPES — 2 SÉRIES

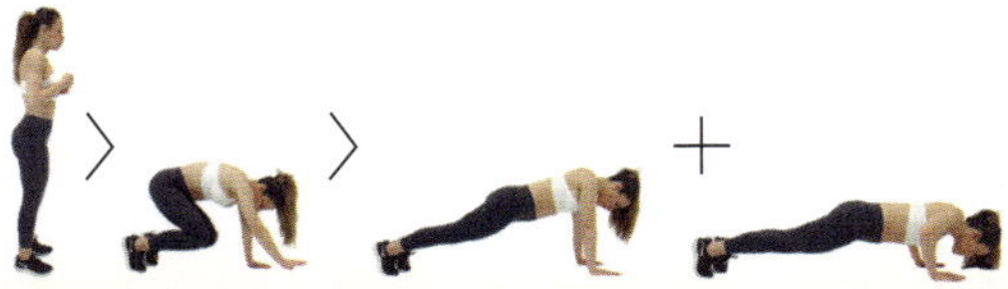

DONKEY SIDE KICK — 20 REPS PAR JAMBE

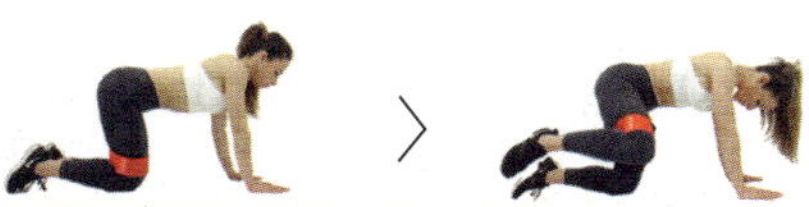

CIRCUIT 2 HIIT

2 X FESSIERS + DOS

30 secondes d'effort pour 15 secondes de récupération.
Faites le plus de répétitions. À la pause, regardez l'exercice suivant.

SQUAT CRABE — 30 s / 15 s

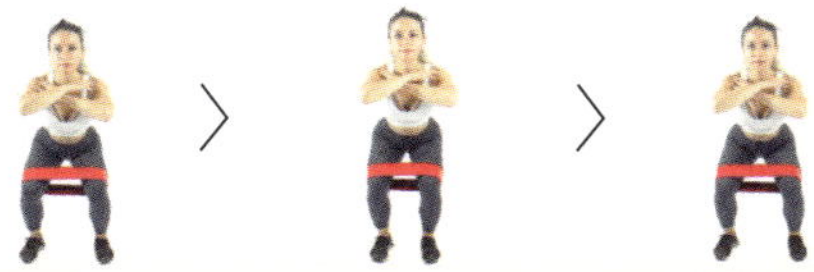

CRUNCH BICYCLETTE — 30 s / 15 s

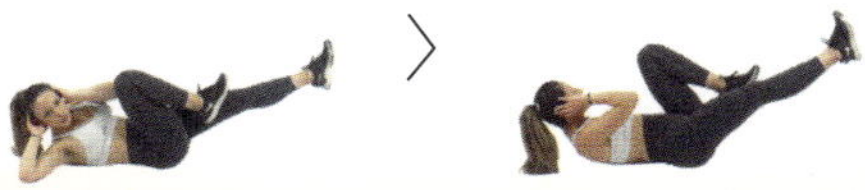

5 JUMP SQUATS + CHENILLE — 30 s / 15 s

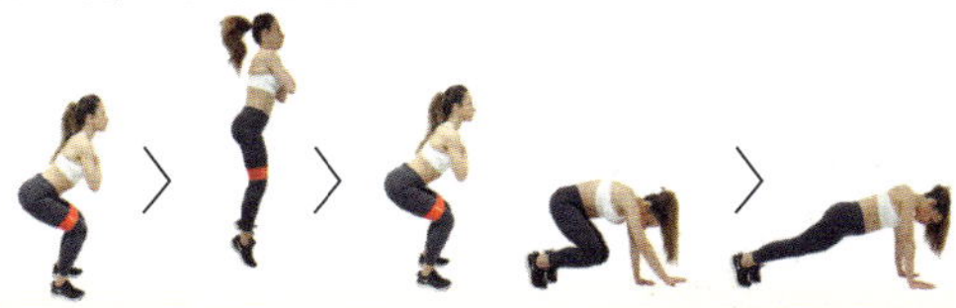

RAMEUR + RUSSIAN TWIST — 30 s / 15 s PAR JAMBE

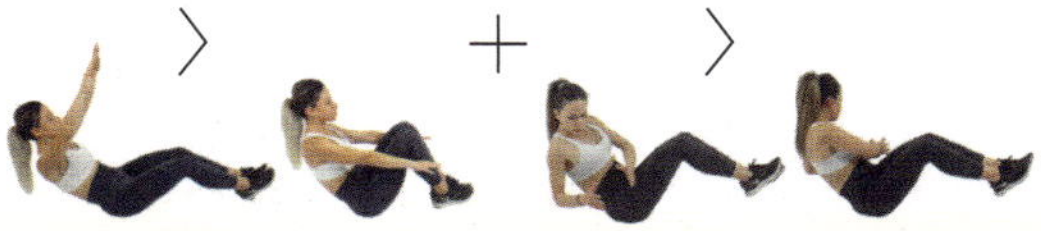

BRIDGE AVEC ABDUCTION — 30 s / 15 s

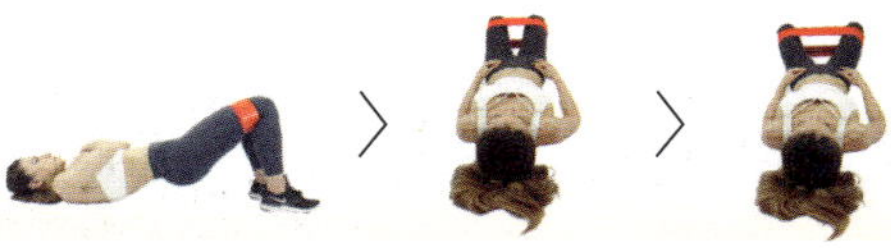

TIPS !

Abduction de la hanche : Fléchissez la jambe d'appui. Le bassin est vers l'arrière et le buste vers l'avant. Contrôlez vos mouvements afin d'engager au maximum vos fessiers. Lors de ce circuit FORCE, l'arrêt s'effectue à l'ouverture du genou.

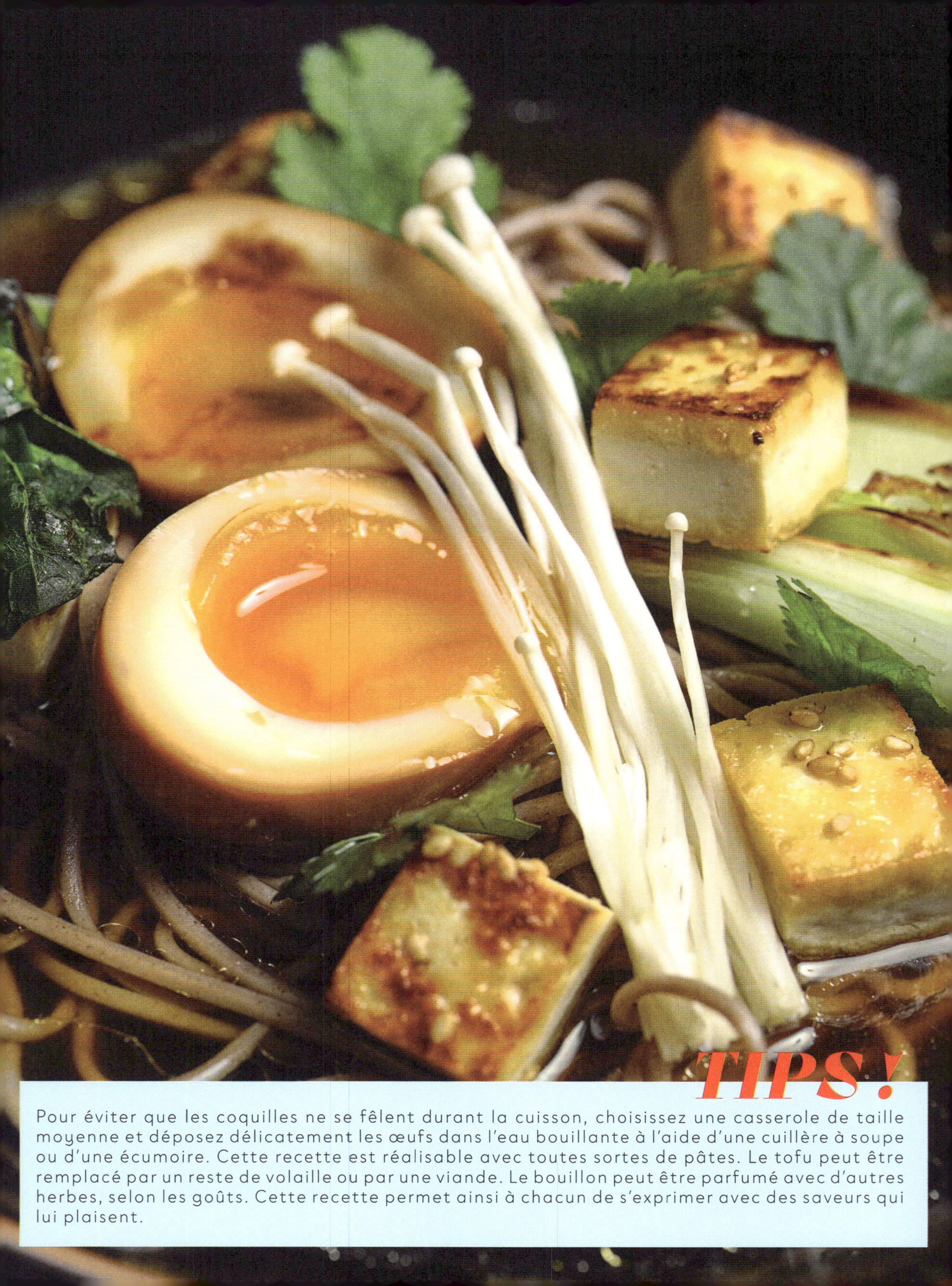

TIPS !

Pour éviter que les coquilles ne se fêlent durant la cuisson, choisissez une casserole de taille moyenne et déposez délicatement les œufs dans l'eau bouillante à l'aide d'une cuillère à soupe ou d'une écumoire. Cette recette est réalisable avec toutes sortes de pâtes. Le tofu peut être remplacé par un reste de volaille ou par une viande. Le bouillon peut être parfumé avec d'autres herbes, selon les goûts. Cette recette permet ainsi à chacun de s'exprimer avec des saveurs qui lui plaisent.

SOBA EN BOUILLON AU GINGEMBRE, TOFU FUMÉ, ŒUF MOLLET AU SOJA ET CHOU PAK-CHOÏ

POUR 4 PERSONNES

Bouillon
1 l de bouillon de légumes
100 g de gingembre frais
50 g de sauce soja
¼ de botte de coriandre
¼ de botte de basilic

Pâtes et garniture
400 g de pâtes soba
4 œufs extra-frais
250 ml d'eau
100 g de sucre
120 g de mirin
250 g de saké
120 g de sauce soja
200 g de tofu fumé
1 c. à c. d'huile de sésame
2 petits choux pak-choï
1 paquet de champignons enoki
Sel

Bouillon
Laver, éplucher et tailler finement le gingembre. Faire frémir le bouillon, verser la sauce soja, puis faire infuser le gingembre, la coriandre et le basilic pendant 30 minutes. Passer au chinois.

Pâtes soba
Faire cuire les pâtes dans une grande casserole d'eau bouillante salée pendant 4 minutes (ou le temps indiqué sur le paquet). Égoutter les pâtes, puis les rincer à l'eau froide pour éviter qu'elles ne collent entre elles.

Garniture (œufs à réaliser la veille)
Faire cuire les œufs 6 minutes dans une eau bouillante salée pour qu'ils soient mollets. Les refroidir dans une eau glacée, puis les écaler.
Dans une casserole, verser l'eau, le sucre, le mirin, le saké et la sauce soja, puis porter à ébullition 1 minute. Laisser refroidir, puis y plonger les œufs et les laisser mariner une nuit au réfrigérateur.
Tailler le tofu en gros cubes et les faire dorer sur toutes les faces dans une poêle avec l'huile de sésame.
Laver les pak-choï, puis les faire cuire entiers 5 minutes dans une casserole d'eau bouillante salée. Bien les refroidir dans une eau glacée pour fixer leur couleur et stopper la cuisson. Les tailler en deux.
Tailler les champignons enoki en quatre petits paquets égaux.

Dressage
Réchauffer les pâtes dans le bouillon. Les répartir ensuite dans des bols, puis disposer dessus le tofu, un œuf mollet coupé en deux, un paquet de champignons enoki et un demi-chou pak choï. Arroser de bouillon bien chaud.

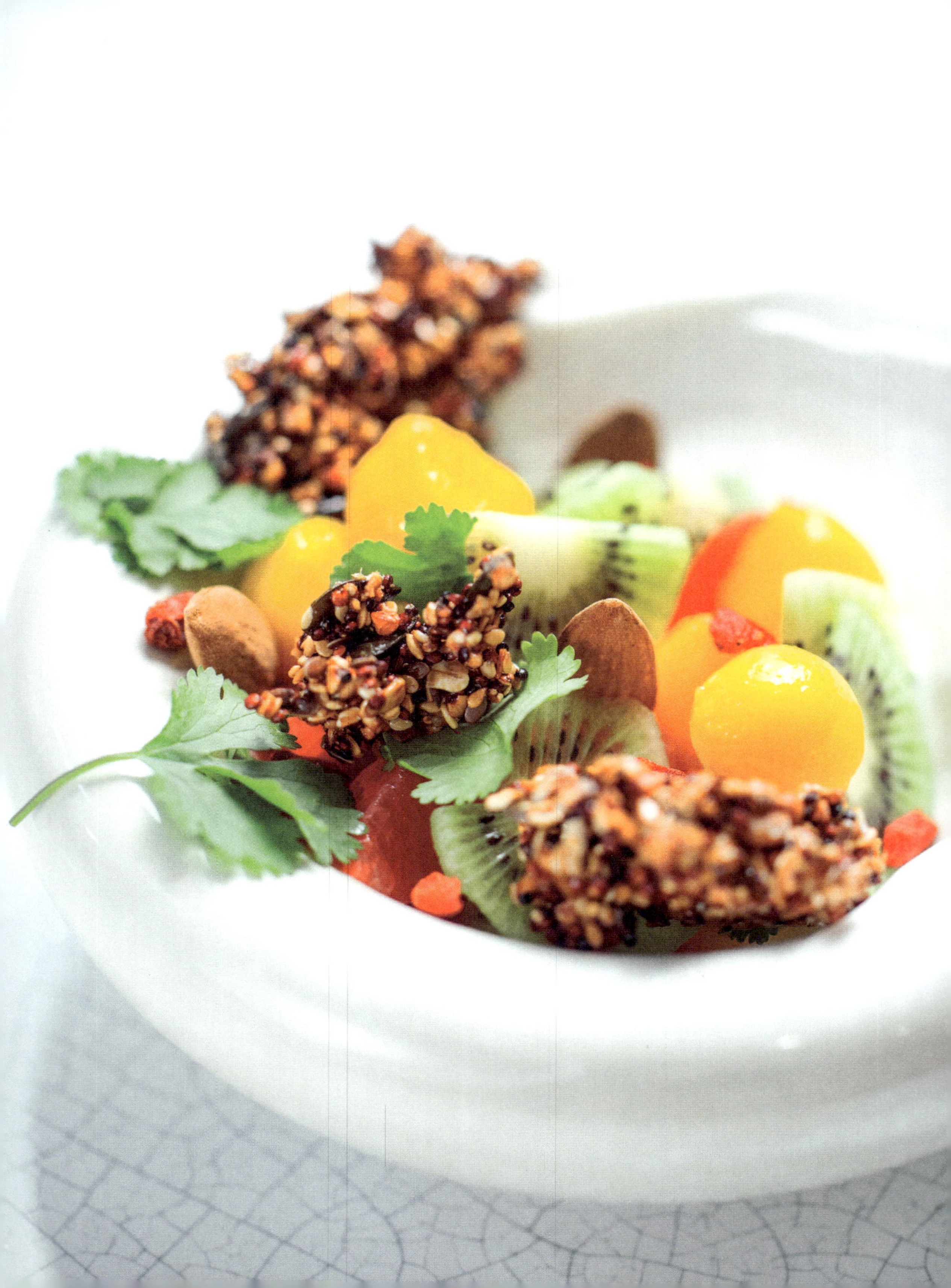

ASSIETTE DE FRUITS ET GRANOLA

POUR 4 PERSONNES

Granola
100 g de miel
350 g de graines de courge
100 g de quinoa rouge
100 g de quinoa blanc
100 g de quinoa noir
100 g d'avoine
250 g de kasha
100 g de lin blond
100 g de lin brun

Assiette de fruits
1 mangue
1 kiwi
1 pamplemousse
Fromage blanc 0 %
Baies de goji
Amandes
Feuilles de coriandre

Granola
Faire chauffer le miel au micro-ondes pour avoir une texture liquide.
À l'aide d'une spatule, mélanger les céréales avec le miel.
Étaler le mélange sur une plaque recouverte de papier cuisson et mettre à cuire au four pendant 20 min à 170 °C.

Assiette de fruits
Éplucher la mangue. Avec une cuillère à pomme parisienne, réaliser de petites billes.
Éplucher le kiwi à l'économe. Le couper en deux et réaliser des tranches.
Couper le haut et le bas du pamplemousse, l'éplucher en enlevant bien la partie blanche pour n'avoir que la chair du fruit. Prélever les suprêmes.

Dressage
Dans une assiette creuse, déposer une cuillerée de fromage blanc 0 % et l'aplatir en forme de virgule.
Ajouter les fruits coupés aléatoirement et déposer quelques amandes et quelques baies de goji sur le dessus.
Placer quelques feuilles de coriandre et finir avec des gros morceaux de granola.

TIPS !

Le fromage blanc peut être servi avec de nombreux desserts, comme un sorbet citron. Il peut aussi être aromatisé à l'aide d'un zeste d'agrumes ou d'une purée de fruit.

SEMAINE 2 / JOUR 1

Circuit training + Séance cardio lent

CIRCUIT 1 FORCE

2 X JAMBES + FESSIERS

45 secondes de pause à chaque fin de circuit.
Toutes les 5 répétitions, 5 secondes d'arrêt sur le mouvement.

SQUAT SUMO — 20 REPS

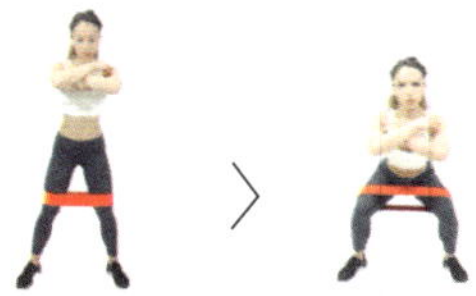

SQUAT SINGLE LEG ABDUCTION — 15 REPS PAR JAMBE

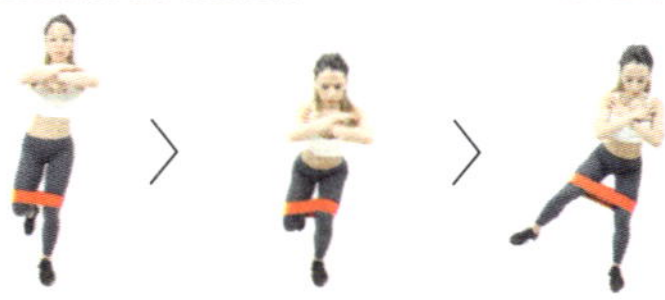

10 SQUATS CRABE + 5 JUMP SQUATS — 2 SÉRIES

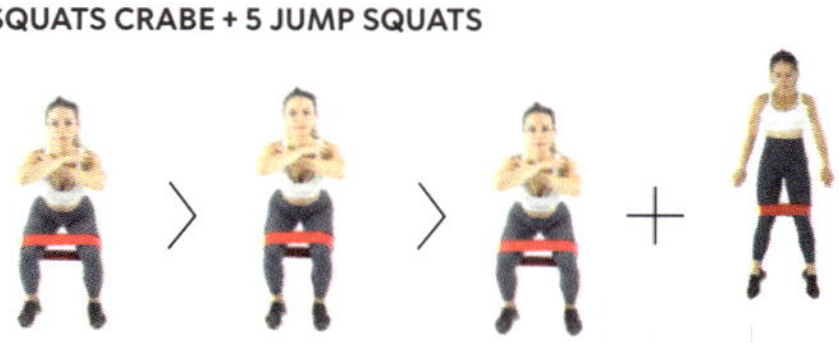

ABDUCTION DE LA HANCHE — 15 REPS PAR JAMBE

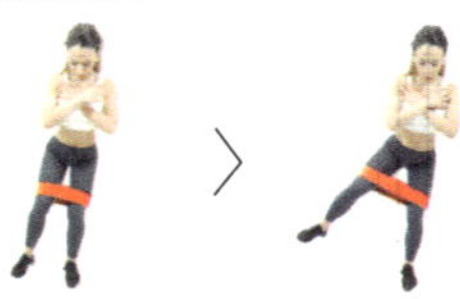

10 SQUATS + 8 FENTES ARRIÈRE CROISÉES — 2 SÉRIES PAR JAMBE

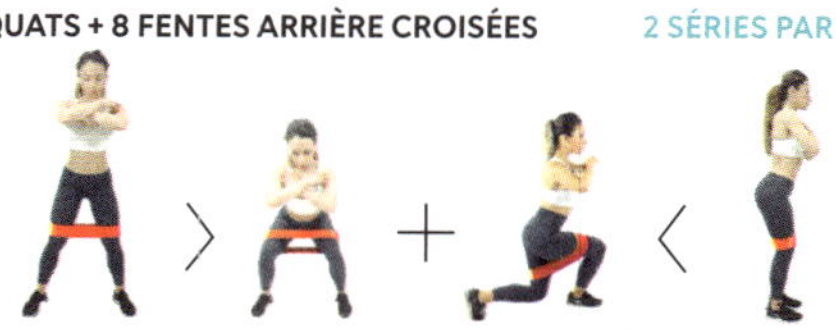

CIRCUIT 2 HIIT

2 X JAMBES + DOS

40 secondes d'effort pour 30 secondes de récupération.
Faites le plus de répétitions. À la pause, regardez l'exercice suivant.

SOULEVÉ DE TERRE JAMBES TENDUES — 40 s / 30 s

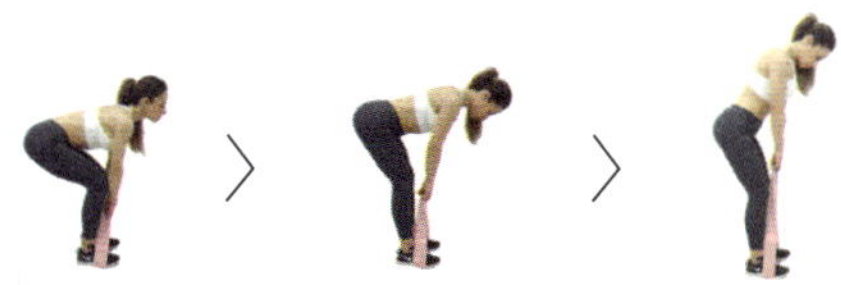

SQUAT LATÉRAL — 40 s / 30 s

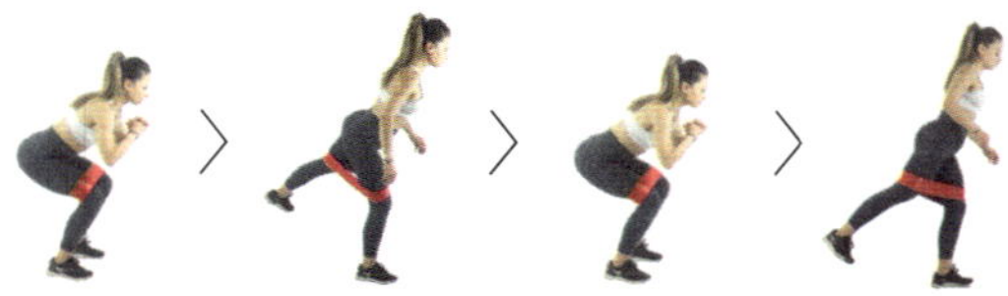

MONTÉE DE GENOUX AU SOL — 40 s / 30 s

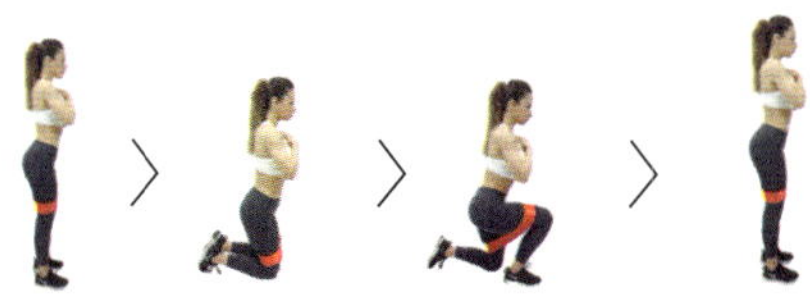

TIRAGE HORIZONTAL — 40 s / 30 s

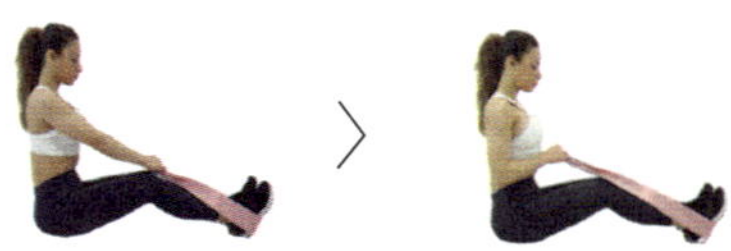

KICK BACK — 40 s / 30 s PAR JAMBE

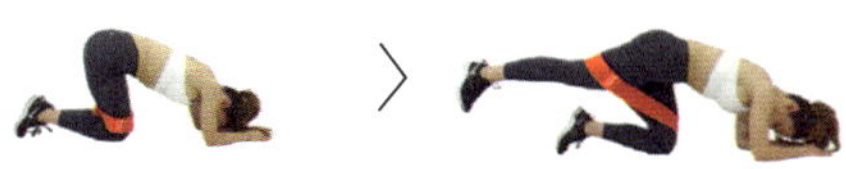

TIPS !

Rappel : Les circuits FORCE de la semaine 2 sont à effectuer en moins de 8 minutes.
L'arrêt s'effectue lorsque l'élastique est tendu.

SEMAINE 2 / JOUR 2

Circuit training + Séance cardio lent

CIRCUIT 1 — FORCE

3 X JAMBES + DOS

45 secondes de pause à chaque fin de circuit.
Toutes les 5 répétitions, 5 secondes d'arrêt sur le mouvement.

SOULEVÉ DE TERRE JAMBES TENDUES — 15 REPS

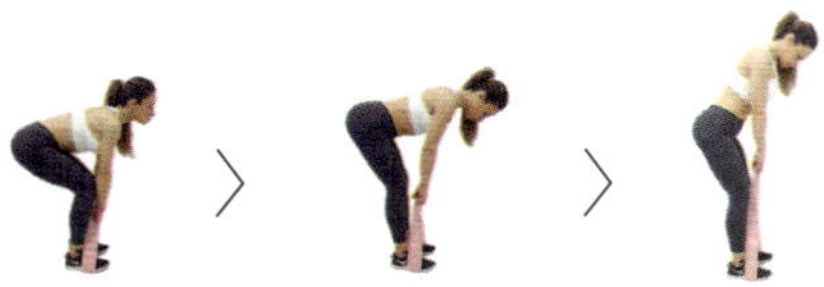

CHENILLE + 10 MAINS-ÉPAULES — 2 SÉRIES

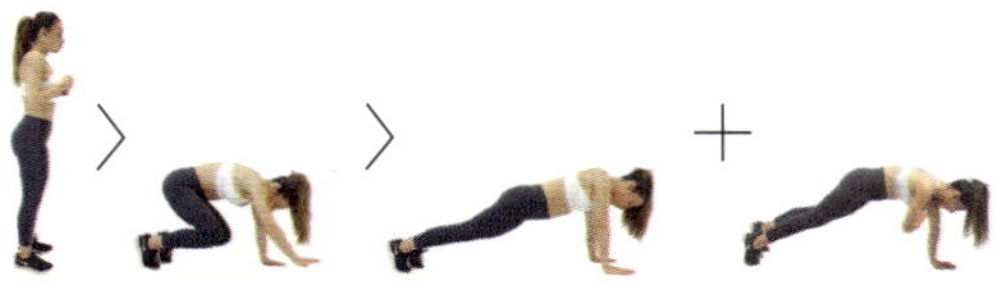

SQUAT SINGLE LEG ABDUCTION — 15 REPS PAR JAMBE

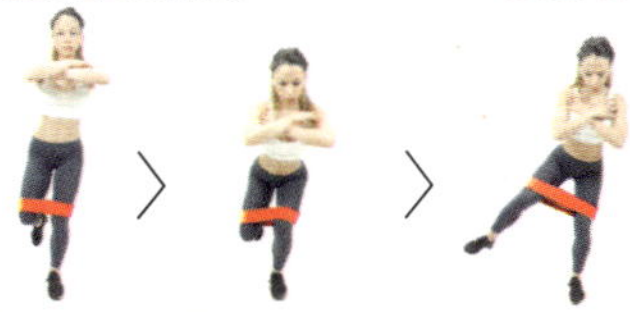

TIRAGE HORIZONTAL TIPS — 15 REPS

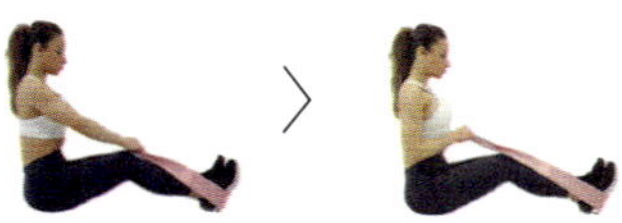

10 MONTÉES DE GENOUX + 5 JUMP SQUATS — 2 SÉRIES

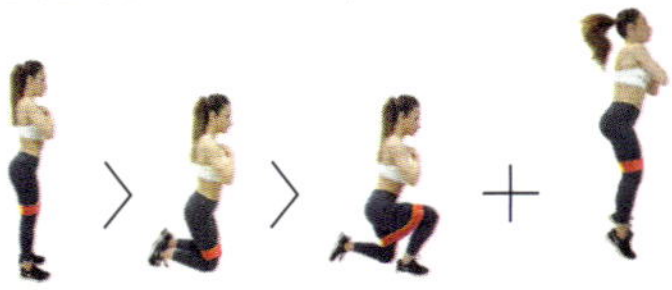

CIRCUIT 2 — HIIT

2 X JAMBES + ABDOS

40 secondes d'effort pour 20 secondes de récupération.
Faites le plus de répétitions. À la pause, regardez l'exercice suivant.

5 JUMP SQUATS + CHENILLE — 40 s / 20 s

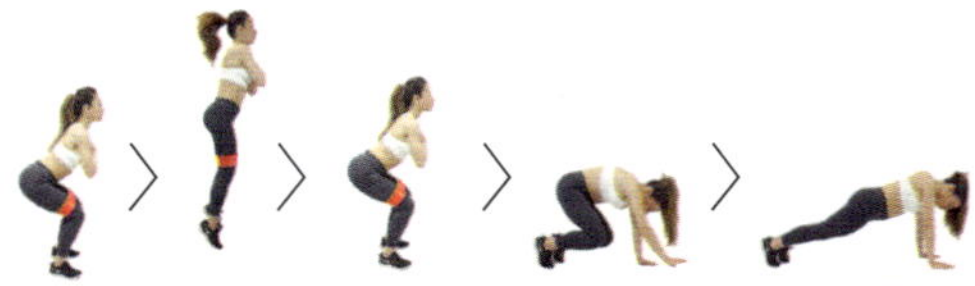

SQUAT CRABE — 40 s / 20 s

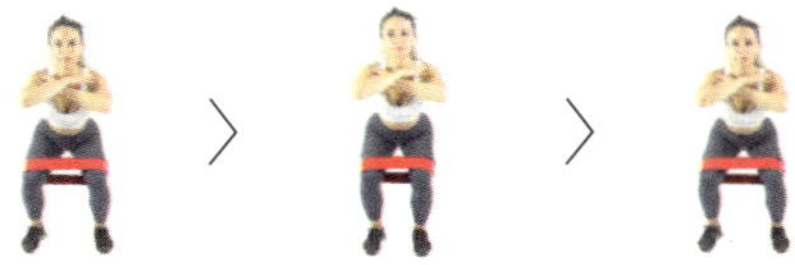

DEAD BUG — 40 s / 20 s

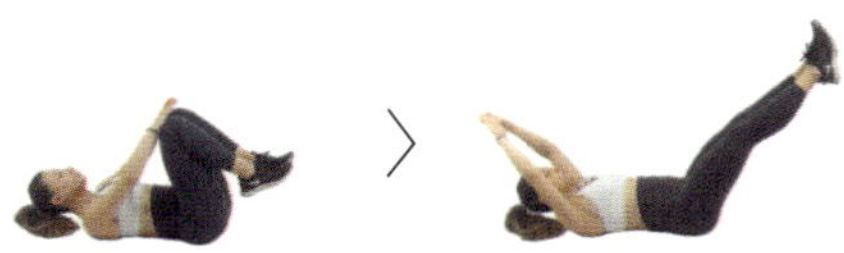

DEAD BUG VARIATION MAINS-PIEDS — 40 s / 20 s

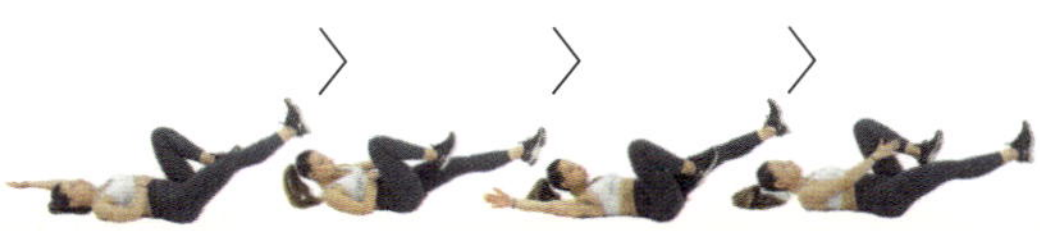

CRUNCH BICYCLETTE — 40 s / 20 s

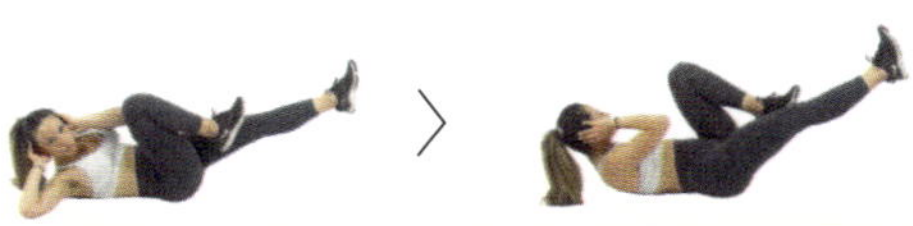

TIPS !

Tirage horizontal : Utilisez l'élastique rose pour réaliser cet exercice. Votre dos doit être bien droit. Serrez les omoplates et effectuez le tirage. N'hésitez pas à ouvrir les genoux et à rapprocher vos pieds si vous rencontrez des difficultés. Lors de ce circuit FORCE, l'arrêt s'effectue au tirage, lorsque vos mains rejoignent votre bassin.

SEMAINE 2 / JOUR 3

CARDIO LENT

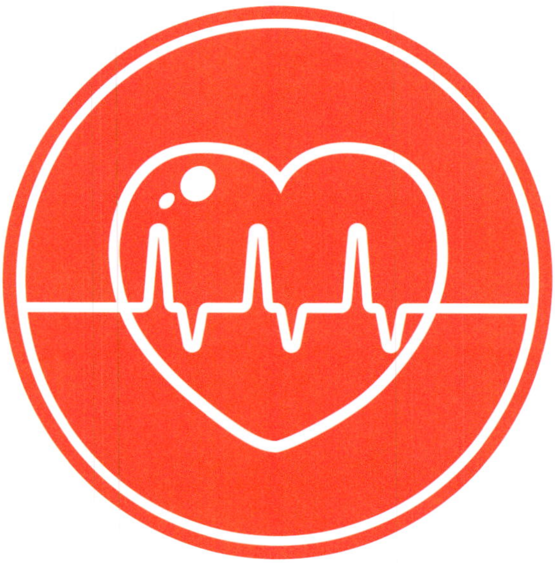

30 MIN

Run, vélo, step... à allure lente

(à 60 % de la fréquence cardiaque maximale)

SEMAINE 2 / JOUR 4

Circuit training + Séance cardio lent

CIRCUIT 1 FORCE

3 X JAMBES + PECTORAUX

45 secondes de pause à chaque fin de circuit.
Toutes les 5 répétitions, 5 secondes d'arrêt sur le mouvement.

SQUAT — 20 REPS

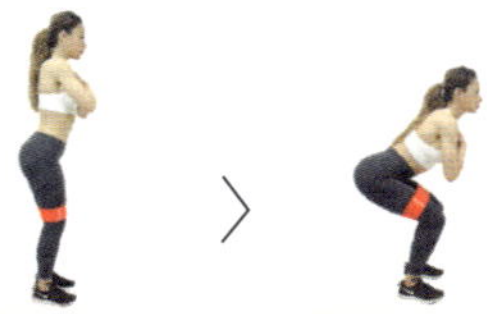

CHENILLE + 5 POMPES — 3 SÉRIES

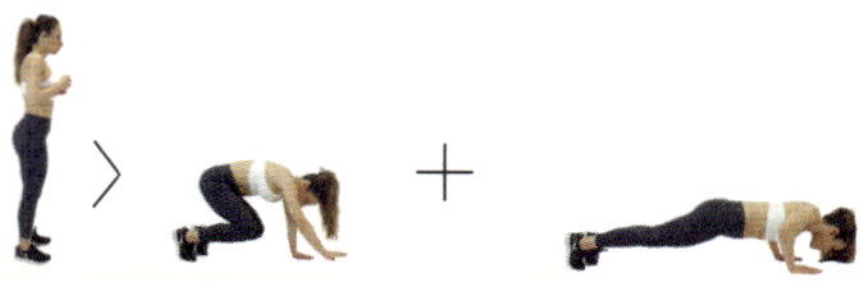

10 SQUATS SUMO + 5 CHENILLES — 3 SÉRIES

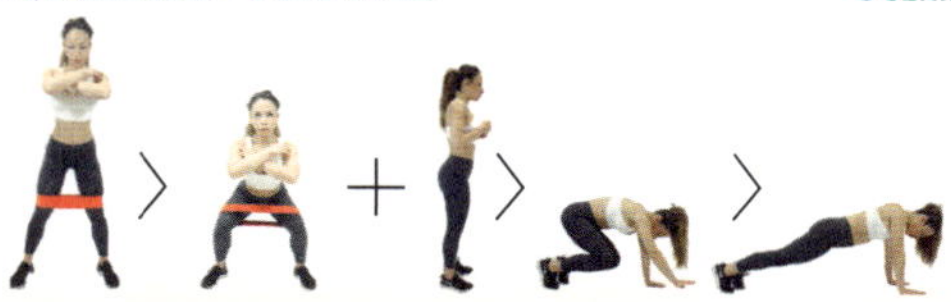

POMPE TIPS — 10 REPS

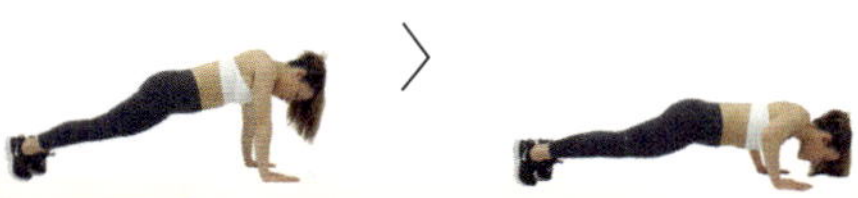

FENTE AVANT / FENTE ARRIÈRE — 15 REPS PAR JAMBE

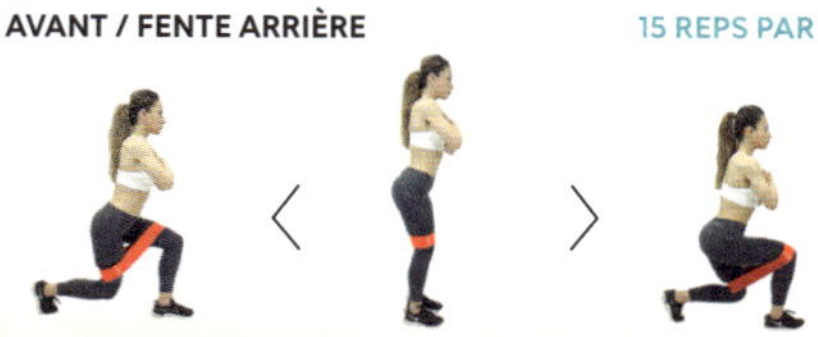

CIRCUIT 2 HIIT

2 X JAMBES + ABDOS

40 secondes d'effort pour 20 secondes de récupération.
Faites le plus de répétitions. À la pause, regardez l'exercice suivant.

FENTE ARRIÈRE CROISÉE — 40 s / 20 s

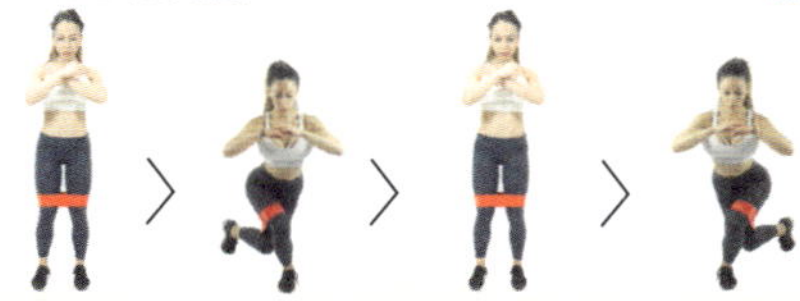

SQUAT CRABE — 40 s / 20 s

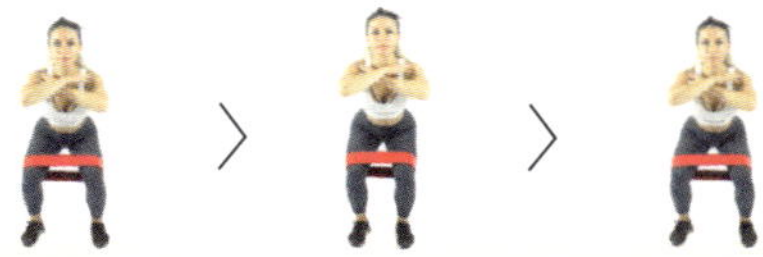

CHENILLE + 15 MOUNTAIN CLIMBER — 40 s / 20 s

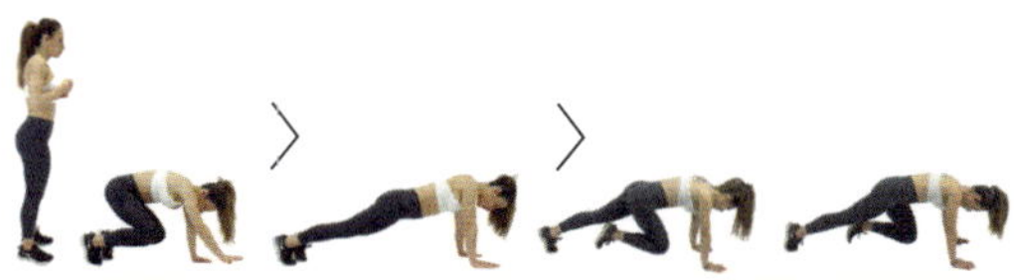

BRIDGE AVEC ABDUCTION — 40 s / 20 s

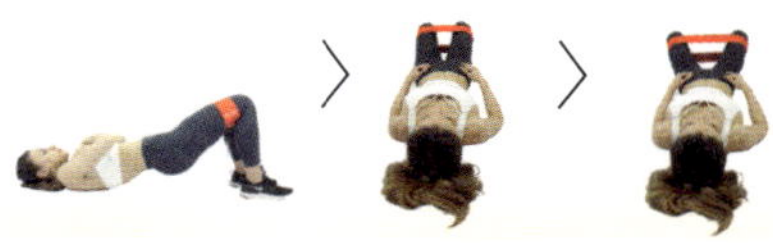

5 RAMEURS + 5 DEAD BUG — 40 s / 20 s PAR JAMBE

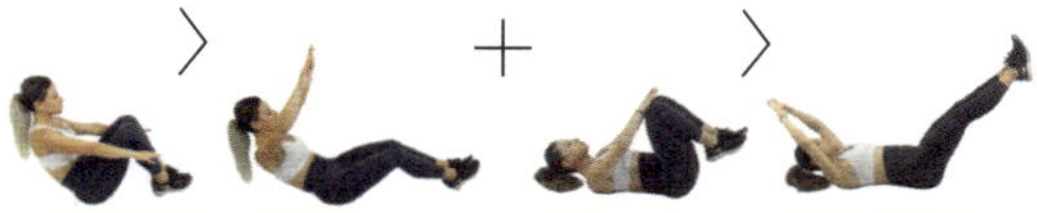

TIPS !

Pompe : En cas de difficultés sur ce mouvement, n'hésitez pas à vous positionner sur les genoux ou à effectuer uniquement le mouvement de poussée. Vous pouvez aussi vous placer directement au sol, les mains à largeur des épaules. Puis vous redressez. Pensez à verrouiller le bassin à la montée. Lors de ce circuit FORCE, l'arrêt s'effectue en bas.

SEMAINE 2 / JOUR 5

Circuit training + Séance cardio lent

CIRCUIT 1 — FORCE

3 X JAMBES + DOS

45 secondes de pause à chaque fin de circuit.
Toutes les 5 répétitions, 5 secondes d'arrêt sur le mouvement.

SQUAT PRISE LARGE / PRISE SERRÉE TIPS — 15 REPS

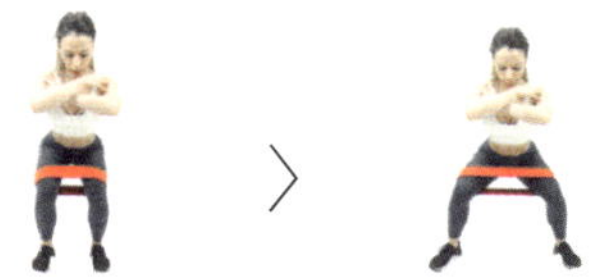

CHENILLE + 10 BRAS TENDUS — 2 SÉRIES

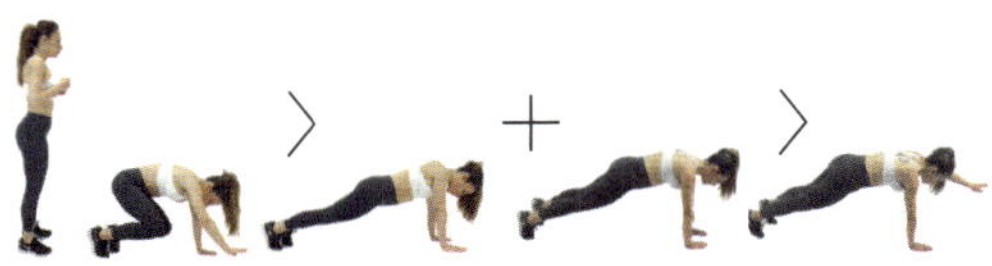

MONTÉE DE GENOUX AU SOL — 15 REPS

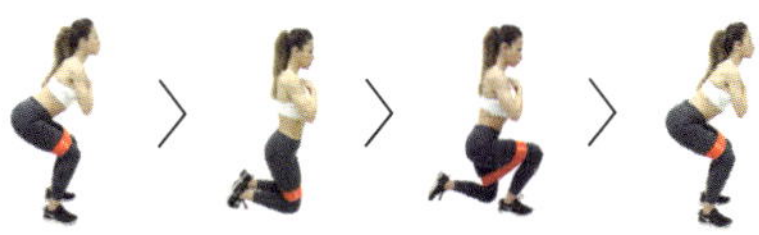

TIRAGE HORIZONTAL — 15 REPS

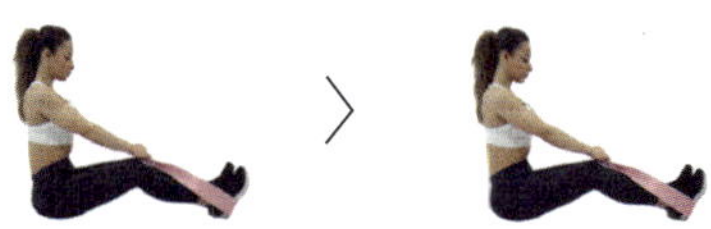

10 BRIDGES + 10 BRIDGES AVEC ABDUCTION — 2 SÉRIES

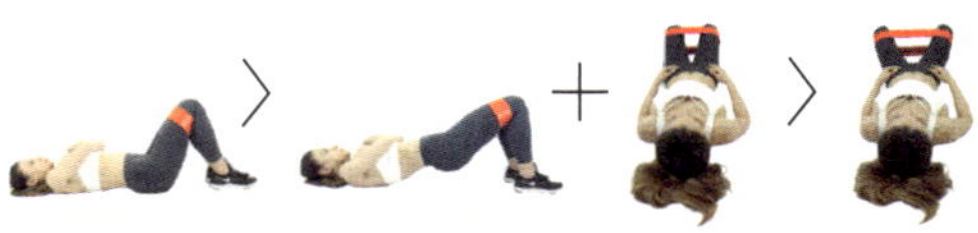

CIRCUIT 2 — HIIT

2 X JAMBES + ABDOS

40 secondes d'effort pour 20 secondes de récupération.
Faites le plus de répétitions. À la pause, regardez l'exercice suivant.

SQUAT LATÉRAL — 40 s / 20 s

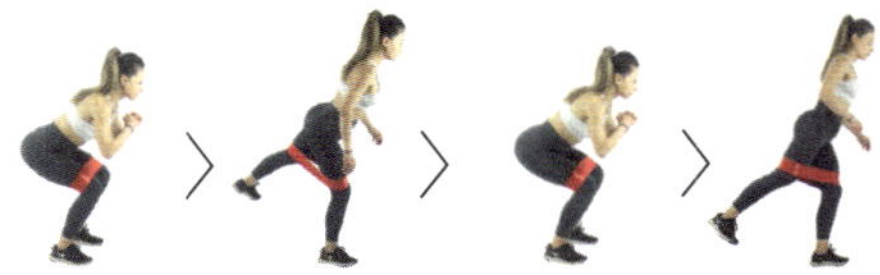

5 COMMANDOS + 5 MOUNTAIN CLIMBER — 40 s / 20 s

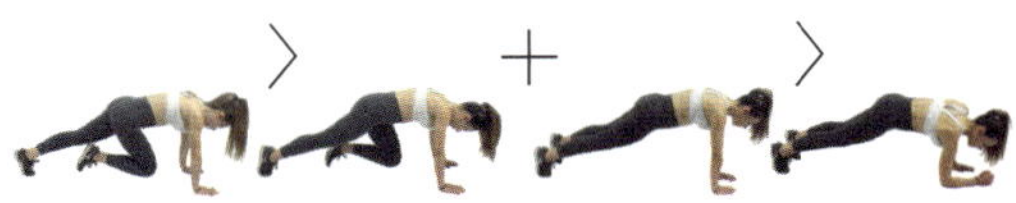

DEAD BUG VARIATION MAINS-PIEDS — 40 s / 20 s

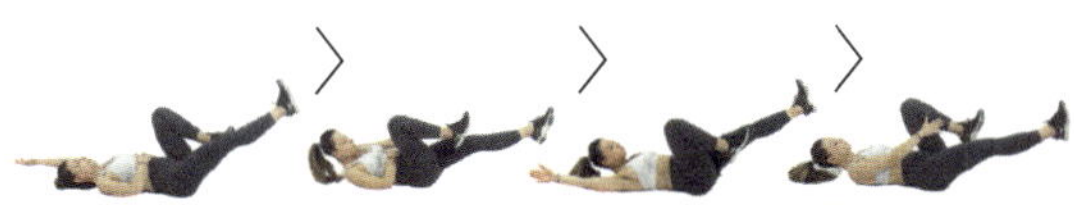

BRIDGE AVEC ABDUCTION — 40 s / 20 s

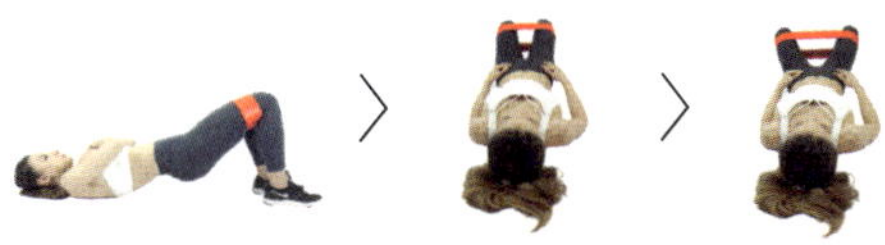

DONKEY SIDE KICK — 40 s / 20 s PAR JAMBE

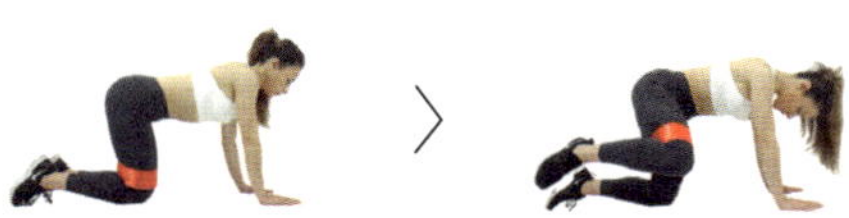

TIPS !

Squat prise large / prise serrée : Pensez à bien lever les pieds lors des changements de position.

SEMAINE 2 / JOUR 6

CARDIO LENT

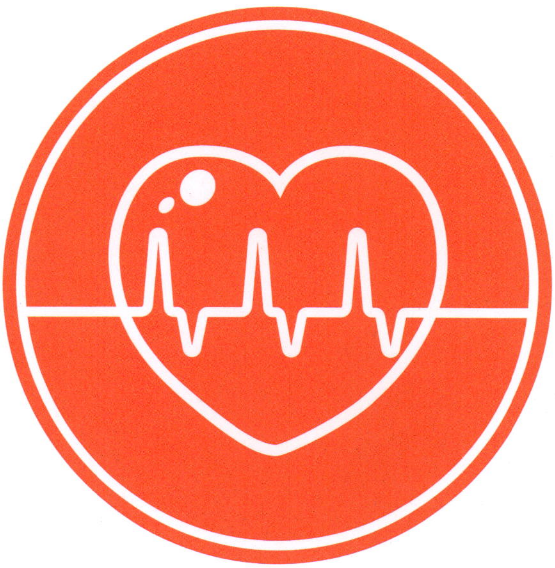

45 MIN

Run, vélo, step... à allure lente
(à 60 % de la fréquence cardiaque maximale)

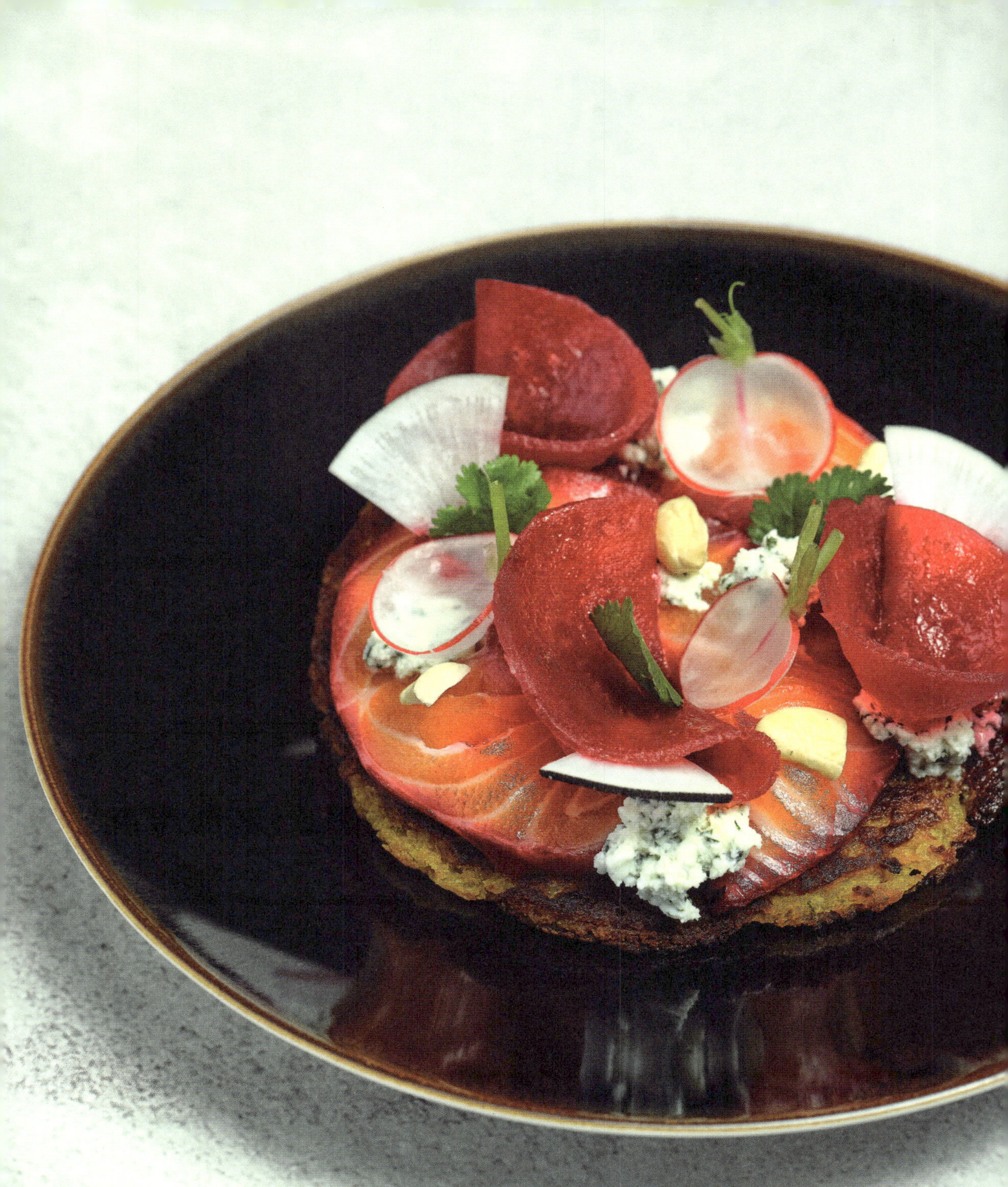

TIPS !

Un couteau bien tranchant permet de faire de belles tranches de saumon. Cette recette est aussi délicieuse avec du thon. Vous pouvez réaliser les galettes de lentilles la veille et les réchauffer au four. La marinade peut être conservée et servir de vinaigrette pour des salades.

GALETTES CROUSTILLANTES DE LENTILLES CORAIL, SAUMON MARINÉ À LA BETTERAVE, FÉTA DE BREBIS ET RADIS CROQUANTS

POUR 4 PERSONNES

Saumon mariné
200 g de pavé de saumon
½ l de jus de betterave
20 g de gingembre frais
¼ de botte de coriandre
¼ de botte de menthe
1 c. à s. de sauce soja
1 c. à s. de sirop d'agave

Galettes
220 g de lentilles corail
3 pommes de terre
3 tiges d'oignons verts
20 g de gingembre frais
1 œuf
3 c. à s. de fécule de maïs
1 c. à c. de curcuma
1 c. à c. de paprika
1 c. à c. de piment de Cayenne
1 c. à s. de flocons d'avoine
Huile d'olive
Sel, poivre

Garniture
6 radis ronds
½ radis noir
160 g de féta de brebis
¼ de botte de menthe
¼ de botte de coriandre
2 betteraves cuites

Dressage
Noix de cajou
Feuilles de menthe
Feuilles de coriandre
Zeste de citron vert
1 c. à c. d'huile d'olive

Saumon mariné (à préparer la veille)
Laver, éplucher et tailler finement le gingembre et les herbes. Mélanger tous les ingrédients, sauf le saumon, dans un bol. Couvrir le saumon du mélange à la betterave, puis laisser mariner une nuit au réfrigérateur. Le lendemain, égoutter le saumon en gardant la marinade. Le tailler en fines tranches.

Galettes
Éplucher et couper en petits dés les pommes de terre. Les cuire avec les lentilles corail dans une casserole d'eau bouillante salée pendant 12 minutes.
Bien égoutter, puis mixer grossièrement dans un robot.
Éplucher et tailler grossièrement le gingembre et les tiges d'oignon. Les ajouter au mélange dans le robot et mixer de nouveau.
Mélanger l'œuf, les épices, la fécule de maïs et les flocons d'avoine.
Mélanger ensuite le tout avec la purée. Saler et poivrer.
Diviser en quatre portions le mélange obtenu.
Faire chauffer un filet d'huile d'olive dans une poêle, puis y écraser une portion de lentilles à la fourchette pour faire un joli disque.
Faire dorer les galettes 4-5 minutes de chaque côté.

Garniture
Laver et tailler finement les herbes, puis les mélanger avec la féta en écrasant à la fourchette.
Laver et tailler en fins copeaux les radis et le radis noir.
Tailler les betteraves en quartiers.

Dressage
Récupérer 2 cuillerées à soupe de la marinade filtrée.
Mélanger avec 1 cuillerée à café d'huile d'olive.
Réchauffer les galettes 10 minutes au four à 150 °C, puis disposer par-dessus le saumon, la féta, la betterave et le radis. Assaisonner avec la vinaigrette, les noix de cajou et les feuilles d'herbes, et zester un citron vert sur le dessus.

SEMAINE 3 / JOUR 1

Circuit training + Séance cardio lent

CIRCUIT 1 — FORCE

2 X JAMBES + FESSIERS

45 secondes de pause à chaque fin de circuit.
Toutes les 5 répétitions, 5 secondes d'arrêt sur le mouvement.

10 SQUATS + 10 FENTES ARRIÈRE — 2 SÉRIES PAR JAMBE

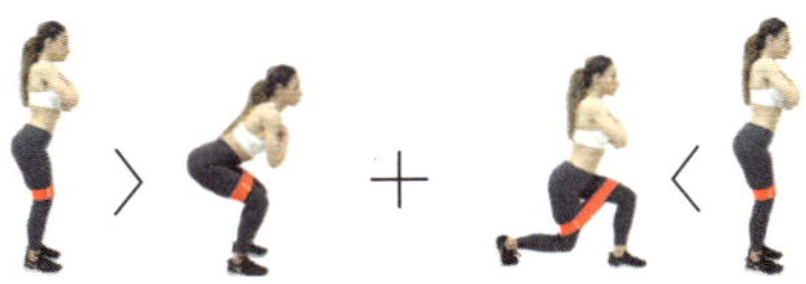

SQUAT SINGLE LEG ABDUCTION TIPS — 15 REPS PAR JAMBE

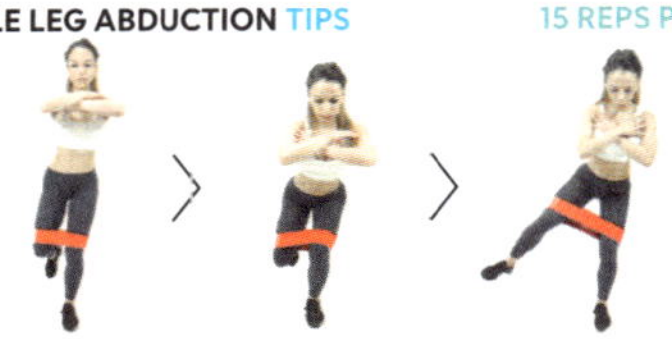

10 SQUATS CRABE + 5 JUMPS — 2 SÉRIES

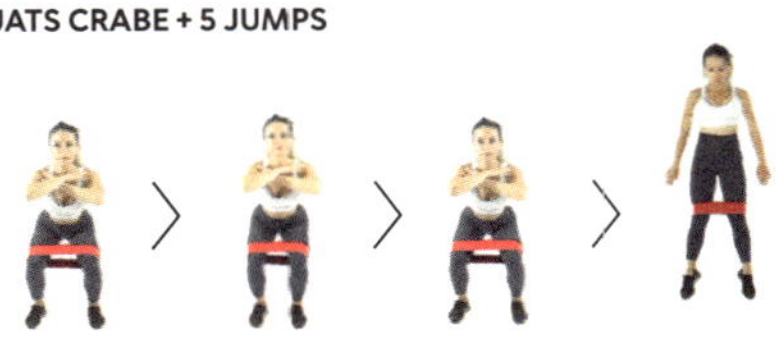

MONTÉE DE GENOUX AU SOL — 15 REPS

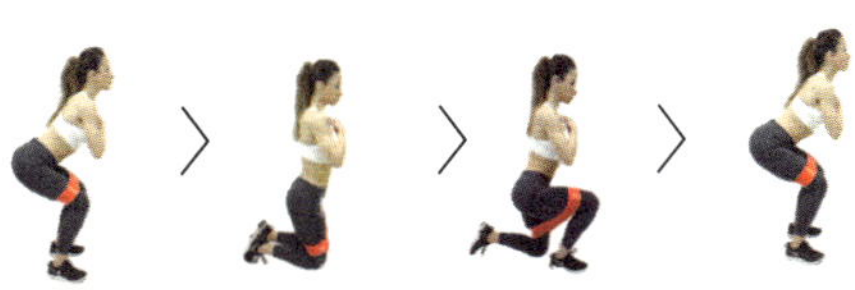

10 ABDUCTIONS + 10 FENTES AVANT — 2 SÉRIES

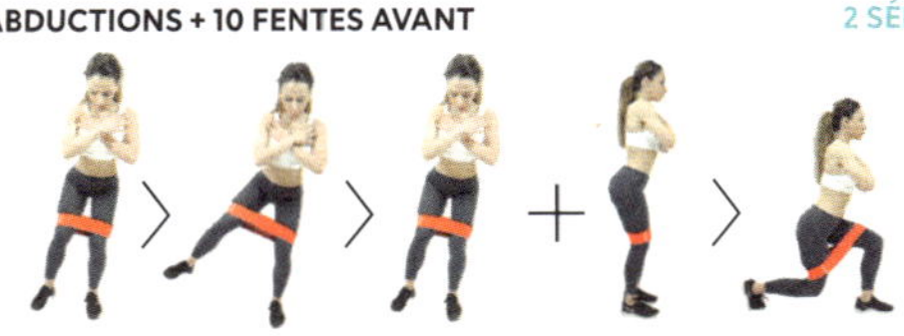

CIRCUIT 2 — HIIT

2 X JAMBES + DOS

40 secondes d'effort pour 20 secondes de récupération.
Faites le plus de répétitions. À la pause, regardez l'exercice suivant.

FENTE ARRIÈRE + JUMP — 40 s / 20 s PAR JAMBE

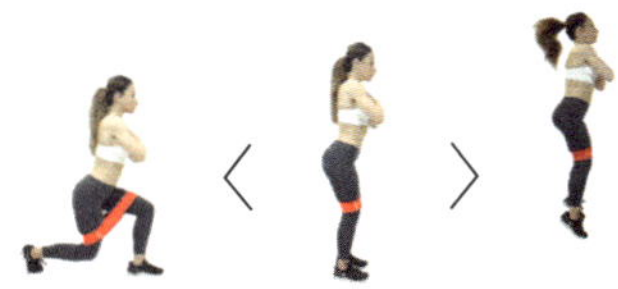

TIRAGE HORIZONTAL — 40 s / 20 s PAR JAMBE

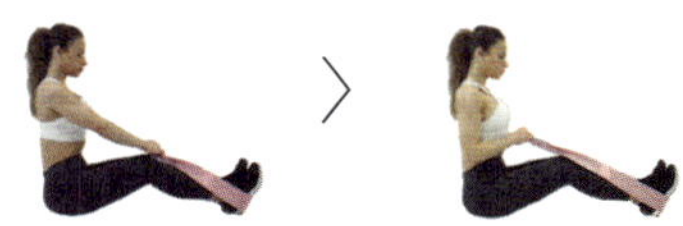

CHENILLE + 10 MOUNTAIN CLIMBER — 40 s / 20 s

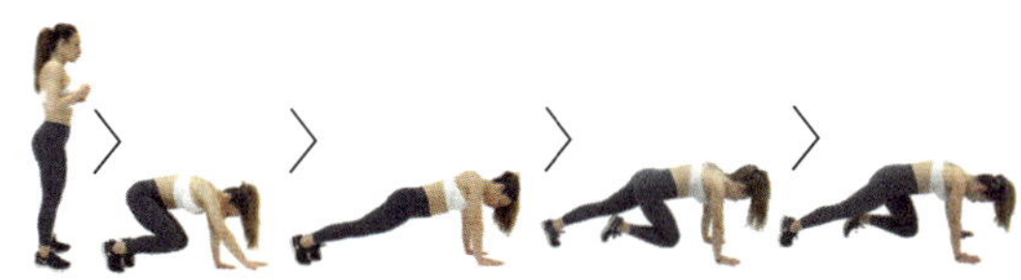

SOULEVÉ DE TERRE — 40 s / 20 s

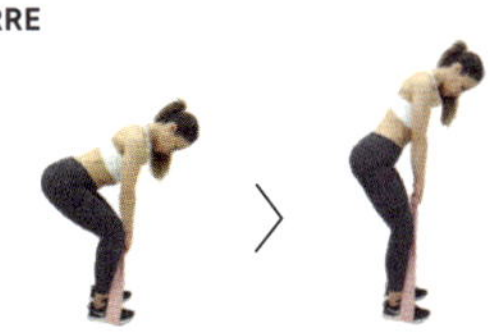

DONKEY SIDE KICK + KICK BACK — 40 s / 20 s PAR JAMBE

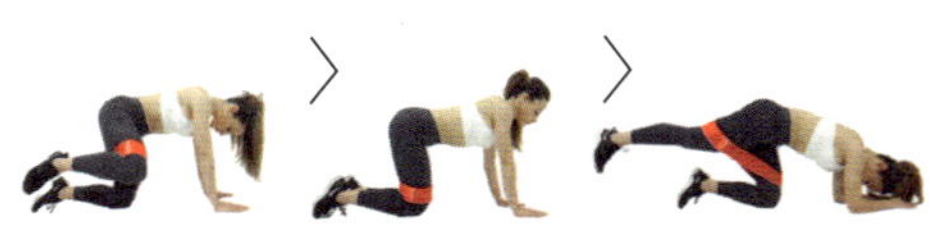

TIPS !

Rappel : Les circuits FORCE de la semaine 3 sont à effectuer en moins de 8 minutes.
L'arrêt s'effectue lorsque l'élastique est tendu.

SEMAINE 3 / JOUR 2

CARDIO LENT

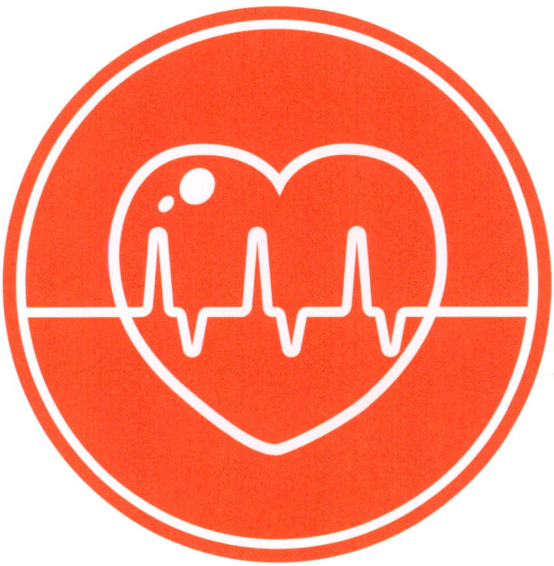

45 MIN

Run, vélo, step... à allure lente
(à 60 % de la fréquence cardiaque maximale)

SEMAINE 3 / JOUR 3

Circuit training + Séance cardio lent

CIRCUIT 1 — FORCE

2 X JAMBES + PECTORAUX

45 secondes de pause à chaque fin de circuit.
Toutes les 5 répétitions, 5 secondes d'arrêt sur le mouvement.

CHENILLE + 5 POMPES — 3 SÉRIES

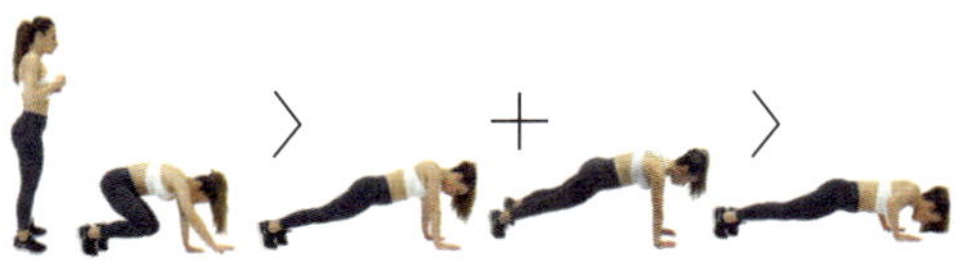

10 SQUATS CRABE + 2 CHENILLES — 3 SÉRIES

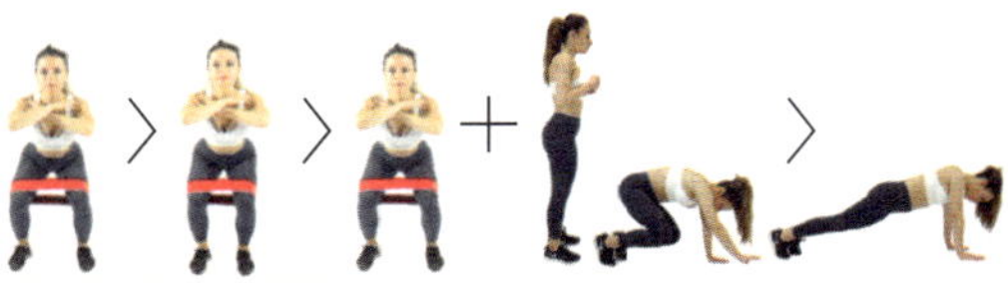

POMPE — 10 REPS

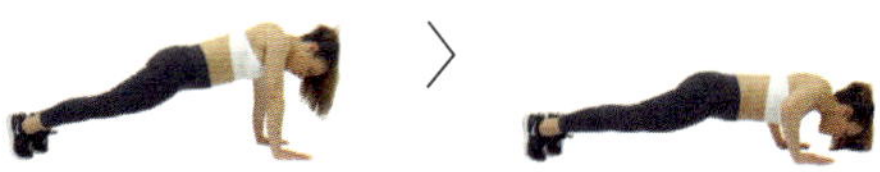

10 SQUATS + 5 MONTÉES DE GENOUX — 2 SÉRIES PAR JAMBE

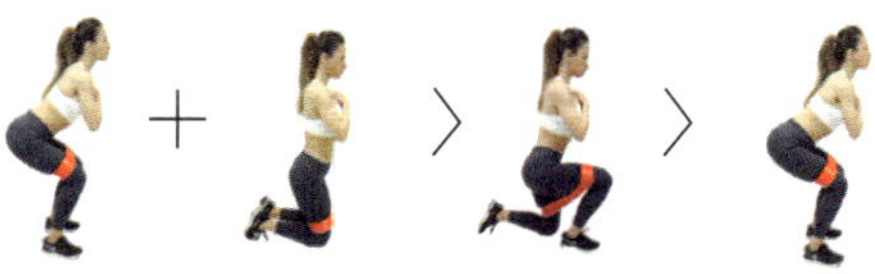

CHENILLE + 10 MAINS-ÉPAULES — 2 SÉRIES

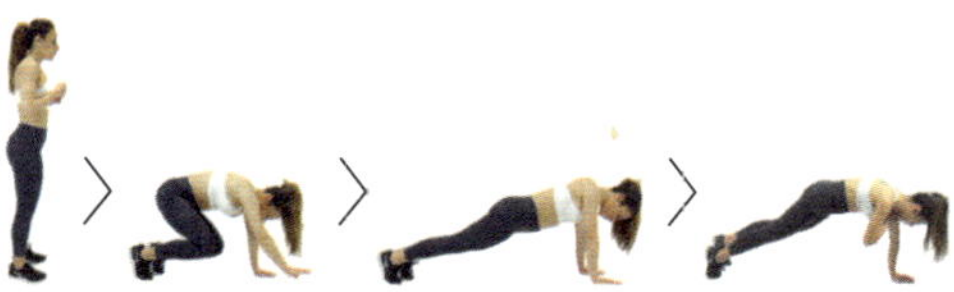

CIRCUIT 2 — HIIT

2 X JAMBES + PECTORAUX

45 secondes d'effort pour 30 secondes de récupération.
Faites le plus de répétitions. À la pause, regardez l'exercice suivant.

SQUAT + SQUAT JUMP — 45 s / 30 s

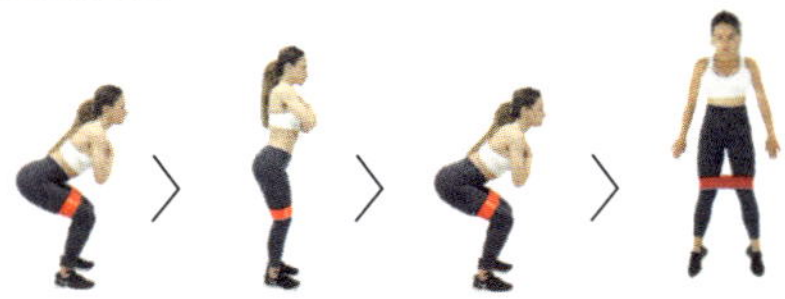

CHENILLE + BRAS TENDUS — 45 s / 30 s

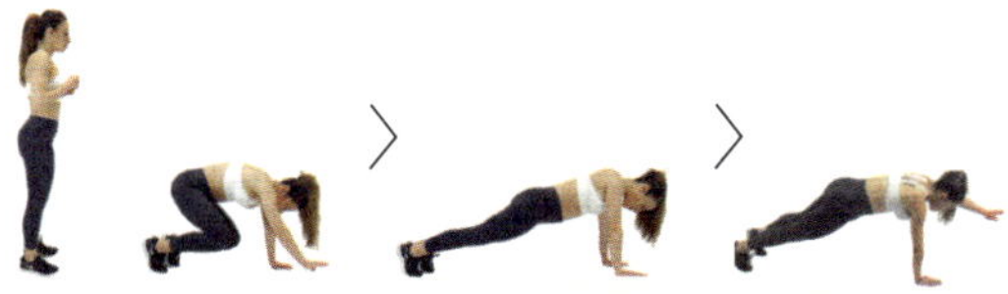

SQUAT SINGLE LEG ABDUCTION — 45 s / 30 s PAR JAMBE

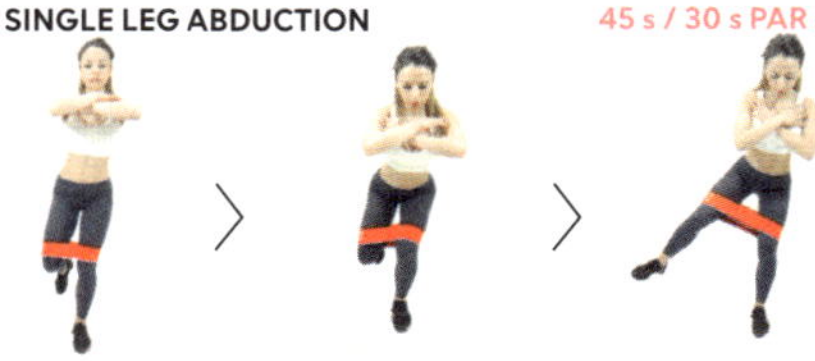

CHENILLE + POMPE — 45 s / 30 s

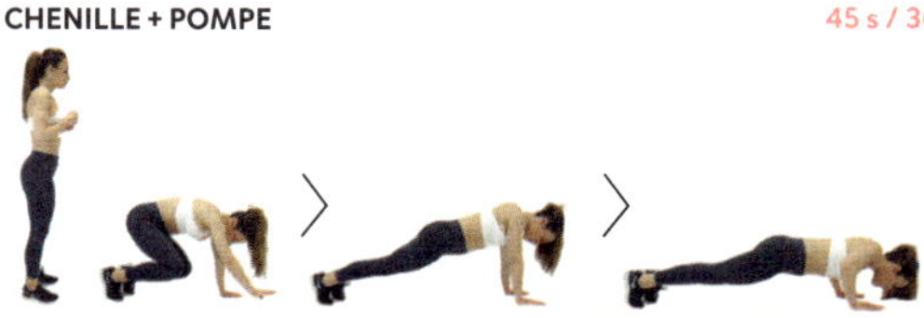

FENTE AVANT / FENTE ARRIÈRE TIPS — 45 s / 30 s PAR JAMBE

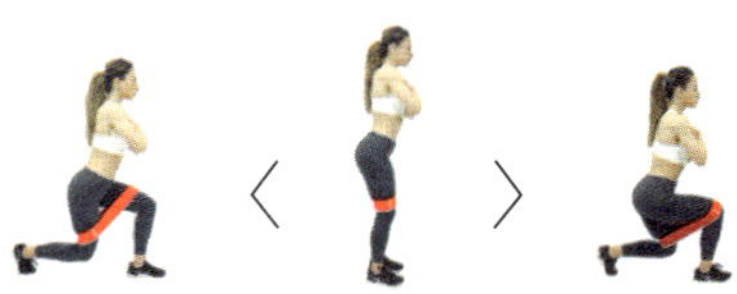

TIPS !

Fente avant / Fente arrière : Lors de l'exécution du mouvement, pensez à bien rester droit. La jambe d'appui ne doit pas changer lors de l'enchaînement.

SEMAINE 3 / JOUR 4

Circuit training + Séance cardio lent

CIRCUIT 1 — FORCE

2 X JAMBES + ABDOS

1 minute de pause à chaque fin de circuit.
Toutes les 5 répétitions, 10 secondes d'arrêt sur le mouvement.

SQUAT PRISE LARGE / PRISE SERRÉE — 20 REPS

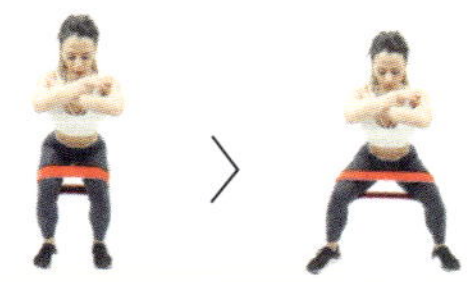

SQUAT SINGLE LEG ABDUCTION — 20 REPS PAR JAMBE

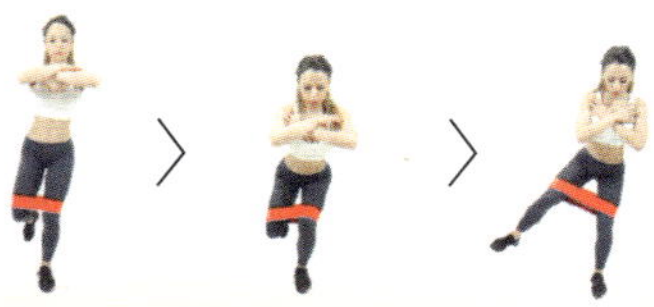

CHENILLE + 5 COMMANDOS TIPS — 3 SÉRIES

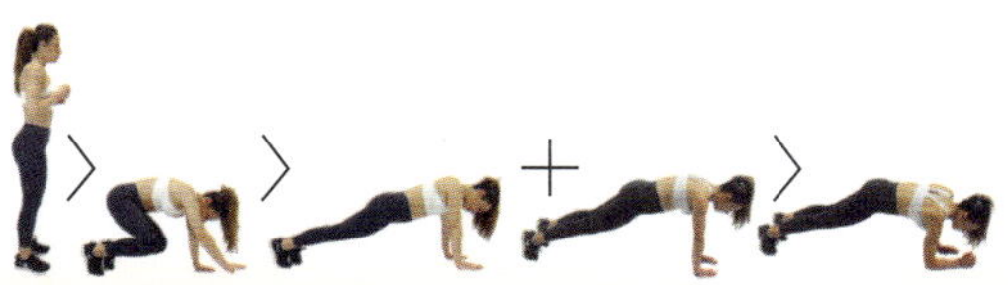

10 RAMEURS + 10 CRUNCHS BICYCLETTE — 3 SÉRIES

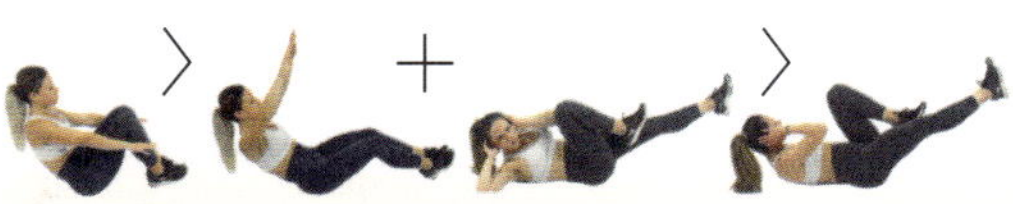

CHENILLE + MOUNTAIN CLIMBER — 30 REPS

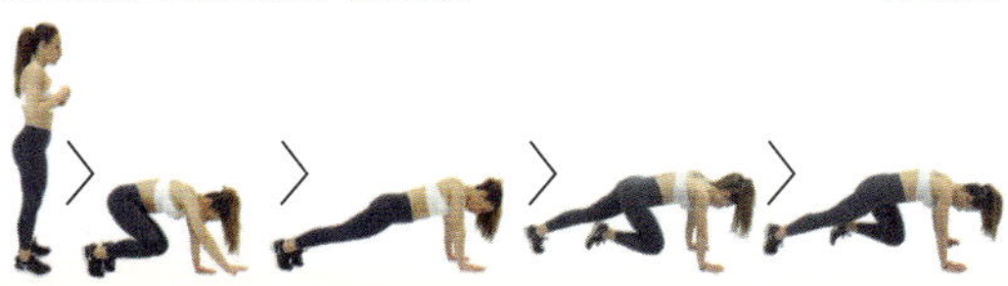

CIRCUIT 2 — HIIT

2 X JAMBES + ABDOS

45 secondes d'effort pour 20 secondes de récupération.
Faites le plus de répétitions. À la pause, regardez l'exercice suivant.

FENTE AVANT / FENTE ARRIÈRE — 45 s / 20 s PAR JAMBE

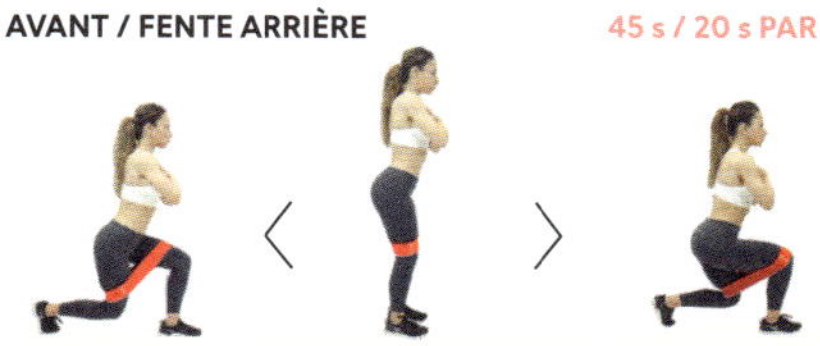

5 RAMEURS + 5 CRUNCHS BICYCLETTE — 45 s / 20 s

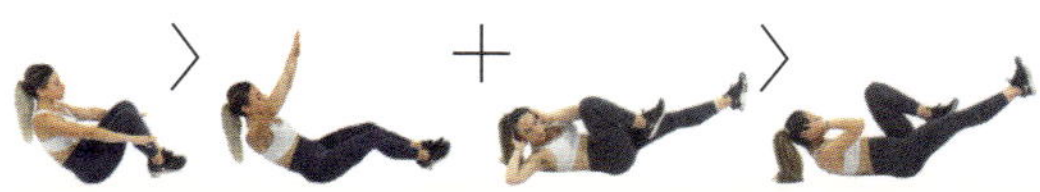

CHENILLE + MOUNTAIN CLIMBER — 45 s / 20 s

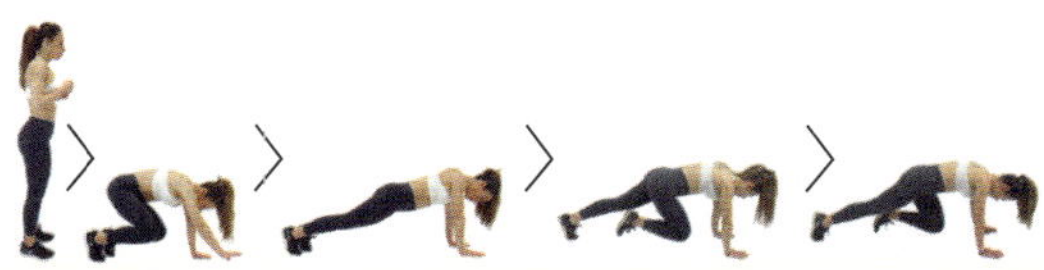

SQUAT CRABE — 45 s / 20 s

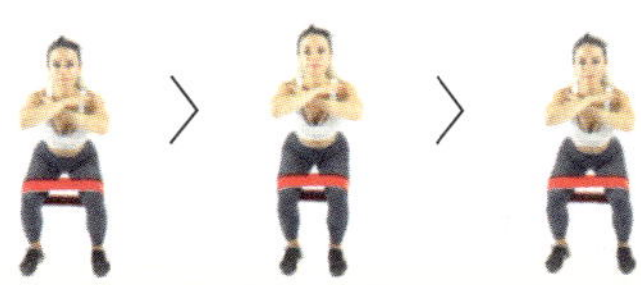

DEAD BUG VARIATION MAINS-PIEDS — 45 s / 20 s

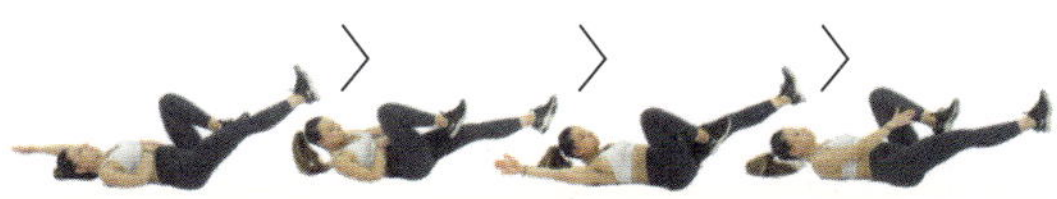

TIPS !

Commando : Lors de l'exécution du mouvement, pensez à verrouiller votre bassin. Vos mains doivent être alignées avec vos coudes et vos épaules. Si vous éprouvez des difficultés lors de la montée, optez pour une prise large au niveau des pieds, pour être plus stable et moins tanguer.

SEMAINE 3 / JOUR 5

Circuit training + Séance cardio lent

CIRCUIT 1 — FORCE

2 X JAMBES + DOS

45 secondes de pause à chaque fin de circuit.
Toutes les 10 répétitions, 5 secondes d'arrêt sur le mouvement.

SOULEVÉ DE TERRE JAMBES TENDUES — 20 REPS

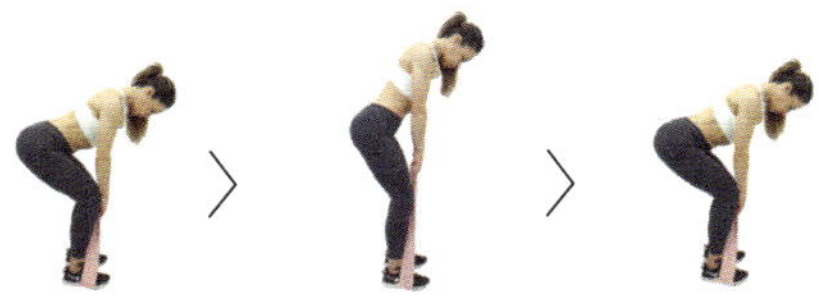

10 SQUATS LATÉRAUX + 10 FENTES CROISÉES — 2 SÉRIES PAR JAMBE

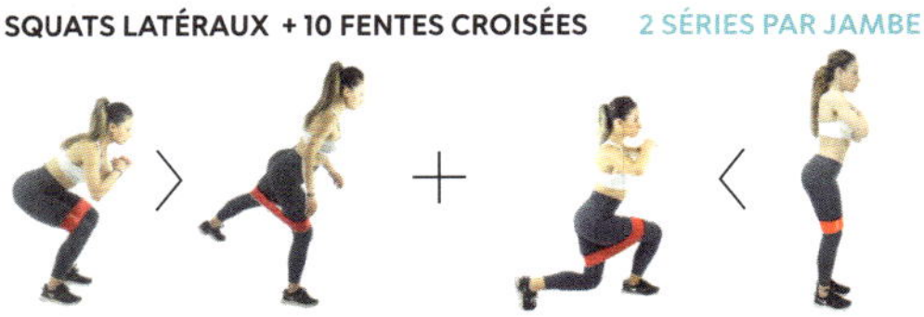

CHENILLE + 15 BRAS TENDUS — 2 SÉRIES

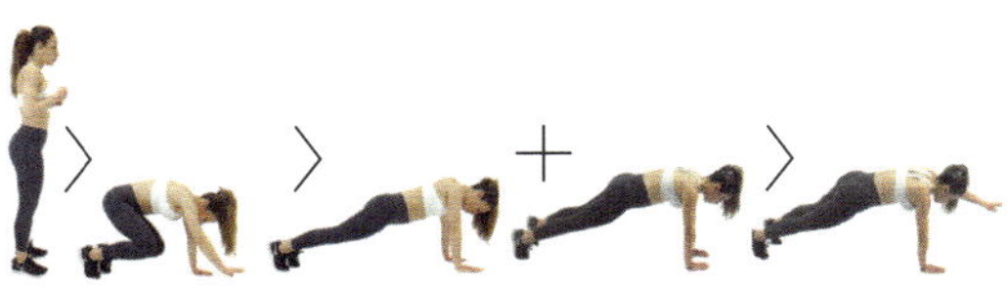

TIRAGE HORIZONTAL — 10 REPS

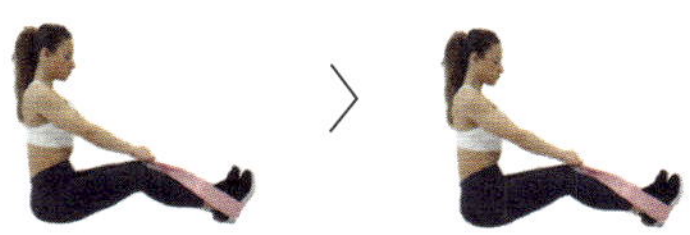

CHENILLE + 10 MAINS-ÉPAULES — 2 SÉRIES

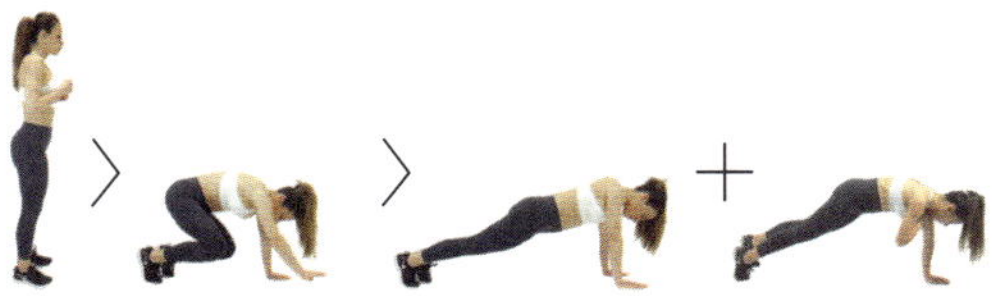

CIRCUIT 2 — HIIT

2 X JAMBES + PECTORAUX

45 secondes d'effort pour 15 secondes de récupération.
Faites le plus de répétitions. À la pause, regardez l'exercice suivant.

CHENILLE + POMPE — 45 s / 15 s

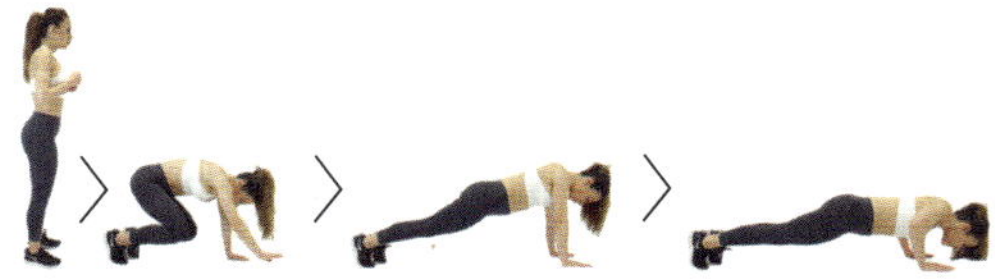

10 DEAD BUG + 10 CRUNCHS BICYCLETTE TIPS — 45 s / 15 s

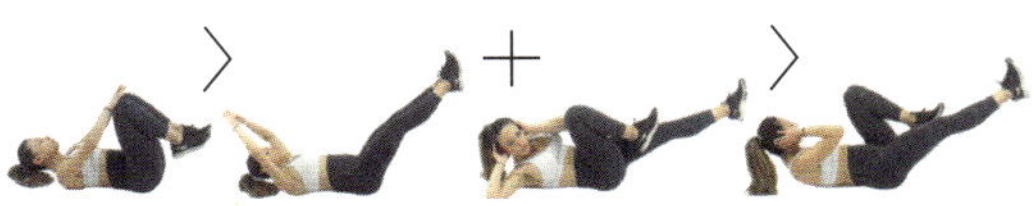

FENTE ARRIÈRE + JUMP — 45 s / 15 s PAR JAMBE

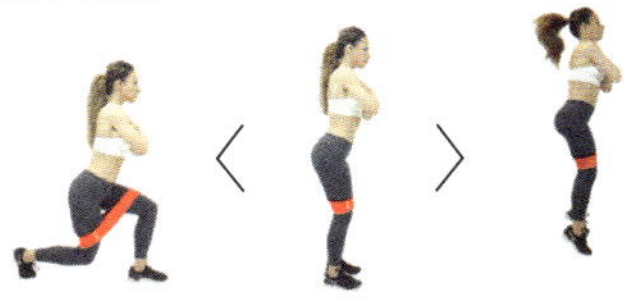

SQUAT LATÉRAL — 45 s / 15 s

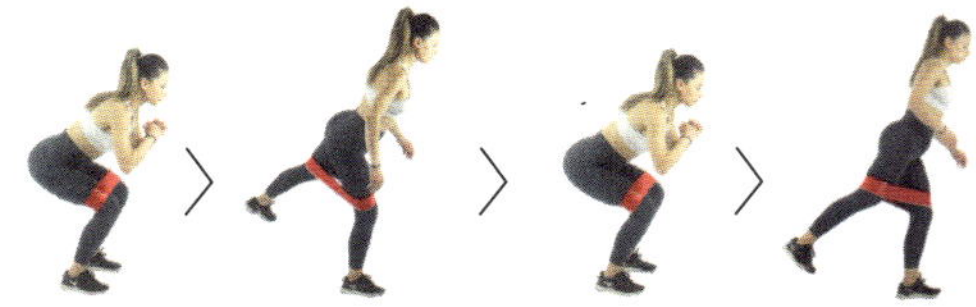

10 MOUNTAIN CLIMBER + 5 POMPES — 45 s / 15 s

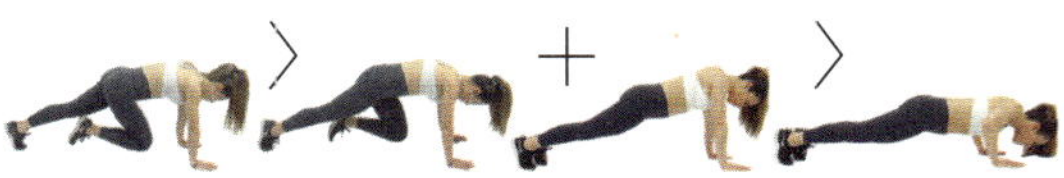

TIPS !

Dead bug : Pensez à verrouiller vos lombaires, dos à plat, afin d'engager au mieux vos abdominaux. Ramenez le bassin en rétroversion. Lors de ce circuit HIIT, l'arrêt s'effectue lorsque vos jambes et bras sont tendus.

SEMAINE 3 / JOUR 6

CARDIO HIIT

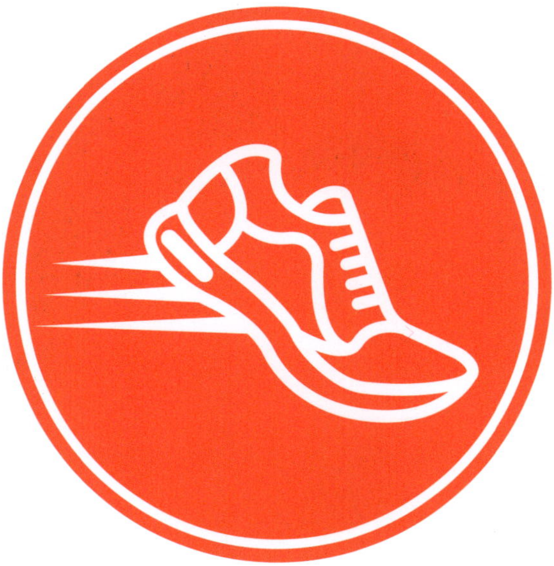

15 MIN

Run, vélo, step…

(Alternez 30 s à 90 à 110 % de la VMA puis 30 s de repos ou 30 s de marche)

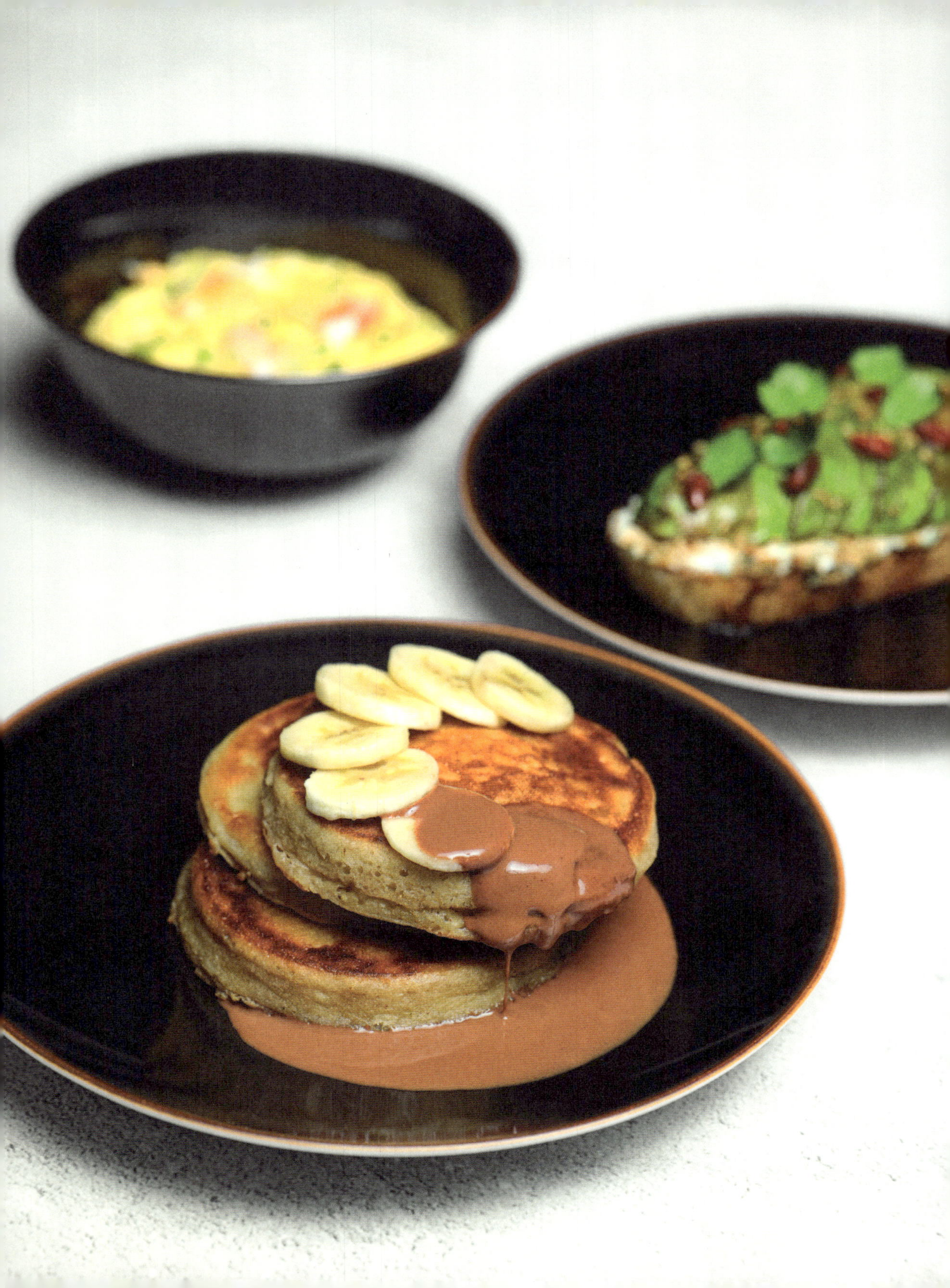

TARTINES D'AVOCAT AU FROMAGE FRAIS, ŒUFS BROUILLÉS AU CRABE PIMENTÉ ET PANCAKES DE BANANE SAUCE CHOCOLAT ÉPICÉ

POUR 4 PERSONNES

Tartines d'avocat
4 tranches de pain aux céréales
2 avocats
¼ de botte de coriandre
100 g de fromage frais
1 c. à c. de sauce soja
1 c. à c. d'huile de sésame
40 g de baies de goji
20 g de graines de sésame doré
Sel, poivre

Pancakes de banane
1 banane bien mûre
1 œuf
70 g de farine de blé
4 g de levure chimique
30 g de boisson de soja
30 g d'huile de coco
Sel

Sauce au chocolat épicé
130 g de chocolat noir
140 g de lait entier
40 g de crème liquide
1 c. à c. de gingembre
½ c. à c. de cannelle
1 pincée de piment d'Espelette
15 g de beurre salé

Tartines d'avocat
Tailler finement la coriandre, puis la mélanger au fromage frais.
Toaster les tranches de pain.
Tailler les avocats en deux, puis retirer le noyau et la peau à l'aide d'une cuillère à soupe en passant entre la peau et la chair. Tailler chaque moitié d'avocat en tranches, en laissant celles-ci collées entre elles.
Mélanger la sauce soja, l'huile de sésame, les baies de goji et les graines de sésame. Saler et poivrer.
Étaler le fromage frais sur les toasts, disposer chaque moitié d'avocat dessus, puis recouvrir de sauce aux baies de goji et de feuilles de coriandre.

Pancakes de banane
Écraser la banane dans un bol à l'aide d'une fourchette, puis la mélanger avec l'œuf.
Ajouter tous les autres ingrédients et mélanger jusqu'à l'obtention d'une pâte lisse.
Dans une poêle chaude, faire fondre une petite quantité d'huile de coco, puis y verser une louche de pâte d'environ 1 centimètre d'épaisseur. Cuire 1 minute de chaque côté. Les pancakes sont cuits lorsqu'ils sont légèrement dorés de chaque côté.

Sauce au chocolat épicé
Dans une casserole, faire bouillir la crème et le lait avec les épices. Casser le chocolat en petits morceaux dans un bol, puis verser dessus en trois fois le mélange bouillant de crème et de lait, tout en remuant avec une spatule. Lorsque le chocolat a bien fondu, ajouter le beurre coupé en petits morceaux et l'incorporer à l'aide de la spatule.
Réchauffer la sauce au chocolat à feu doux avant de servir.

•••

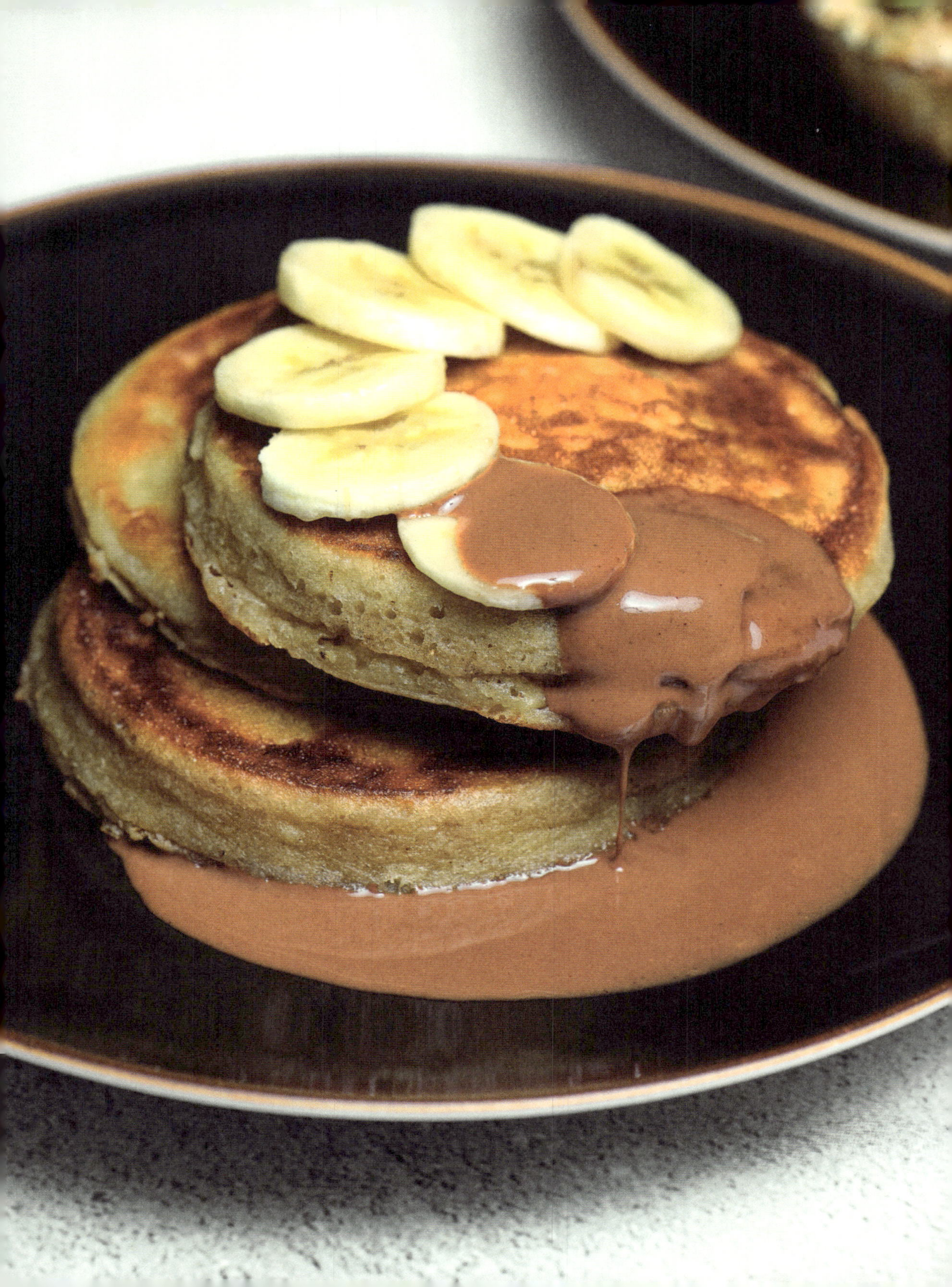

Œufs brouillés
½ piment vert
2 oignons nouveaux
150 g de crabe émietté
1 c. à c. d'huile d'arachide grillée
20 g de beurre
8 œufs
1 c. à s. de dessert végétal
Sel, poivre

Dressage
1 banane
Feuilles de coriandre

Œufs brouillés (à réaliser en dernier)
Tailler finement le piment vert et les oignons. Les mélanger au crabe émietté et à l'huile d'arachide. Casser les œufs, les battre, saler et poivrer. Faire fondre le beurre dans une casserole, puis ajouter les œufs et les cuire à feu moyen sans cesser de remuer avec un fouet, jusqu'à l'obtention d'un mélange crémeux, très légèrement granuleux.
Stopper la cuisson avec le dessert végétal.
Ajouter aux œufs le mélange au crabe.

Dressage
Tailler la banane en rondelles, à disposer sur les pancakes. Verser la sauce au chocolat épicé bien chaude sur les pancakes. Dresser une jolie table avec les tartines d'avocat, les œufs brouillés au crabe et les pancakes.

TIPS !

Pour réussir la cuisson des œufs brouillés, restez bien devant la casserole, de préférence sur un feu doux, en remuant sans cesse. Il existe une infinité de recettes d'œufs brouillés. Variez les plaisirs en variant les ingrédients ! Préférez les œufs de poules élevées en plein air. La coriandre peut être remplacée par une autre herbe.

SEMAINE 4 / JOUR 1

Circuit training + Séance cardio lent

CIRCUIT 1 — FORCE

2 X JAMBES + DOS

45 secondes de pause à chaque fin de circuit.
Toutes les 10 répétitions, 5 secondes d'arrêt sur le mouvement.

SQUAT SUMO — 25 REPS

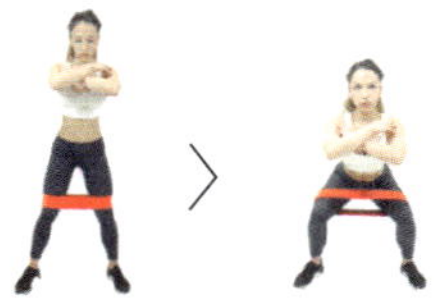

10 FENTES ARRIÈRE + 5 JUMPS — 2 SÉRIES PAR JAMBE

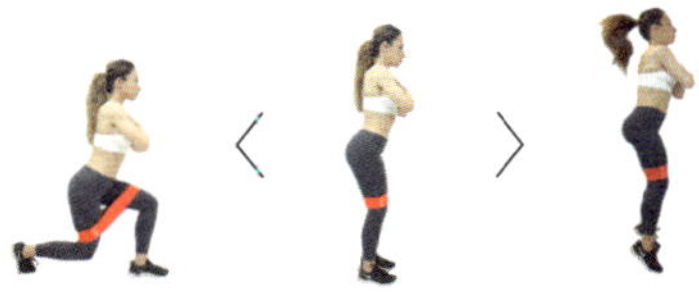

CHENILLE + 10 BRAS TENDUS — 2 SÉRIES

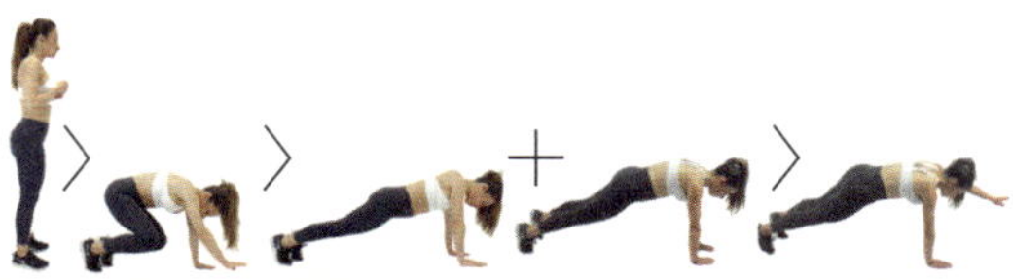

SOULEVÉ DE TERRE JAMBES TENDUES — 15 REPS

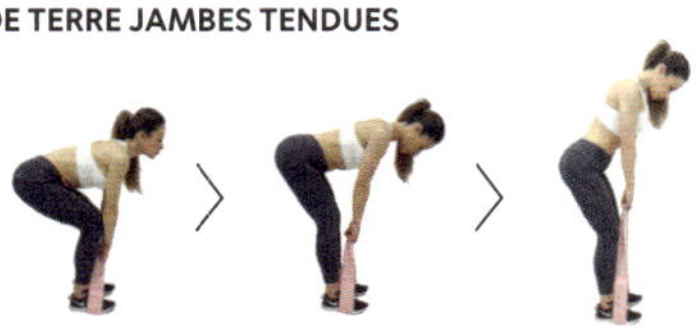

TIRAGE HORIZONTAL — 15 REPS

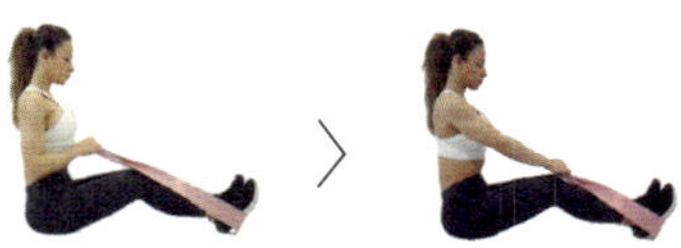

CIRCUIT 2 — HIIT

3 X JAMBES + ABDOS

45 secondes d'effort pour 15 secondes de récupération.
Faites le plus de répétitions. À la pause, regardez l'exercice suivant.

5 SQUATS CRABE + 5 FENTES ARRIÈRE — 45 s / 15 s PAR JAMBE

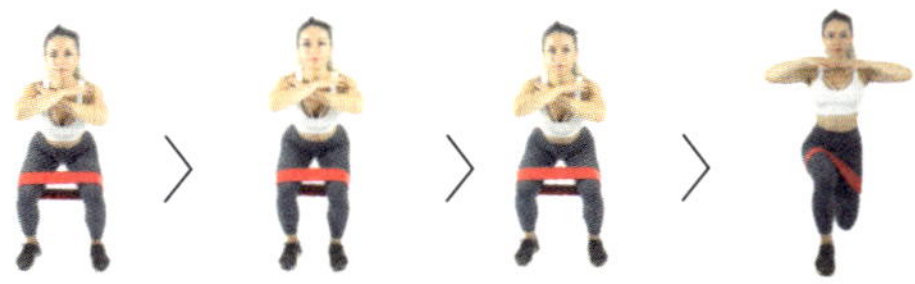

JUMP SQUAT + CHENILLE — 45 s / 15 s

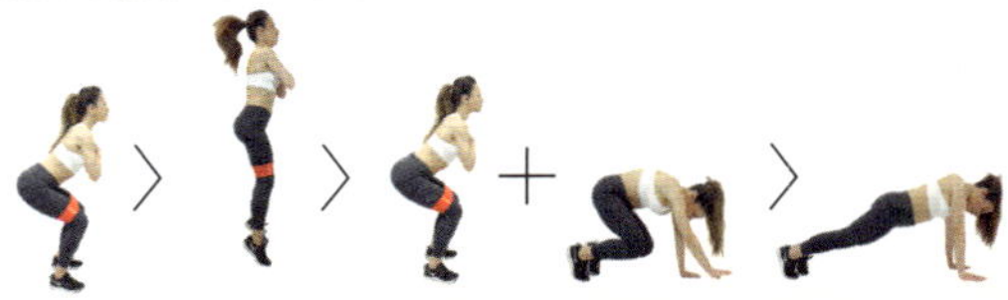

CRABE (5 PAS) + FENTE AVANT — 45 s / 15 s PAR JAMBE

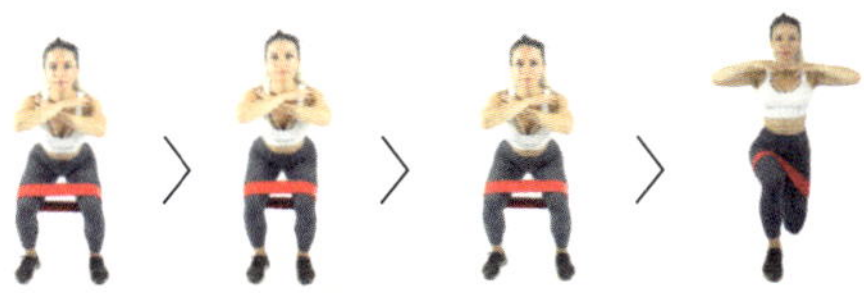

COMMANDO — 45 s / 15 s

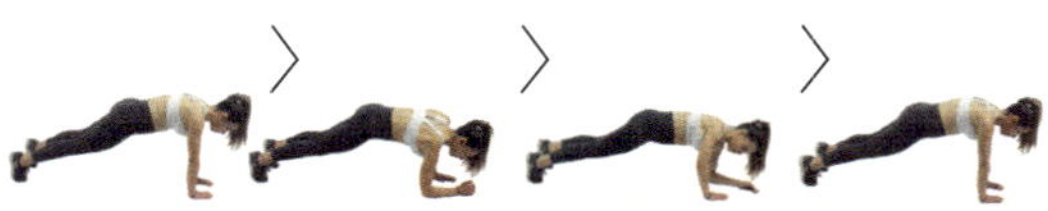

DEAD BUG VARIATION MAINS-PIEDS — 45 s / 15 s

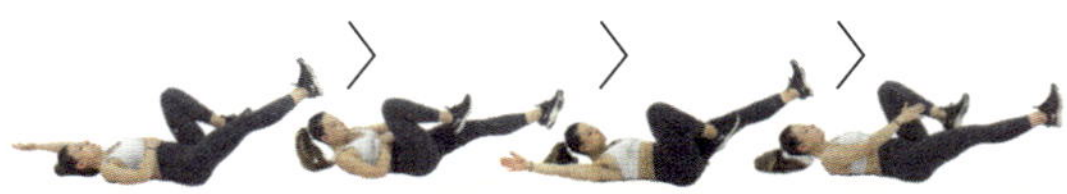

TIPS !

Rappel : Les circuits FORCE de la semaine 4 sont à effectuer en moins de 8 minutes.
L'arrêt s'effectue lorsque l'élastique est tendu.

SEMAINE 4 / JOUR 2

Circuit training + Séance cardio lent

CIRCUIT 1 — FORCE

2 X ABDOS + PECTORAUX

45 secondes de pause à chaque fin de circuit.
Toutes les 5 répétitions, 5 secondes d'arrêt sur le mouvement.

CHENILLE + 10 POMPES — 2 SÉRIES

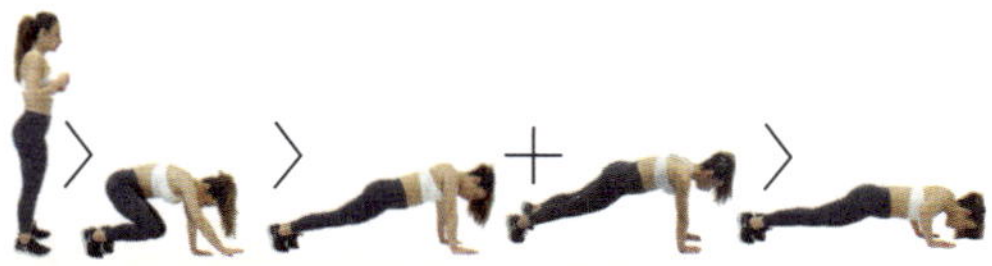

CRUNCH BICYCLETTE — 20 REPS

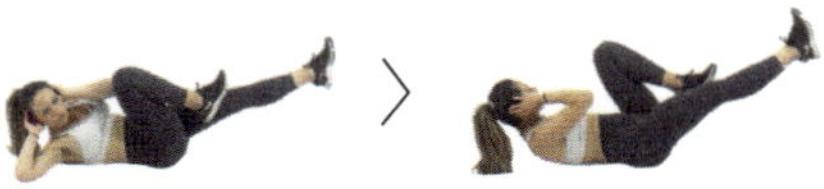

CHENILLE + 10 MAINS-ÉPAULES — 3 SÉRIES

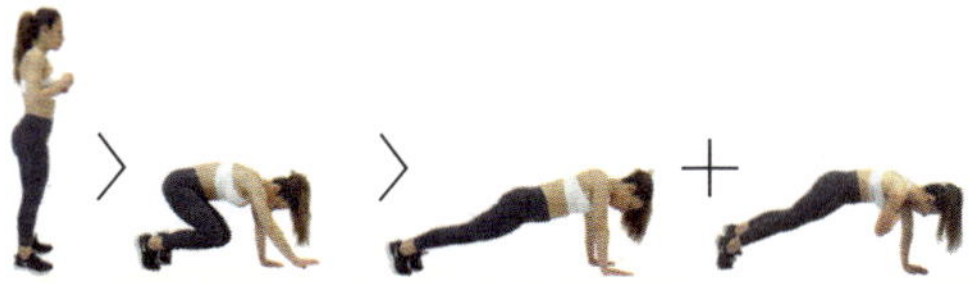

DEAD BUG VARIATION MAINS-PIEDS — 20 REPS

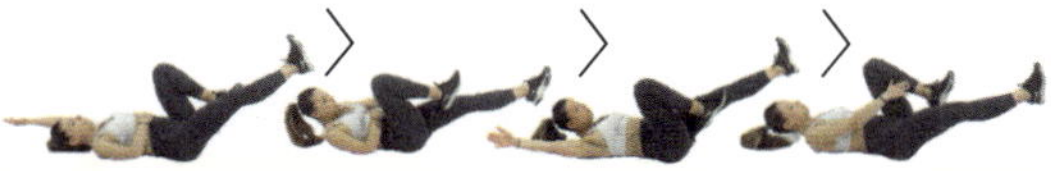

10 MOUNTAIN CLIMBER + 5 POMPES — 3 SÉRIES

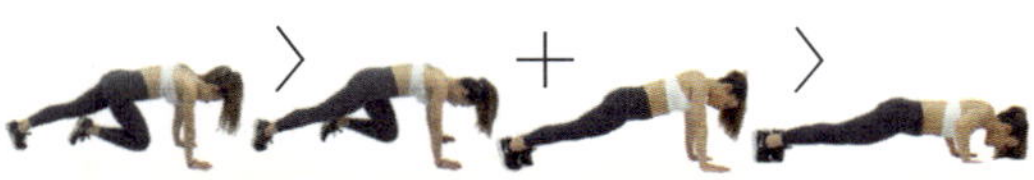

CIRCUIT 2 — HIIT

3 X JAMBES + ABDOS

45 secondes d'effort pour 20 secondes de récupération.
Faites le plus de répétitions. À la pause, regardez l'exercice suivant.

SQUAT CRABE TIPS — 45 s / 20 s

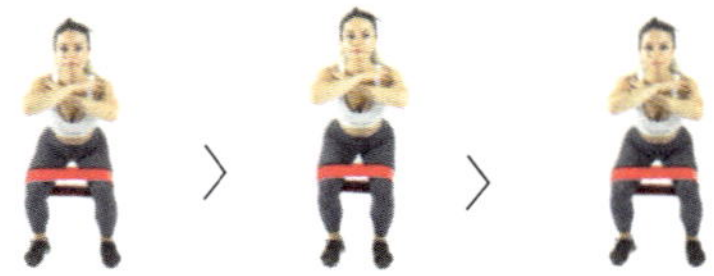

CHENILLE + MAINS-ÉPAULES — 45 s / 20 s

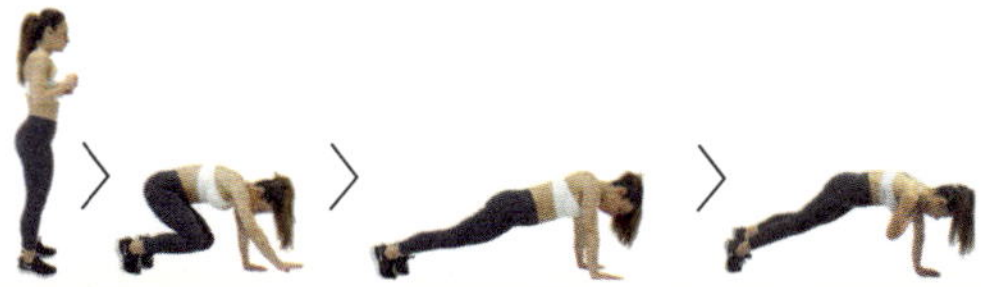

RAMEUR — 45 s / 20 s

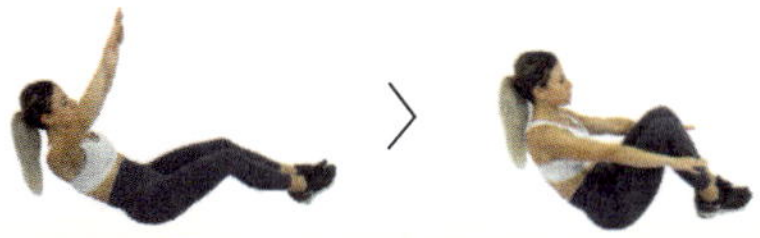

RUSSIAN TWIST — 45 s / 20 s

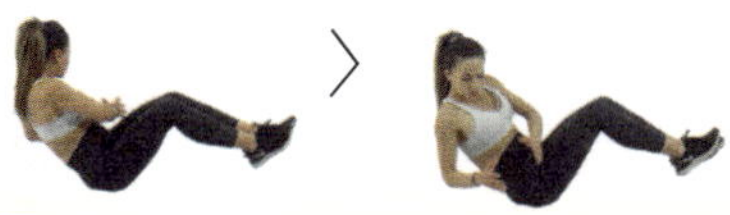

SQUAT SINGLE LEG ABDUCTION — 45 s / 20 s PAR JAMBE

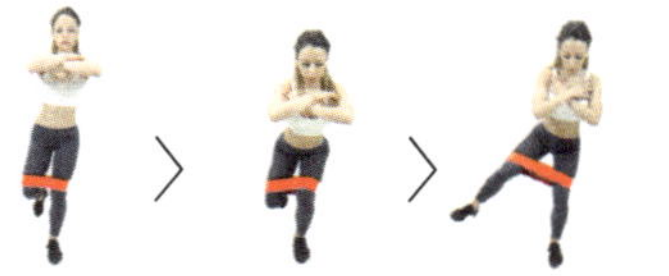

TIPS !

Squat crabe : Pensez à garder les cuisses parallèles au sol lors de l'exécution du mouvement. Il est important d'effectuer des pas contrôlés et pas trop grands.

SEMAINE 4 / JOUR 3

CARDIO HIIT

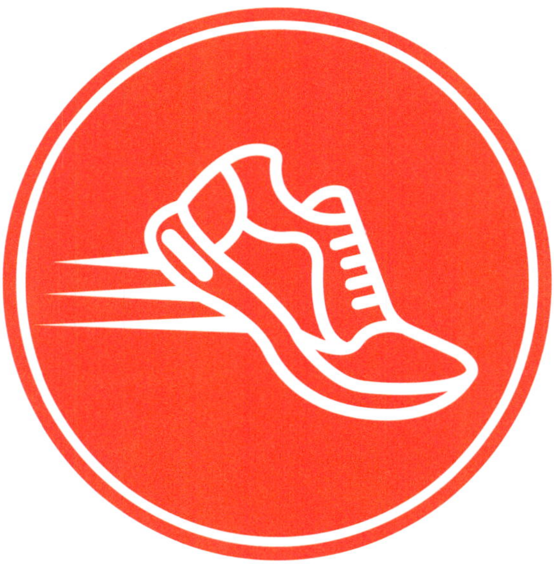

15 MIN

Run, vélo, step...

(Alternez 45 s à 90 à 110 % de la VMA, puis 25 s de repos ou 25 s de marche)

SEMAINE 4 / JOUR 4

Circuit training + Séance cardio lent

CIRCUIT 1 FORCE

2 X JAMBES + ABDOS

45 secondes de pause à chaque fin de circuit.
Toutes les 10 répétitions, 5 secondes d'arrêt sur le mouvement.

10 SQUATS CRABE + 5 FENTES AVANT — 3 SÉRIES

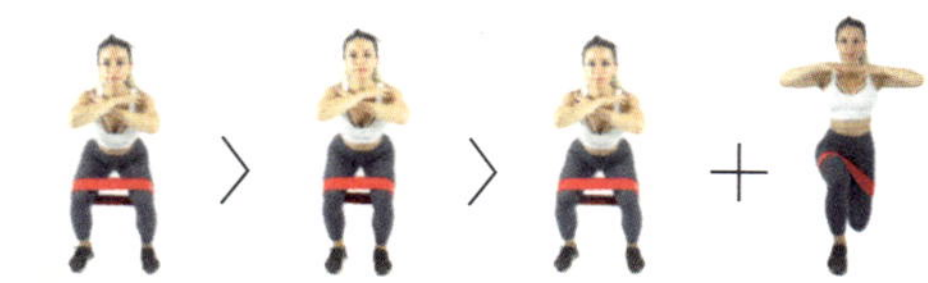

CHENILLE + 20 MOUNTAIN CLIMBER — 2 SÉRIES

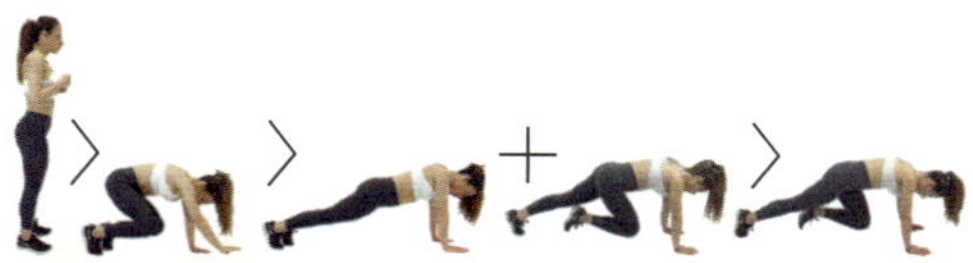

10 RAMEURS + 10 RUSSIAN TWIST — 2 SÉRIES

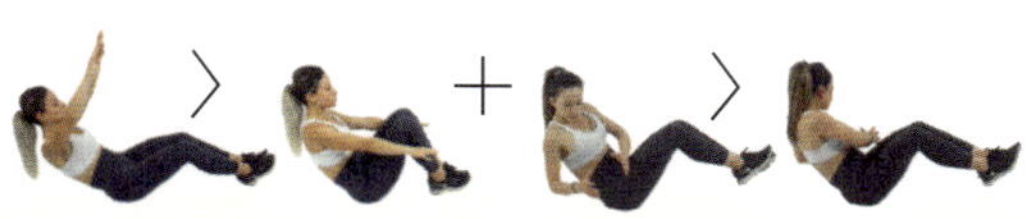

CRUNCH BICYCLETTE — 20 REPS

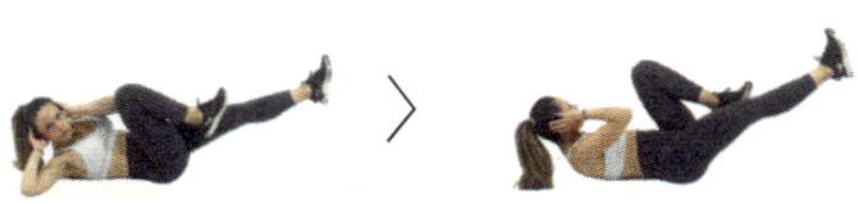

10 MONTÉES DE GENOUX AU SOL + 10 JUMPS — 3 SÉRIES

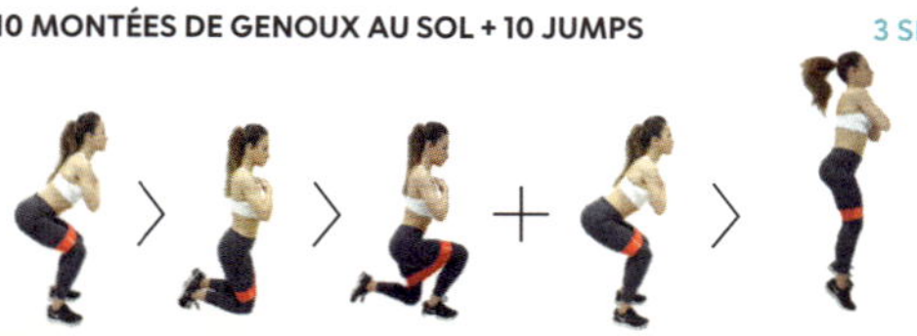

CIRCUIT 2 HIIT

3 X JAMBES + ABDOS

45 secondes d'effort pour 15 secondes de récupération.
Faites le plus de répétitions. À la pause, regardez l'exercice suivant.

SQUAT PRISE LARGE / PRISE SERRÉE — 45 s / 15 s

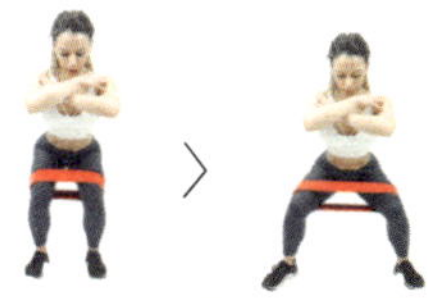

5 JUMP SQUATS + CHENILLE — 45 s / 15 s

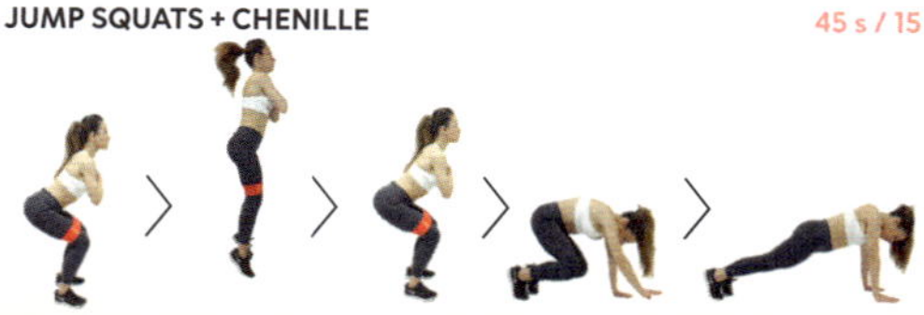

5 DEAD BUG + 5 RAMEURS — 45 s / 15 s

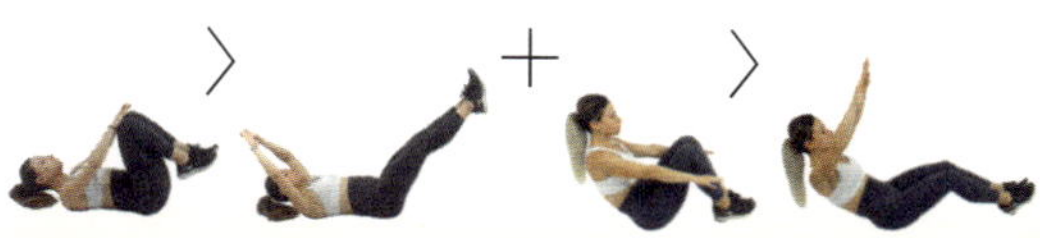

DEAD BUG VARIATION MAINS-PIEDS TIPS — 45 s / 15 s

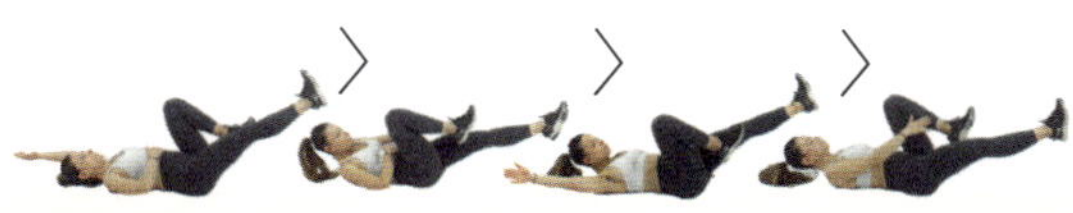

CRUNCH BICYCLETTE — 45 s / 15 s

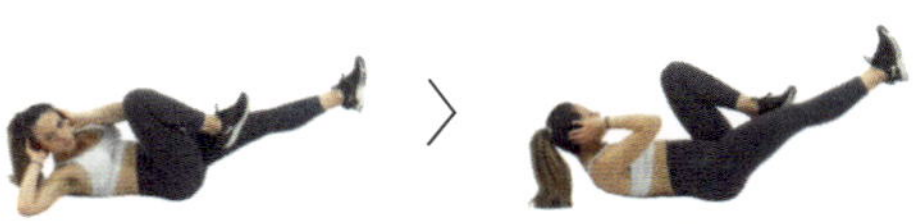

TIPS !

Dead bug variation mains-pieds : Pensez à verrouiller le bassin afin d'avoir votre dos à plat au sol. N'hésitez pas à effectuer le mouvement du « main droite-pied gauche » pour optimiser la zone engagée. L'arrêt s'effectue les pieds et mains jointes.

SEMAINE 4 / JOUR 5

CARDIO LENT

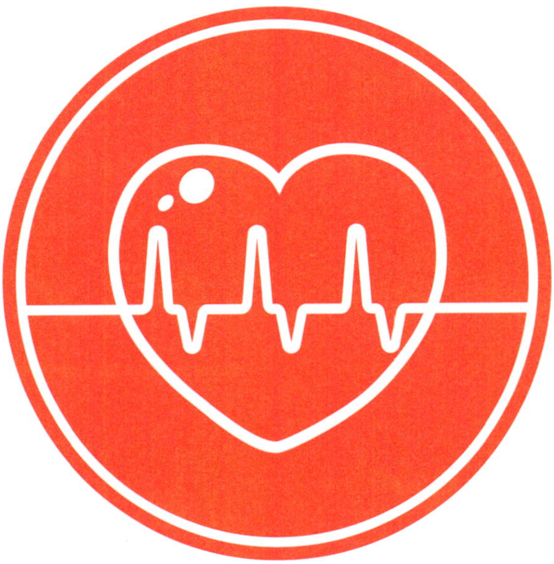

45 MIN

Run, vélo, step... à allure lente
(à 60 % de la fréquence cardiaque maximale)

SEMAINE 4 / JOUR 6

Circuit training + Séance cardio lent

CIRCUIT 1 — FORCE

3 X FESSIERS + ABDOS

1 minute de pause à chaque fin de circuit.
Toutes les 10 répétitions, 5 secondes d'arrêt sur le mouvement.

SQUAT LATÉRAL — 25 REPS

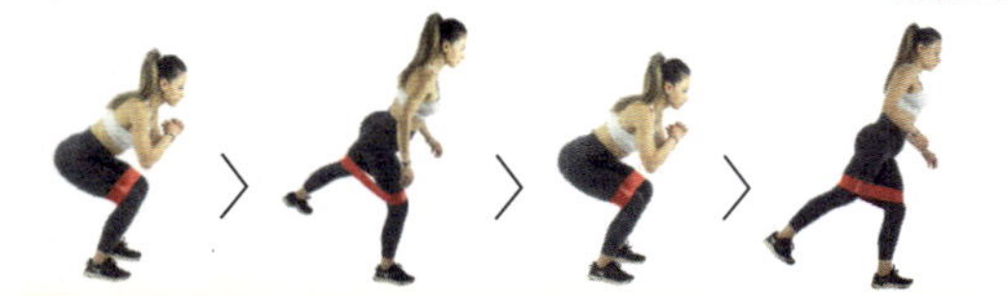

10 BRIDGES + 10 BRIDGES AVEC ABDUCTION — 3 SÉRIES

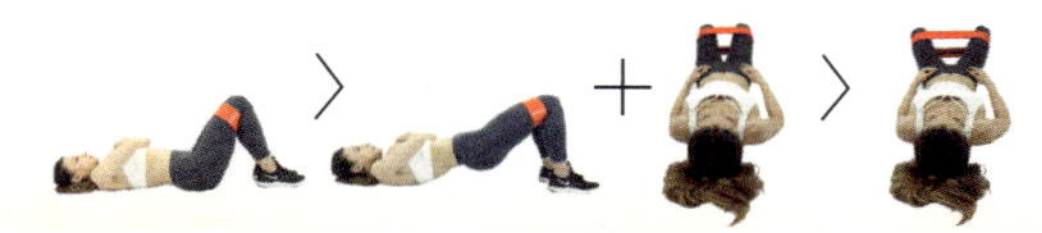

SQUAT SINGLE LEG ABDUCTION — 20 REPS PAR JAMBE

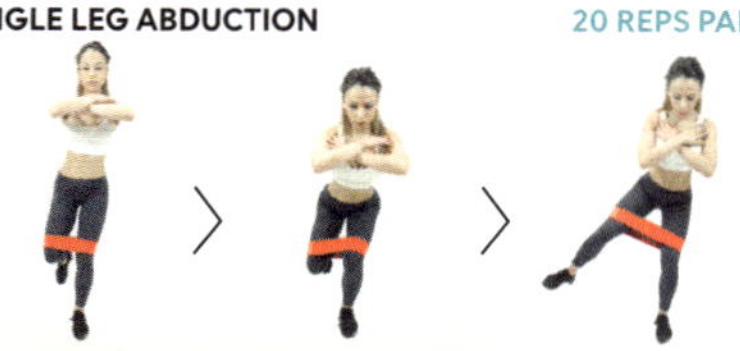

CHENILLE + 10 COMMANDOS — 2 SÉRIES

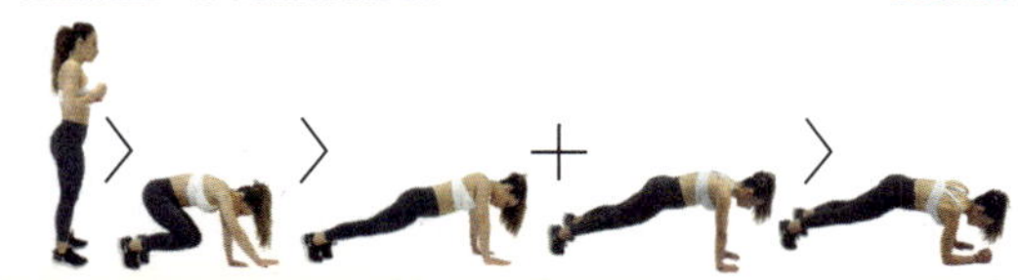

10 CRUNCHS BICYCLETTE + 10 DEAD BUG TIPS — 3 SÉRIES

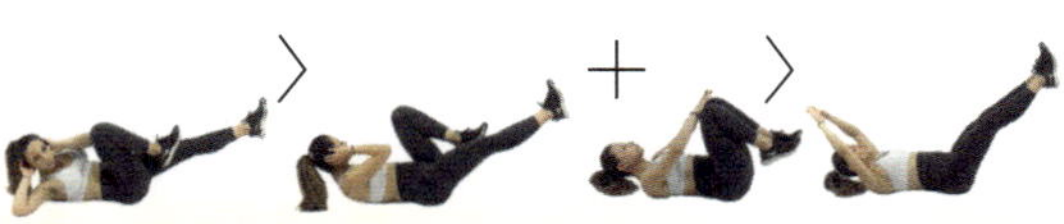

CIRCUIT 2 — HIIT

3 X JAMBES + FESSIERS

45 secondes d'effort pour 15 secondes de récupération.
Faites le plus de répétitions. À la pause, regardez l'exercice suivant.

SQUAT CRABE — 45 s / 15 s

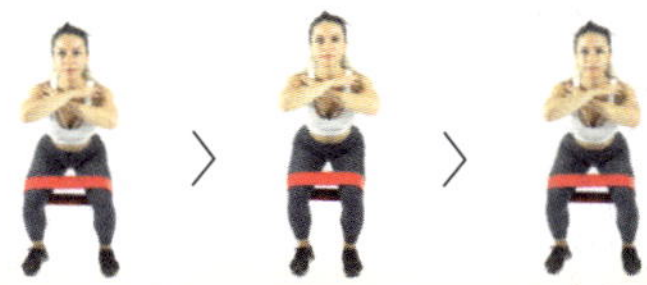

FENTE CROISÉE — 45 s / 15 s

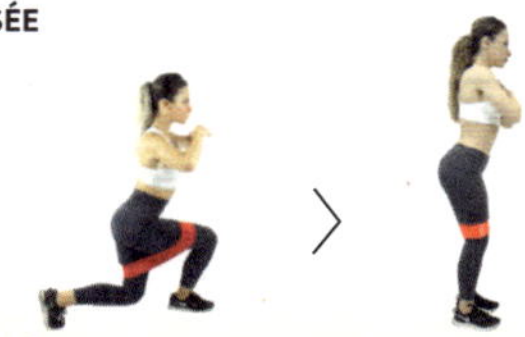

FENTE AVANT / FENTE ARRIÈRE — 45 s / 15 s PAR JAMBE

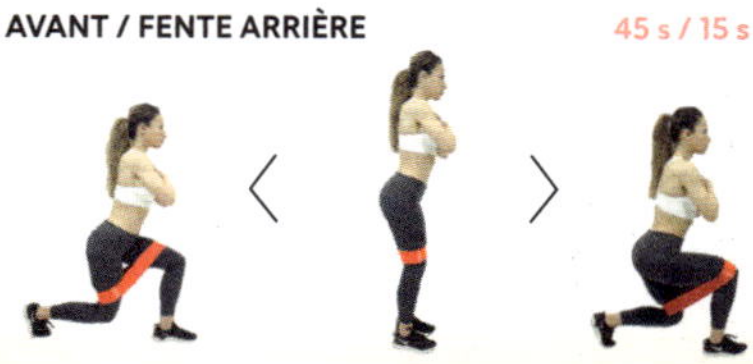

SQUAT SUMO + FENTE ARRIÈRE — 45 s / 15 s PAR JAMBE

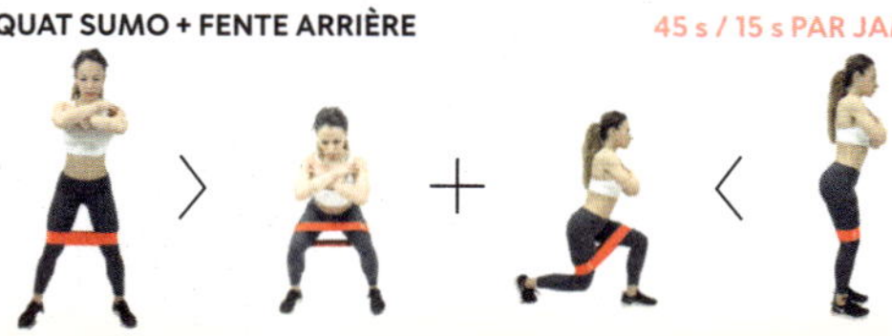

ABDUCTION DE LA HANCHE — 45 s / 15 s PAR JAMBE

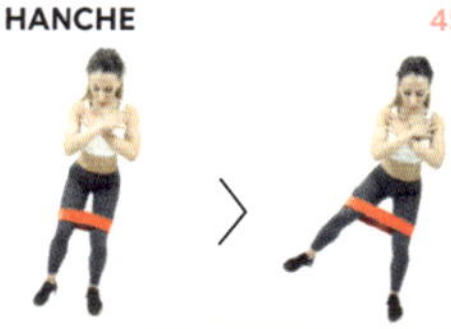

TIPS !

Dead bug : Pensez à bien verrouiller le bassin pour optimiser l'effort sur vos abdos.
Si vous ressentez davantage vos jambes, tendez-les vers le ciel.
Lors de ce circuit FORCE, l'arrêt s'effectue lorsque les jambes et les bras sont tendus.

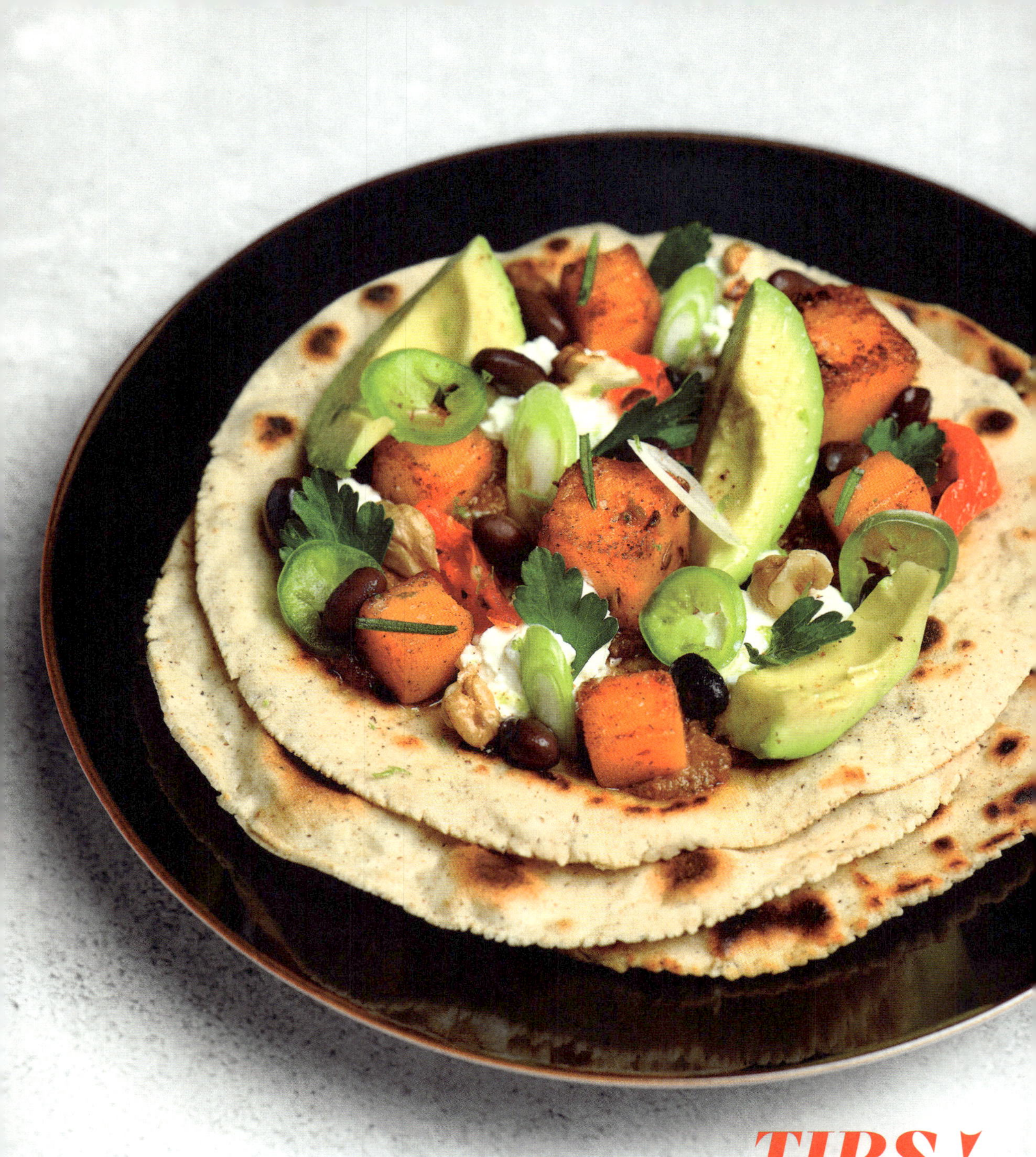

TIPS !

Pour faciliter l'étalement de la pâte, disposez la boule entre deux feuilles de papier sulfurisé farinées, puis appuyez avec la paume de la main, avant de l'étaler légèrement au rouleau. Pour la cuisson, couvrez la poêle afin obtenir des tortillas souples.
Le saindoux peut être remplacé par de l'huile végétale. Cette recette est également réalisable avec de la volaille ou du poisson. Variez les légumes selon la saison et les envies du moment. Les amateurs de plats relevés peuvent ajouter le piment doux coupé en cubes à la préparation de patates douces.

TACOS VEGGIE, PATATES DOUCES RÔTIES AUX ÉPICES ET PESTO DE TOMATES SÉCHÉES

POUR 4 PERSONNES

Tortillas
300 g de farine de froment
150 g de farine de sarrasin
1 c. à c. de sel fin
75 g de saindoux
150 ml d'eau tiède

Pesto de tomates séchées
100 g de tomates séchées
25 g de noix décortiquées
1 gousse d'ail
¼ de botte de persil
25 g de parmesan râpé
5 cl d'huile d'olive

Garniture
2 patates douces
1 c. à c. de miel
2 c. à s. d'huile d'olive
1 gousse d'ail
2 c. à c. de cumin
1 branche de romarin
1 piment doux vert
3 tiges d'oignons verts
400 g de haricots noirs en boîte
50 g de tomates séchées
30 g de cerneaux de noix
1 avocat
80 g de cottage cheese
Sel, poivre

Dressage
1 citron vert
Feuilles de persil

Tortillas
Dans un saladier, mélanger les farines avec le sel et le saindoux jusqu'à l'obtention d'une texture sablée, puis ajouter petit à petit l'eau tiède pour obtenir une pâte qui se tient. Couvrir et laisser reposer 20 minutes.
Diviser la pâte en 12 boules égales. Étaler chacune au rouleau sur un plan de travail légèrement fariné. Faire cuire à feu moyen dans une poêle sans matière grasse. Retourner la tortilla lorsqu'elle commence à gonfler. Laisser cuire 1 minute de plus, puis recommencer pour les autres tortillas.

Pesto de tomates séchées
Mixer tous les ingrédients dans un robot en finissant par ajouter l'huile petit à petit.

Garniture
Éplucher et tailler en gros cubes les patates douces. Les assaisonner avec l'huile d'olive, le miel, la gousse d'ail hachée, le cumin et le romarin. Saler et poivrer. Disposer dans un plat et enfourner à 180 °C pour 25 minutes environ ; les patates douces doivent être fondantes.
Laver et tailler finement le piment doux vert et les tiges d'oignons.
Faire chauffer les haricots noirs dans une casserole à feu doux pendant 15 minutes.
Tailler grossièrement les cerneaux de noix et les tomates séchées. Tailler l'avocat en quartiers.

Dressage
Réchauffer les tortillas au four à 160 °C pendant 5 minutes. Déposer sur ces dernières de petits tas de cottage cheese, puis dresser dessus tous les éléments pour confectionner les tacos.
Finir avec un trait de jus de citron vert et quelques feuilles de persil.

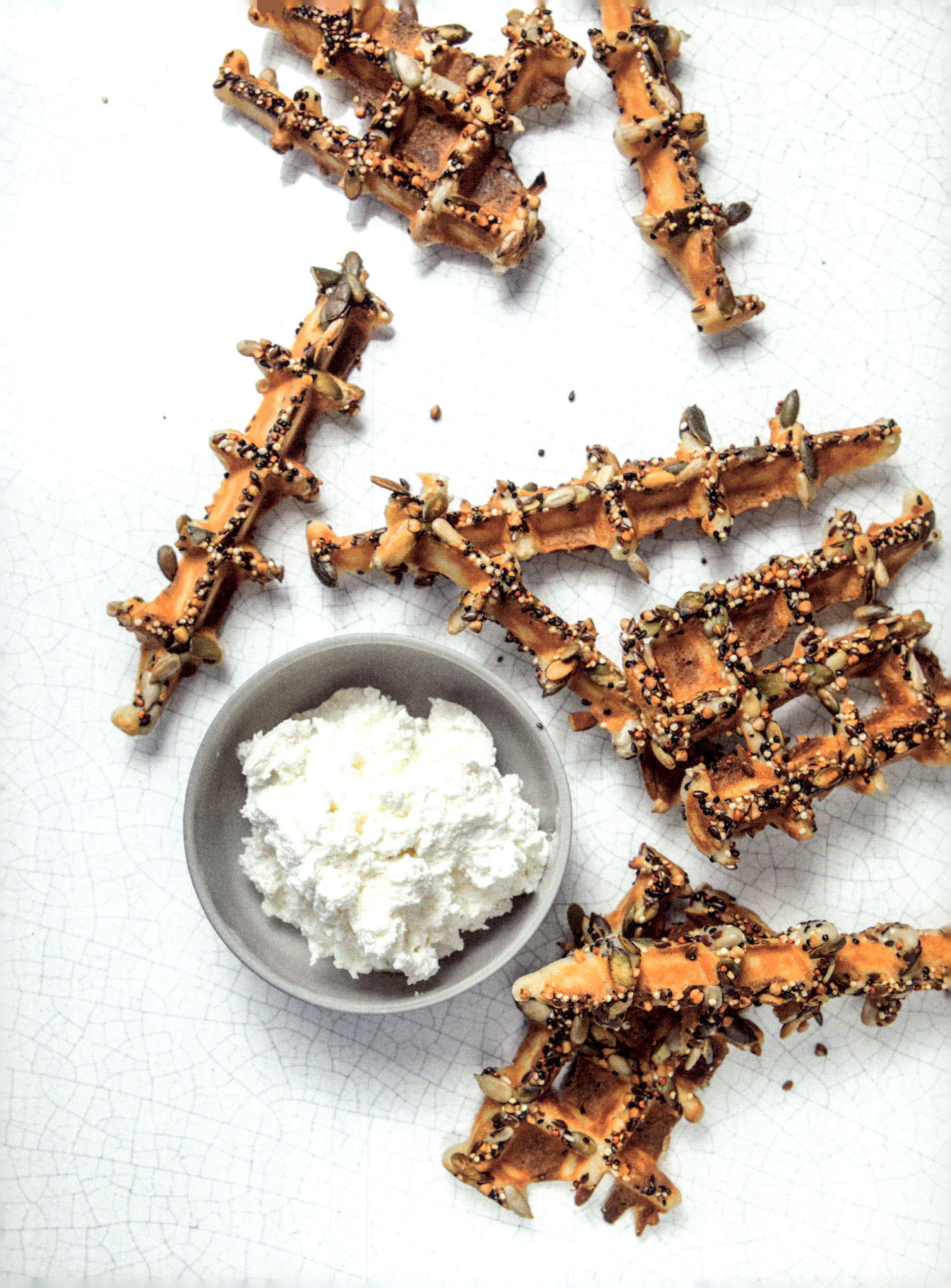

GAUFRES AUX CÉRÉALES

POUR 4 PERSONNES

Mousse au fromage blanc
10 g de fromage blanc
2,5 g de jus de yuzu
62 g de crème
15 g de blancs d'œuf
10 g de sucre

Gaufres
125 g de lait vanillé
100 g de beurre noisette
115 g de farine T 55
1,5 g de sel
55 g de blancs d'œuf
10 g de sucre semoule
Cassonade
25 g de kasha
25 g de graines de lin blond/brun
25 g de graines de sésame
25 g de graines de tournesols
25 g de quinoa blanc/rouge/noir
25 g de graines de courge

Mousse au fromage blanc
Mélanger le fromage blanc avec le jus de yuzu, puis faire monter la crème au batteur, pas trop serrée.
Monter les blancs d'œuf en neige et ajouter le sucre.
Mélanger le fromage blanc, la crème et les blancs d'œuf montés.
Laisser reposer 24 h.

Gaufres
Chauffer le mélange de lait vanillé/beurre noisette à 40 °C.
Le verser sur le mélange farine/sel en trois fois afin d'obtenir une pâte élastique.
Monter les blancs d'œuf en neige, puis ajouter le sucre. Les incorporer délicatement à la pâte.
Avant cuisson, mettre des grains de cassonade et ajouter les céréales.
Versez la pâte dans les moules du gaufrier préalablement chauffés et huilés.
Faire cuire quelques minutes jusqu'à ce que les gaufres soient bien dorées.
Servir avec la mousse de fromage blanc.

TIPS !

Il est possible de varier cette recette avec des fruits de saison frais.

SEMAINE 5 / JOUR 1

Circuit training + Séance cardio lent

CIRCUIT 1 FORCE

4 X JAMBES + ABDOS

45 secondes de pause à chaque fin de circuit.
Toutes les 5 répétitions, 5 secondes d'arrêt sur le mouvement.

10 SQUATS CRABE + 5 JUMPS — 2 SÉRIES

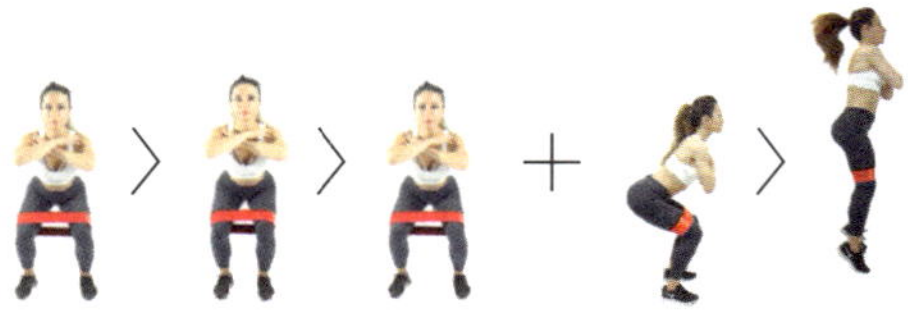

10 SQUATS SUMO + 5 FENTES ARRIÈRE — 2 SÉRIES PAR JAMBE

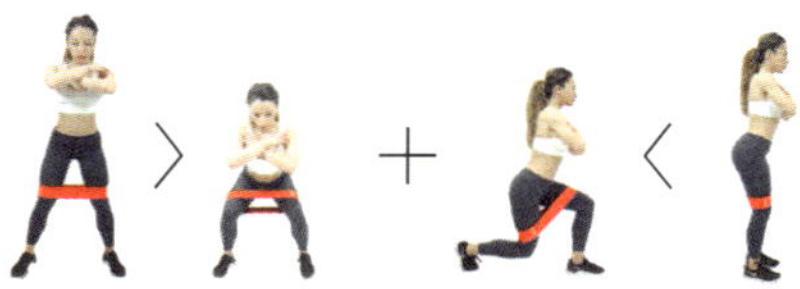

10 CRUNCHS BICYCLETTE + 10 DEAD BUG VARIATION — 2 SÉRIES

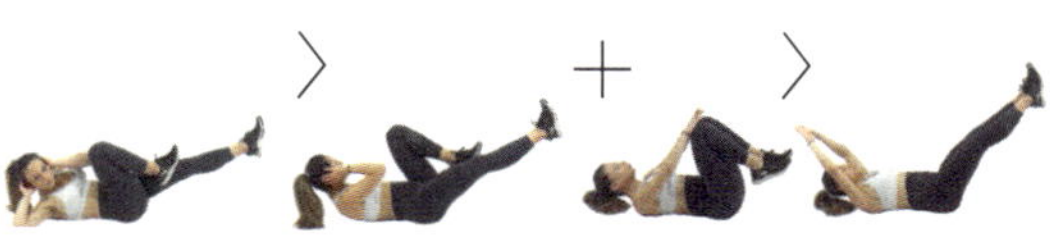

15 DONKEY SIDE KICK + 15 KICK BACK — 2 SÉRIES PAR JAMBE

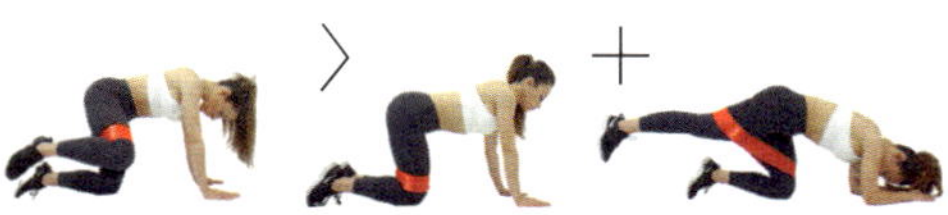

20 MOUNTAIN CLIMBER + 5 COMMANDOS — 3 SÉRIES

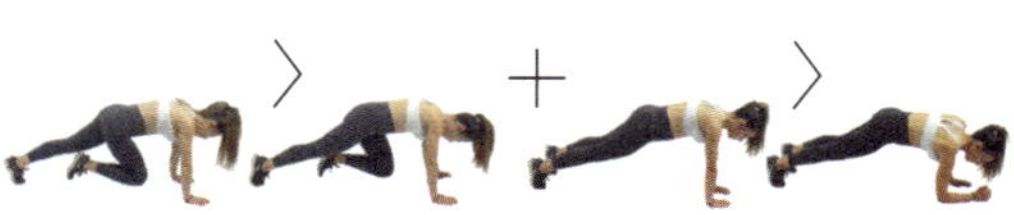

CIRCUIT 2 HIIT

1 X JAMBES + DOS

45 secondes d'effort pour 15 secondes de récupération.
Faites le plus de répétitions. À la pause, regardez l'exercice suivant.

SOULEVÉ DE TERRE JAMBES TENDUES — 45 s / 20 s

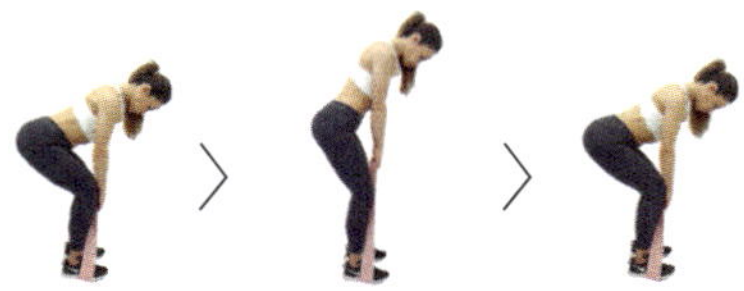

5 FENTES ARRIÈRE + 5 SQUATS — 45 s / 20 s PAR JAMBE

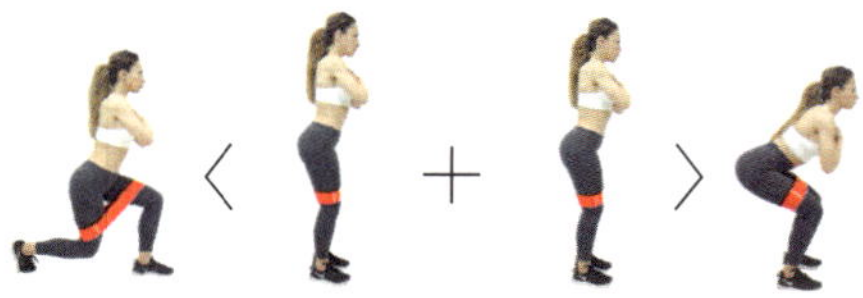

5 SQUATS + 5 JUMP SQUATS — 45 s / 20 s

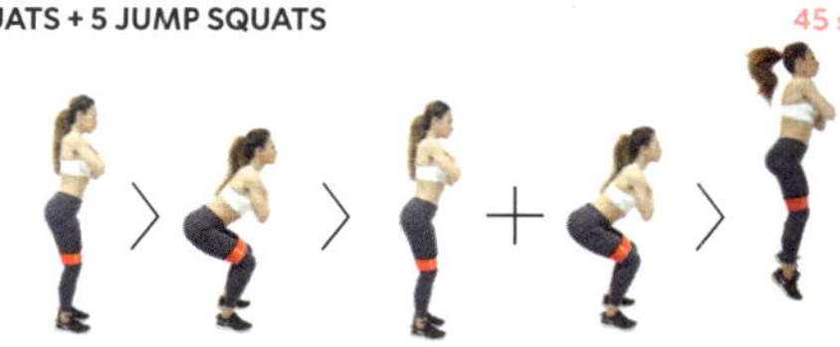

CHENILLE + 10 BRAS TENDUS — 45 s / 20 s

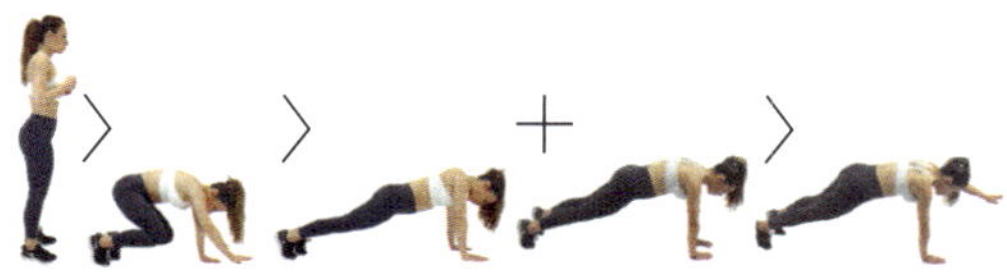

TIRAGE HORIZONTAL — 45 s / 20 s

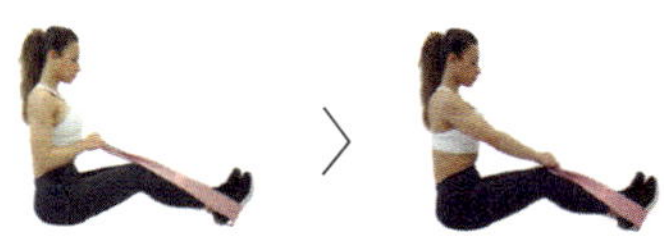

TIPS !

Rappel : Les circuits FORCE de la semaine 5 sont à effectuer en moins de 8 minutes.
L'arrêt s'effectue lorsque l'élastique est tendu.

SEMAINE 5 / JOUR 2

Circuit training + Séance cardio lent

CIRCUIT 1 — FORCE

3 X JAMBES + FESSIERS

45 secondes de pause à chaque fin de circuit.
Toutes les 5 répétitions, 5 secondes d'arrêt sur le mouvement.

10 SQUATS CRABE + 10 ABDUCTIONS — 3 SÉRIES PAR JAMBE

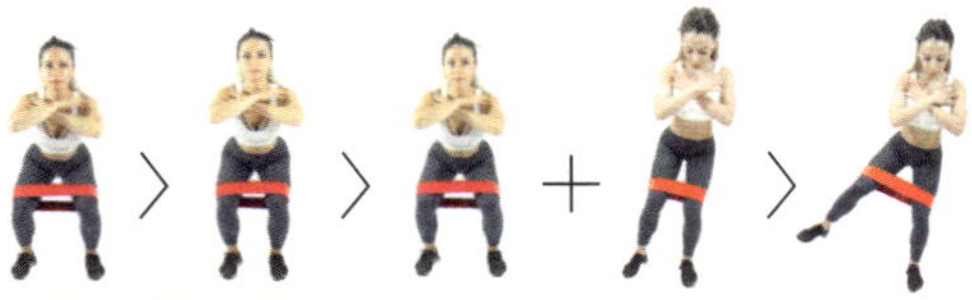

10 SQUATS + 5 FENTES CROISÉES TIPS — 2 SÉRIES PAR JAMBE

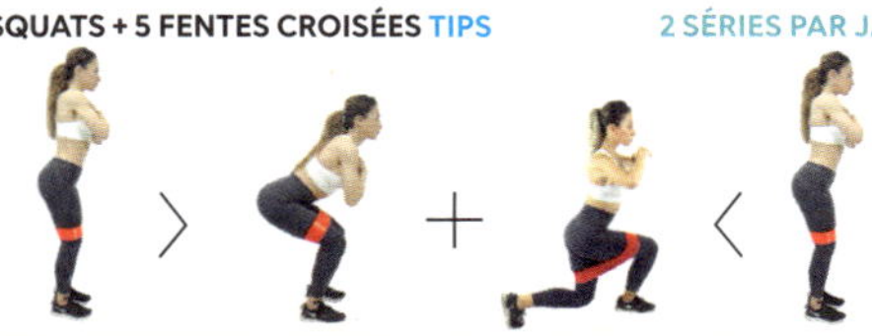

10 BRIDGES + 10 BRIDGES AVEC ABDUCTION — 3 SÉRIES

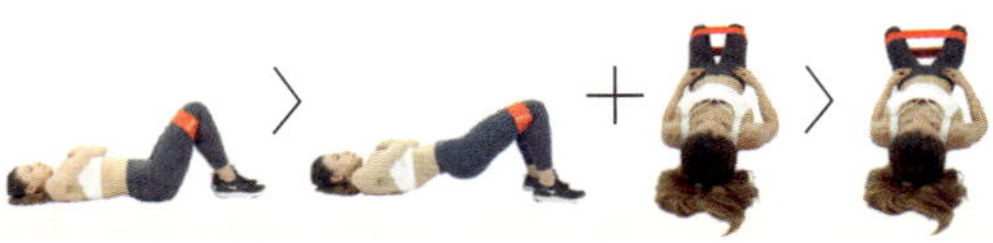

SQUAT PRISE LARGE / PRISE SERRÉE — 20 REPS

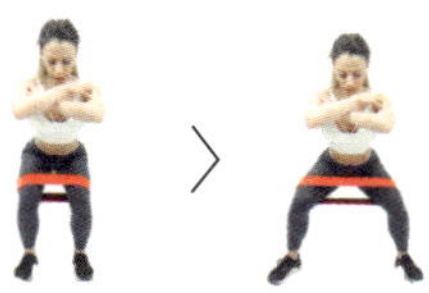

15 SQUATS SINGLE LEG ABDUCTION + 5 JUMPS — 2 SÉRIES PAR JAMBE

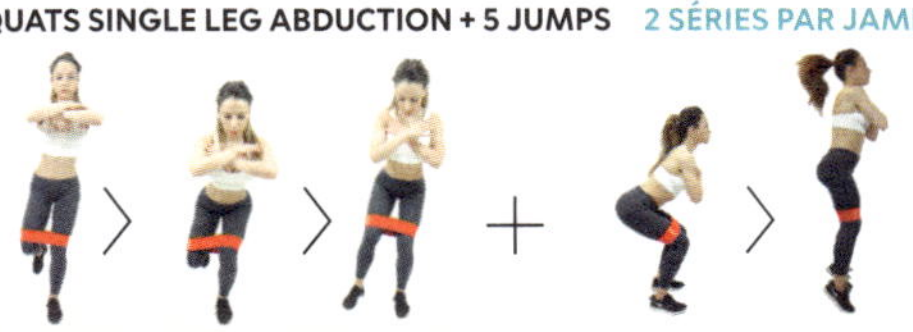

CIRCUIT 2 — HIIT

2 X ABDOS

45 secondes d'effort pour 20 secondes de récupération.
Faites le plus de répétitions. À la pause, regardez l'exercice suivant.

5 DEAD BUG + 5 RAMEURS — 45 s / 20 s

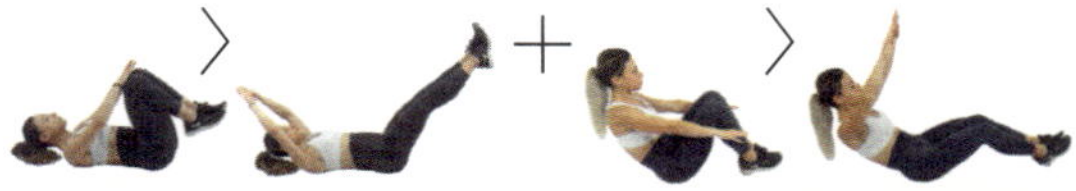

MOUNTAIN CLIMBER — 45 s / 20 s

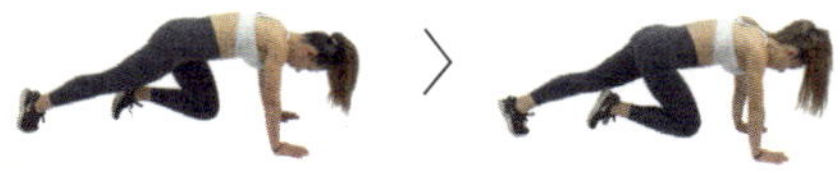

CRUNCH BICYCLETTE + DEAD BUG — 45 s / 20 s

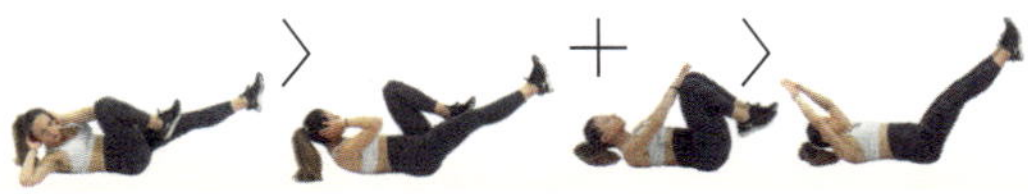

DEAD BUG VARIATION MAINS-PIEDS — 45 s / 20 s

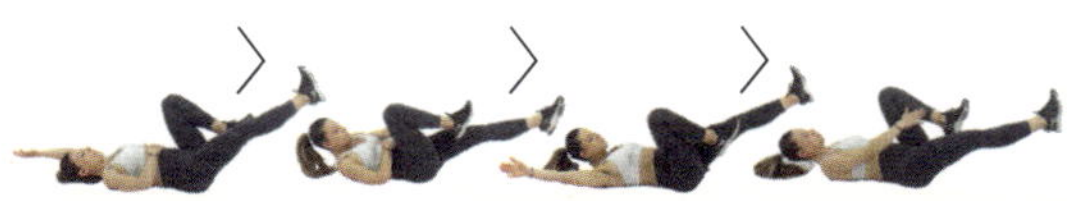

20 MOUNTAIN CLIMBER + 5 COMMANDOS — 45 s / 20 s

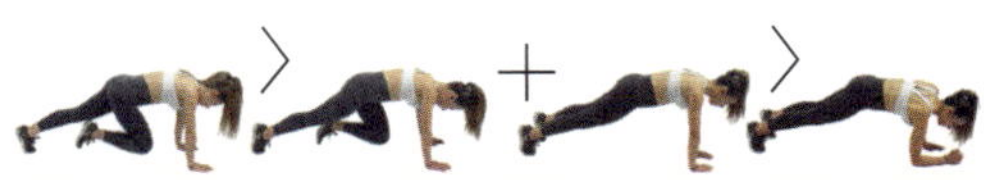

TIPS !

Fente croisée : Pour un meilleur ressenti des fessiers, n'hésitez pas à tendre la jambe en mouvement et à basculer le poids du corps vers l'avant. L'objectif est de tendre la jambe en profondeur.

SEMAINE 5 / JOUR 3

CARDIO HIIT

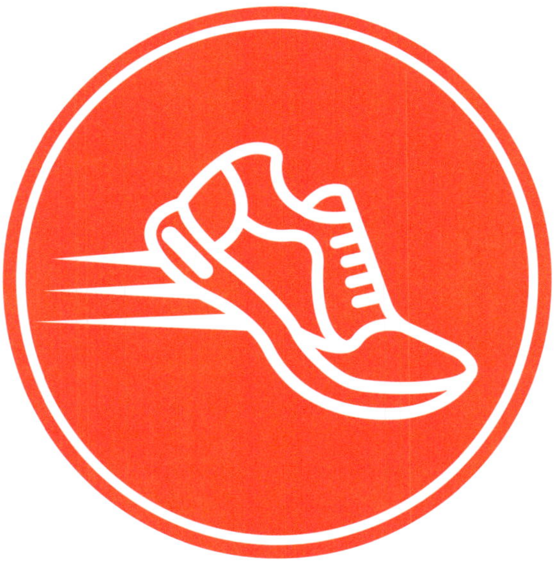

15 MIN

Run, vélo, step...

(Alternez 45 s à 90 à 110 % de la VMA puis 25 s de repos ou 25 s de marche)

SEMAINE 5 / JOUR 4

Circuit training + Séance cardio lent

CIRCUIT 1 FORCE

2 X DOS + ABDOS + FESSIERS

45 secondes de pause à chaque fin de circuit.
Toutes les 5 répétitions, 10 secondes d'arrêt sur le mouvement.

8 SOULEVÉS DE TERRE + 8 ROWING ISOLATION — 1 SÉRIE PAR BRAS

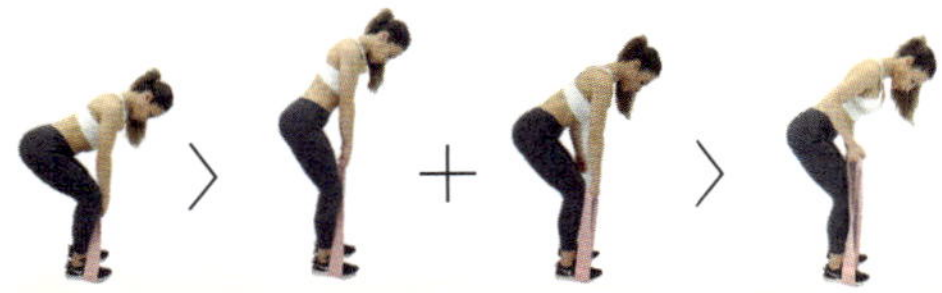

CHENILLE + 10 MAINS-ÉPAULES — 2 SÉRIES

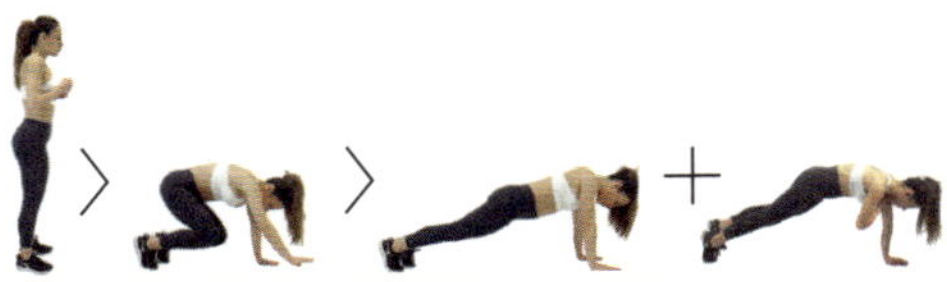

8 FENTES CROISÉES + 10 ABDUCTIONS — 3 SÉRIES PAR JAMBE

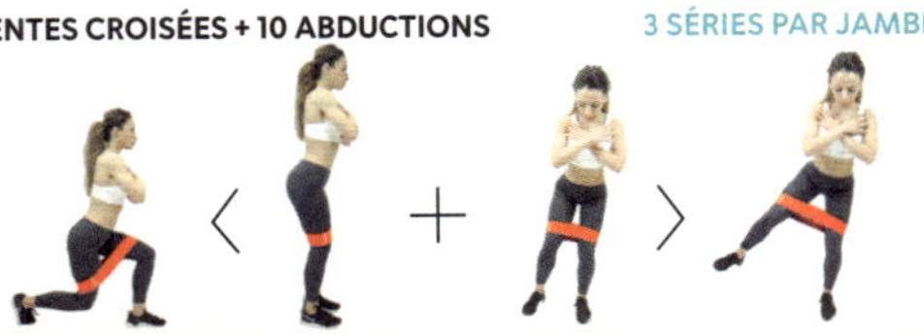

10 TIRAGES HORIZONTAUX + 10 RAMEURS — 2 SÉRIES

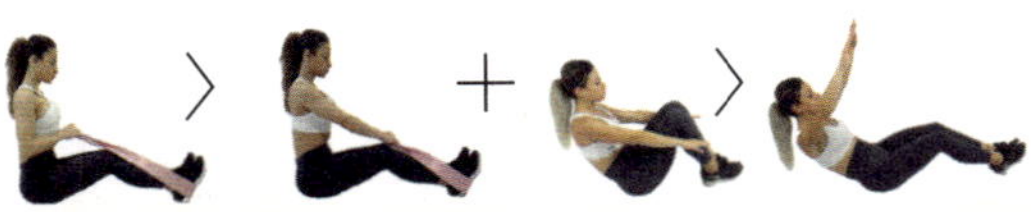

10 BRIDGES + 10 BRIDGES AVEC ABDUCTION TIPS — 3 SÉRIES

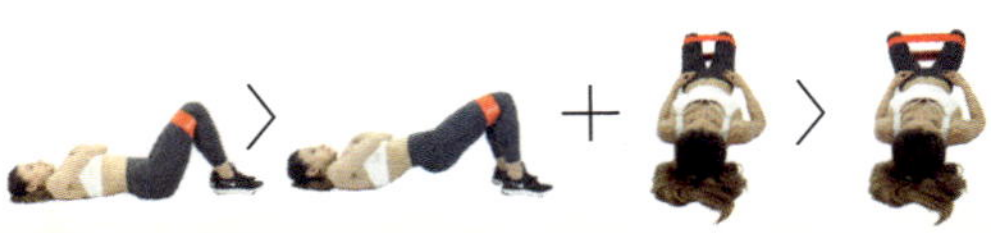

CIRCUIT 2 HIIT

3 X DOS + ABDOS + FESSIERS

50 secondes d'effort pour 20 secondes de récupération.
Faites le plus de répétitions. À la pause, regardez l'exercice suivant.

SOULEVÉ DE TERRE JAMBES TENDUES — 50 s / 20 s

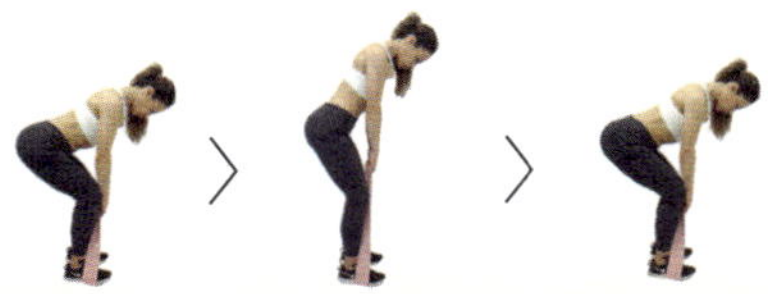

15 DEAD BUG + DEAD BUG VARIATION MAINS-PIEDS — 50 s / 20 s

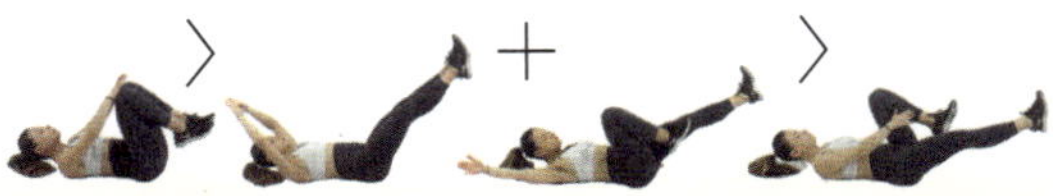

10 MOUNTAIN CLIMBER + 5 COMMANDOS — 50 s / 20 s

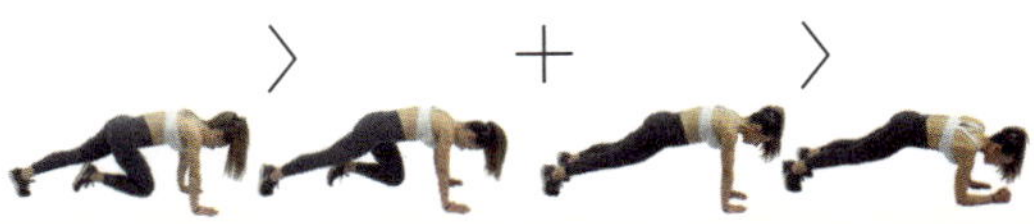

KICK BACK — 50 s / 20 s PAR JAMBE

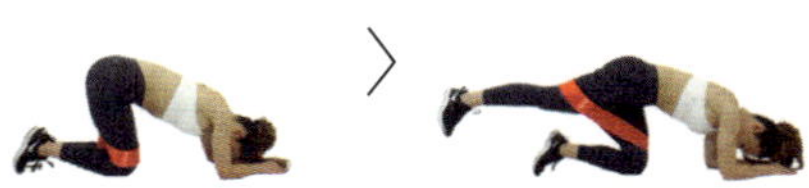

10 BRIDGES + 10 BRIDGES AVEC ABDUCTION — 50 s / 20 s

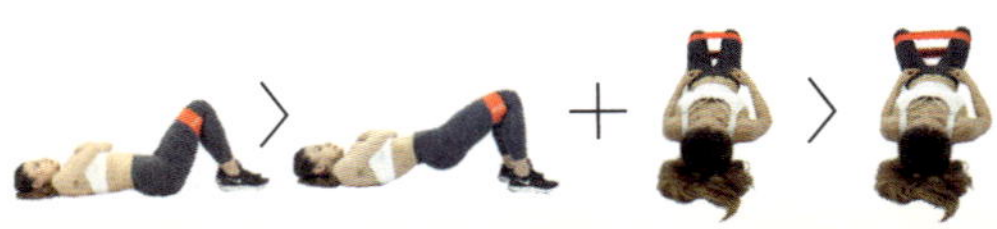

TIPS !

Bridge avec abduction + bridge : Pensez à effectuer les mouvements en respectant les temps de pause indiqués. Lors de ce circuit FORCE, l'arrêt s'effectue en position haute. Verrouillez bien votre bassin afin d'engager au maximum vos fessiers. Les pieds sont à largeur des épaules. Une hyper-cambrure ne ferait que vous blesser.

SEMAINE 5 / JOUR 5

Circuit training + Séance cardio lent

CIRCUIT 1 — FORCE

3 X JAMBES + ABDOS

45 secondes de pause à chaque fin de circuit.
Toutes les 10 répétitions, 5 secondes d'arrêt sur le mouvement.

SQUAT LATÉRAL TIPS — 20 REPS

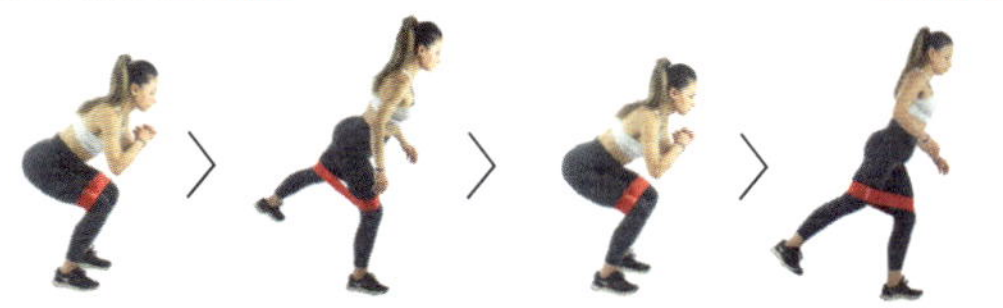

FENTE AVANT / FENTE ARRIÈRE — 15 REPS PAR JAMBE

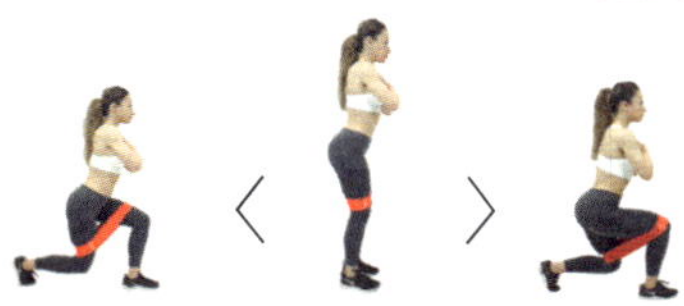

CHENILLE + 15 MOUNTAIN CLIMBER — 2 SÉRIES

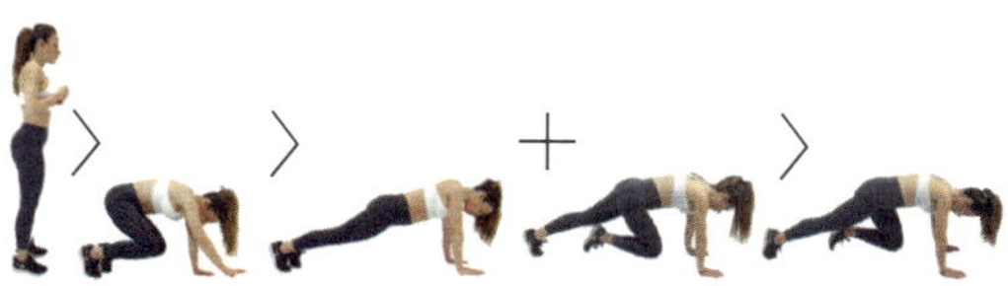

20 CRUNCHS BICYCLETTE + 20 DEAD BUG — 2 SÉRIES PAR JAMBE

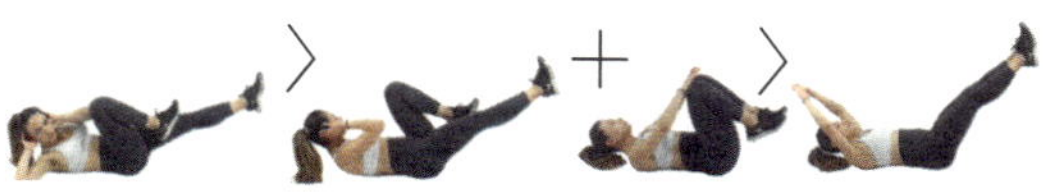

15 DONKEY SIDE KICK + 15 KICK BACK — 3 SÉRIES PAR JAMBE

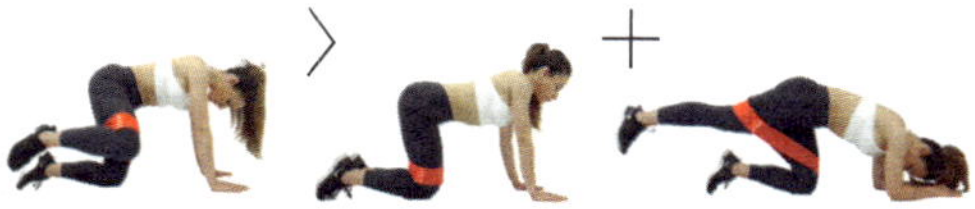

CIRCUIT 2 — HIIT

2 X JAMBES + ABDOS

45 secondes d'effort pour 15 secondes de récupération.
Faites le plus de répétitions. À la pause, regardez l'exercice suivant.

MOUNTAIN CLIMBER — 45 s / 15 s

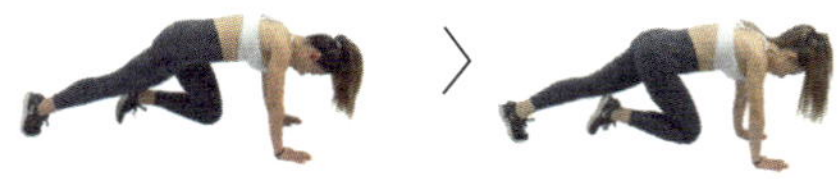

5 FENTES AVANT + 5 JUMP SQUATS — 45 s / 15 s PAR JAMBE

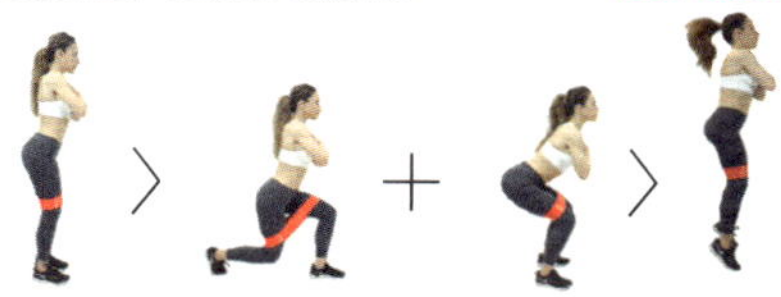

KICK BACK + DONKEY SIDE KICK — 45 s / 15 s PAR JAMBE

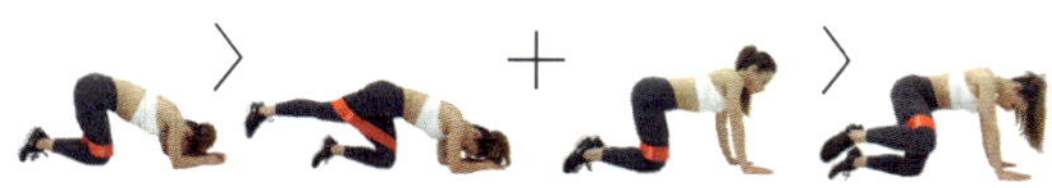

10 CRUNCHS BICYCLETTE + 10 DEAD BUG — 45 s / 15 s

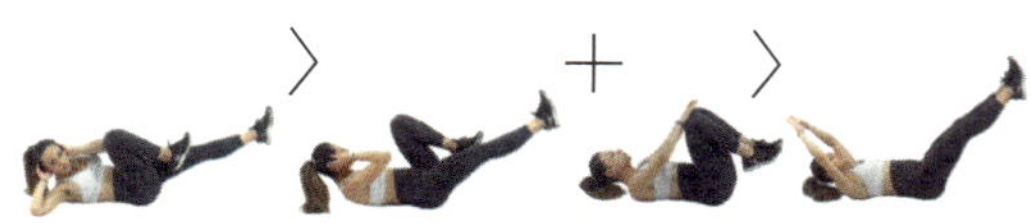

10 MOUNTAIN CLIMBER + 10 COMMANDOS — 45 s / 15 s PAR JAMBE

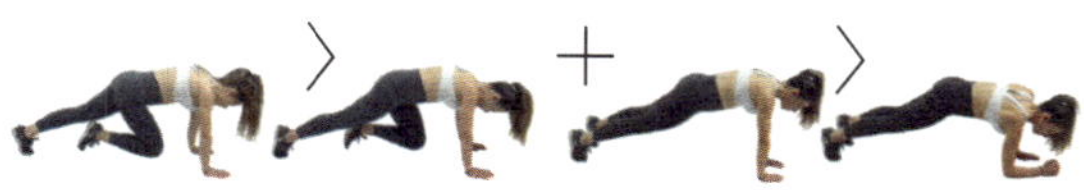

TIPS !

Squat latéral : Afin d'engager au maximum les fessiers, pensez à l'appui sur le talon lors de l'élévation de la jambe latérale.

SEMAINE 5 / JOUR 6

CARDIO HIIT

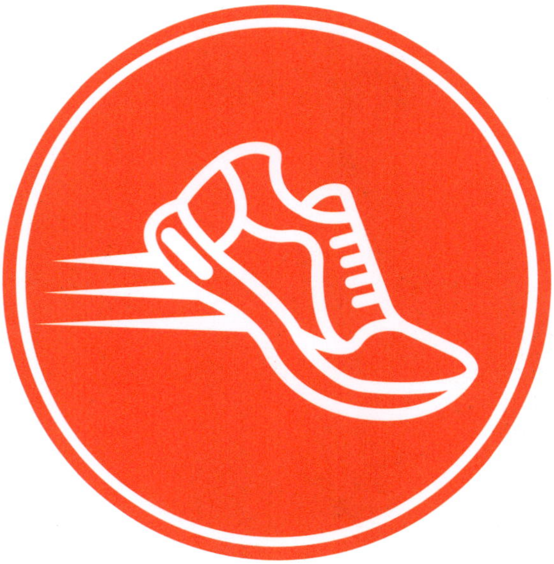

20 MIN

Run, vélo, step...

(Alternez 45 s à 90 à 110 % de la VMA puis 25 s de repos ou 25 s de marche)

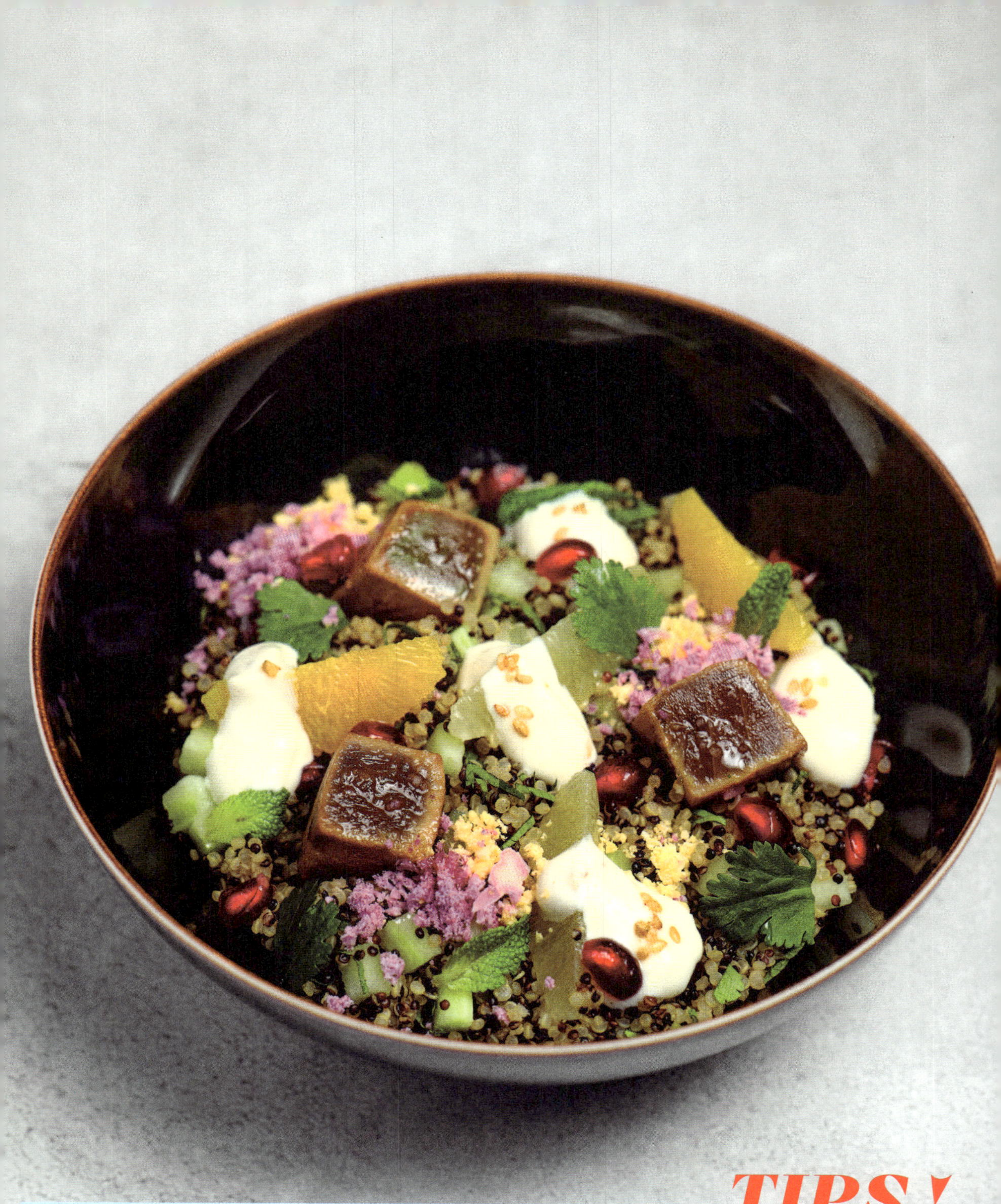

TIPS !

Le plat sera encore plus joli avec un chou-fleur de couleur. Les légumes peuvent varier selon les saisons et envies. Le thon peut être remplacé par du saumon. Dans cette recette, le poisson peut aussi être mangé cru, juste mariné.

BOWL DE QUINOA BIO, TATAKI DE THON ROUGE, SEMOULE DE CHOU-FLEUR ET SAUCE GOMA

POUR 4 PERSONNES

Thon
200 g de thon rouge
100 g de sauce soja
1 c. à s. d'huile d'olive
Le zeste des agrumes

Quinoa
250 g de quinoa trois couleurs bio
¼ de botte de menthe
1 branche de thym
¼ de botte de coriandre
75 cl de bouillon de légumes
30 g de gingembre frais
1 c. à s. d'huile d'olive

Garniture
1 concombre
1 branche de céleri
1 grenade
1 pamplemousse
1 citron jaune
1 orange
Feuilles de menthe
Feuilles de coriandre
1 chou-fleur violet

Sauce goma
1 c. à s. de yaourt grec
1 c. à s. de pâte de sésame
40 g de graines de sésame doré
Jus de ½ citron jaune
1 c. à c. d'eau
1 c. à c. d'huile de sésame
Sel, poivre

Thon
Tailler le thon en gros cubes. Préparer la marinade en mélangeant la sauce soja, l'huile d'olive et le zeste des agrumes. Dans un récipient, mettre le thon à mariner dans ce mélange pendant 1 heure environ, au frais. Verser un filet d'huile d'olive dans une poêle chaude et colorer les cubes de thon 20 secondes de chaque côté.

Quinoa
Faire infuser la menthe, le thym et la coriandre dans le bouillon de légumes. Éplucher et hacher finement le gingembre. Verser l'huile d'olive dans une casserole et y faire revenir le gingembre à feu doux pendant 5 minutes. Ajouter le quinoa et le bouillon de légumes filtré. Porter à ébullition et cuire à feu doux pendant 12-15 minutes, tout en remuant. Retirer du feu et laisser gonfler pendant 5 minutes.

Garniture
Laver, éplucher et tailler en petits cubes le concombre et la branche de céleri. Ouvrir la grenade en deux et récupérer les graines. Prélever les suprêmes des agrumes. Hacher finement la coriandre et la menthe. Râper le chou-fleur à l'aide d'une râpe à fromage.

Sauce goma
Mélanger tous les ingrédients dans un bol, saler et poivrer.

Dressage
Dans un bol, mélanger le quinoa avec les différentes garnitures. Disposer joliment par-dessus le thon et les agrumes. Déposer un point gourmand de sauce goma, puis parsemer de semoule de chou-fleur.

SEMAINE 6 / JOUR 1

Circuit training + Séance cardio lent

CIRCUIT 1 — FORCE

2 X FESSIERS + ABDOS

45 secondes de pause à chaque fin de circuit.
Toutes les 10 répétitions, 10 secondes d'arrêt sur le mouvement.

SQUAT CRABE — 20 REPS

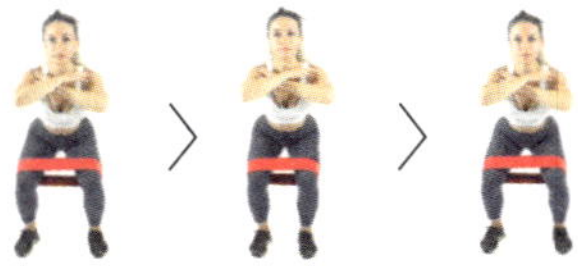

10 SQUATS SUMO + 10 FENTES CROISÉES — 3 SÉRIES

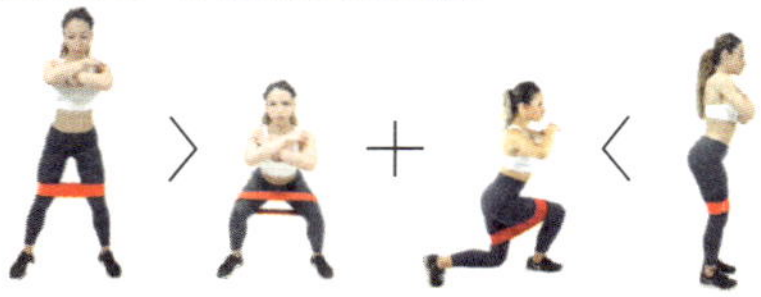

10 SQUATS CRABE + 15 ABDUCTIONS — 2 SÉRIES PAR JAMBE

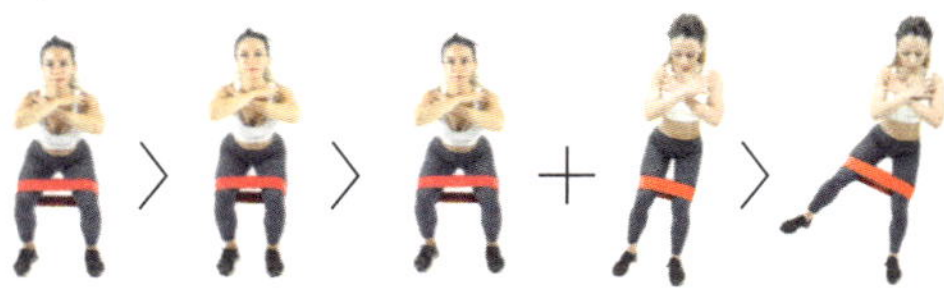

10 RAMEURS + 10 CRUNCHS BICYCLETTE — 3 SÉRIES

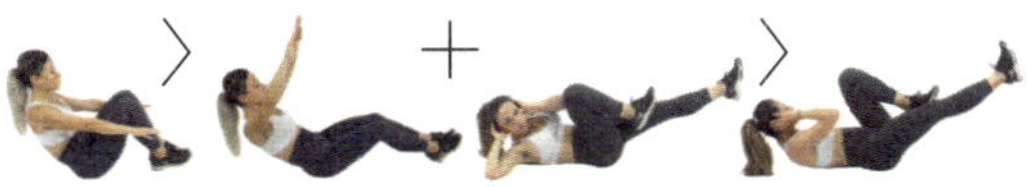

15 DEAD BUG + 15 DEAD BUG VARIATION MAINS-PIEDS — 2 SÉRIES

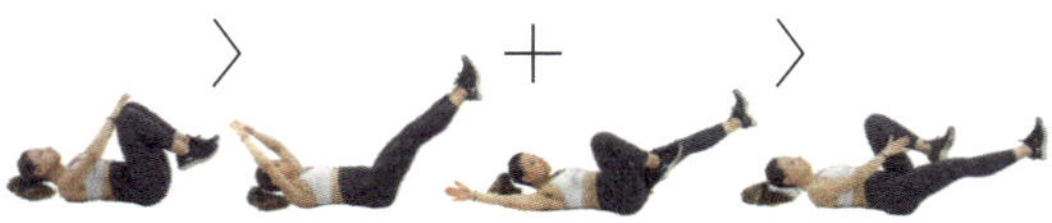

CIRCUIT 2 — HIIT

4 X FESSIERS + ABDOS

45 secondes d'effort pour 15 secondes de récupération.
Faites le plus de répétitions. À la pause, regardez l'exercice suivant.

10 KICK BACK + 10 DONKEY KICK — 45 s / 15 s PAR JAMBE

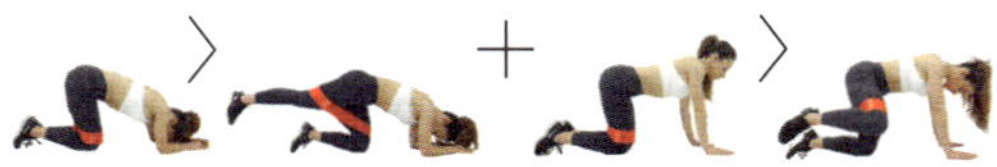

BRIDGE AVEC ABDUCTION — 45 s / 15 s

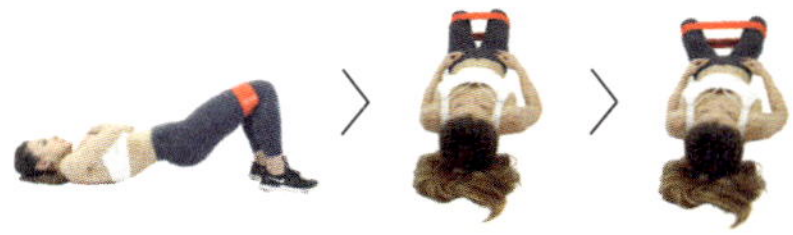

DEAD BUG + DEAD BUG VARIATION MAINS-PIEDS — 45 s / 15 s

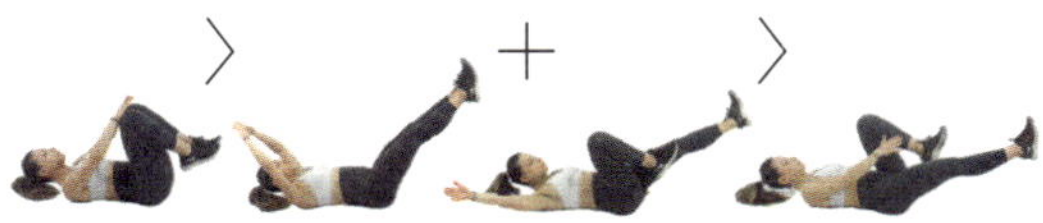

RUSSIAN TWIST — 45 s / 15 s

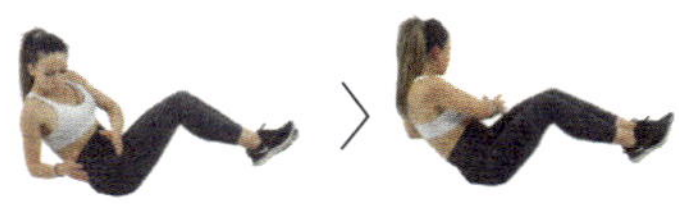

RAMEUR — 45 s / 15 s

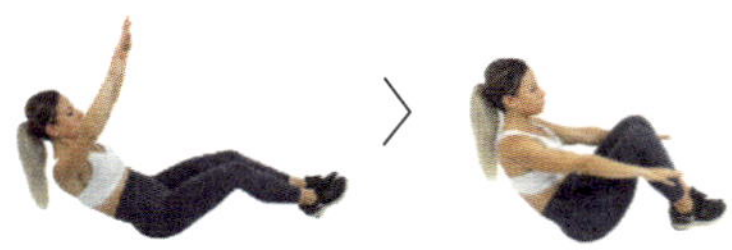

TIPS !

Rappel : Les circuits FORCE de la semaine 6 sont à effectuer en moins de 8 minutes.
L'arrêt s'effectue lorsque l'élastique est tendu.

SEMAINE 6 / JOUR 2

CARDIO HIIT

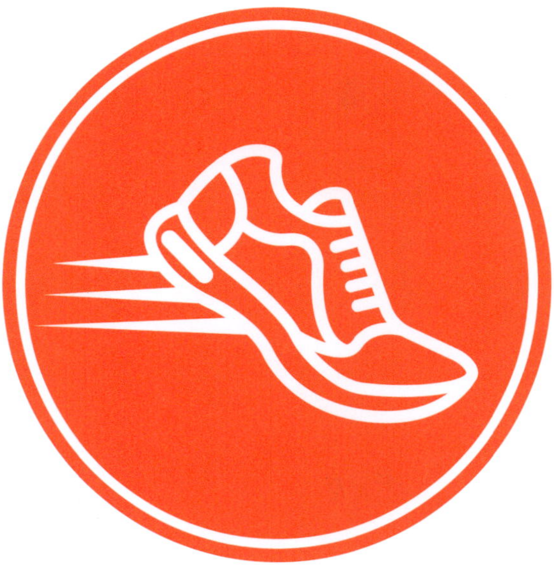

10 MIN

Run, vélo, step...

(Alternez 45 s à 90 à 110 % de la VMA puis 25 s de repos ou 25 s de marche)

SEMAINE 6 / JOUR 3

Circuit training + Séance cardio lent

CIRCUIT 1 — FORCE

3 X JAMBES + PECTORAUX

45 secondes de pause à chaque fin de circuit.
Toutes les 5 répétitions, 10 secondes d'arrêt sur le mouvement.

SQUAT PRISE LARGE / PRISE SERRÉE — 20 REPS

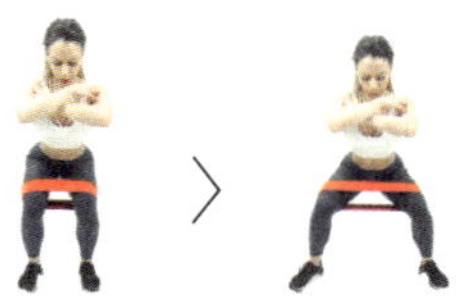

POMPE — 10 REPS

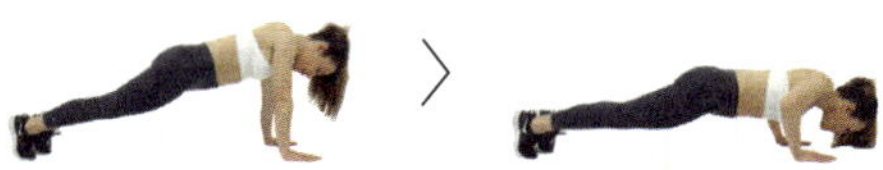

5 MONTÉES DE GENOUX AU SOL + 10 JUMPS — 3 SÉRIES PAR JAMBE

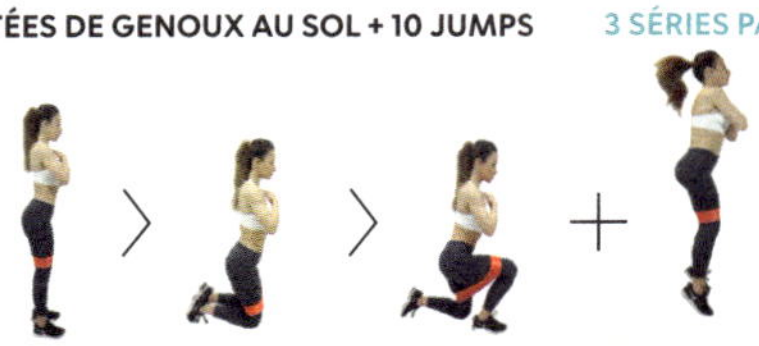

CHENILLE + 10 MAINS-ÉPAULES — 3 SÉRIES

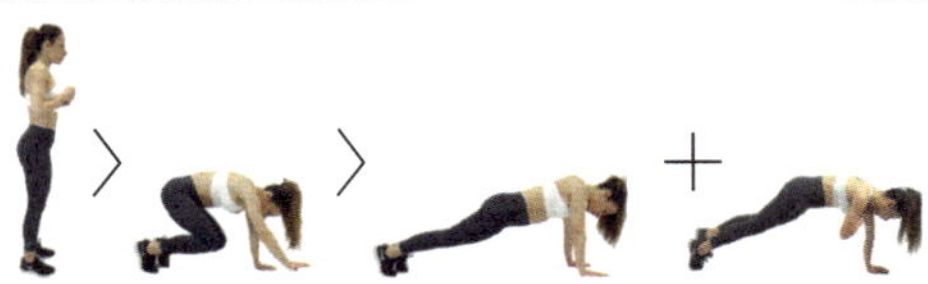

5 JUMP SQUATS + 10 FENTES AVANT — 3 SÉRIES

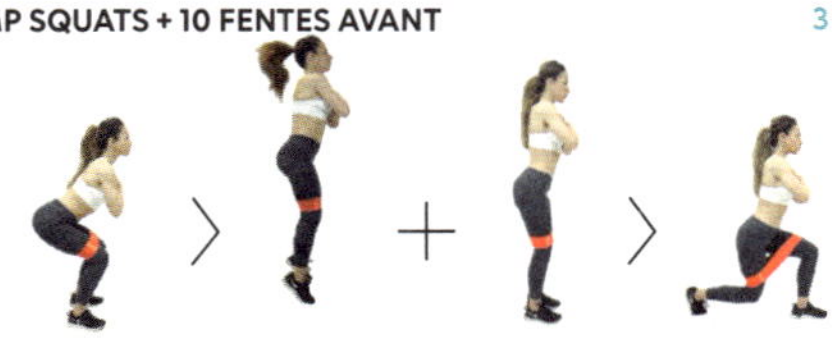

CIRCUIT 2 — HIIT

2 X JAMBES + PECTORAUX

1 minute d'effort pour 40 secondes de récupération.
Faites le plus de répétitions. À la pause, regardez l'exercice suivant.

CHENILLE + 5 JUMP SQUATS — 60 s / 40 s

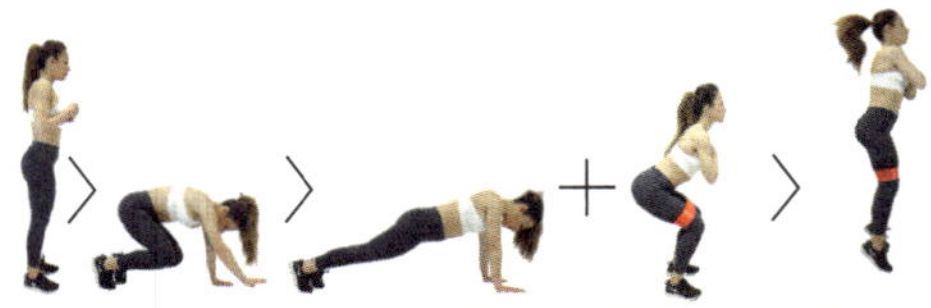

5 SQUATS SUMO + 5 FENTES CROISÉES TIPS — 60 s / 40 s

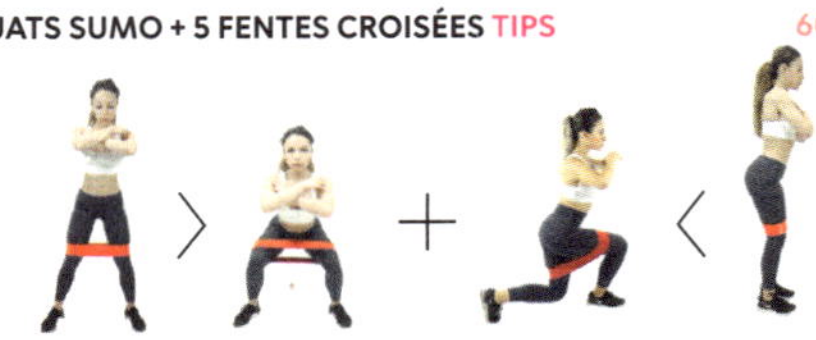

10 COMMANDOS + 10 POMPES — 60 s / 40 s

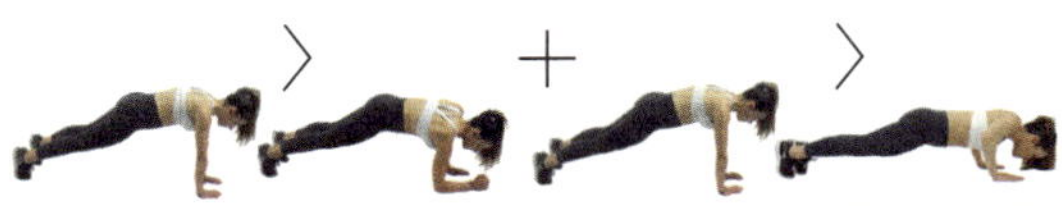

DONKEY SIDE KICK — 60 s / 40 s PAR JAMBE

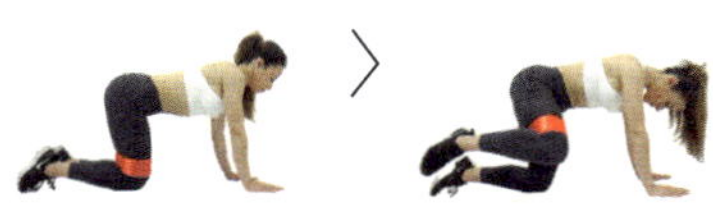

KICK BACK — 60 s / 40 s PAR JAMBE

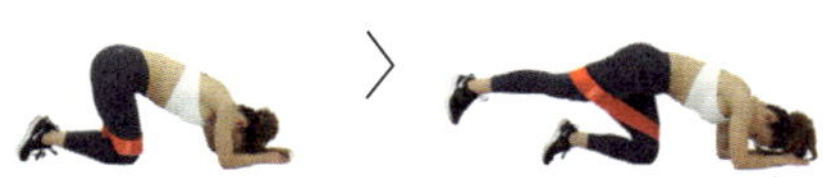

TIPS !

Squat sumo : Pour augmenter la difficulté, placez l'élastique en dessous du genou. Si cela devient trop difficile, n'hésitez pas à utiliser l'élastique bleu.

SEMAINE 6 / JOUR 4

CARDIO HIIT

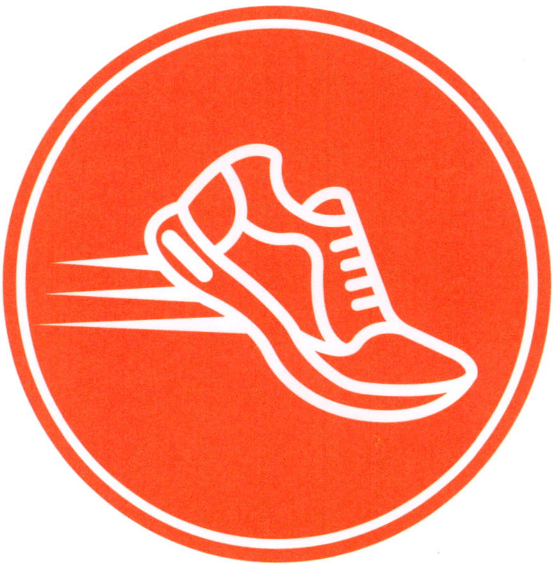

20 MIN

Run, vélo, step...

(Alternez 45 s à 90 à 110 % de la VMA puis 25 s de repos ou 25 s de marche)

SEMAINE 6 / JOUR 5

Circuit training + Séance cardio lent

CIRCUIT 1 — FORCE

4 X FESSIERS + DOS

1 minute de pause à chaque fin de circuit.
Toutes les 10 répétitions, 5 secondes d'arrêt sur le mouvement.

10 SQUATS + 5 MONTÉES DE GENOUX — 2 SÉRIES PAR JAMBE

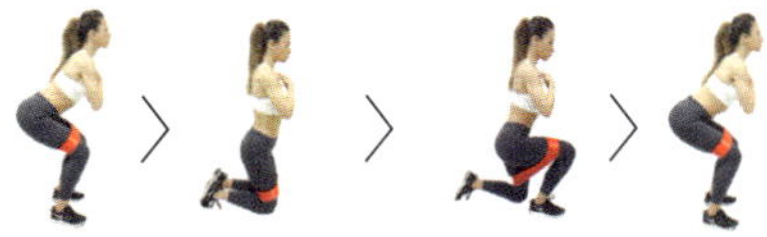

8 SOULEVÉS DE TERRE + 8 ROWING ISOLATION TIPS — 3 SÉRIES

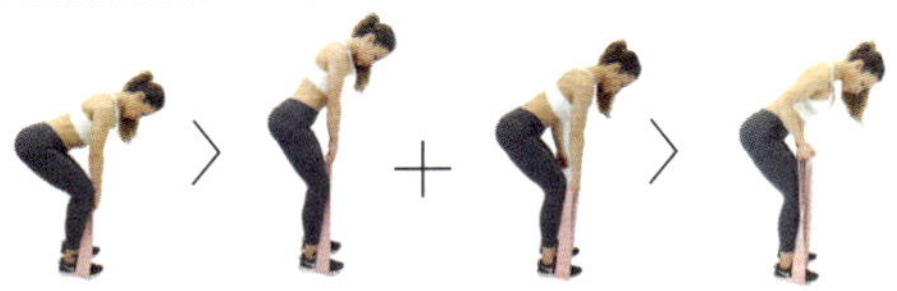

SQUAT SINGLE LEG ABDUCTION — 20 REPS PAR JAMBE

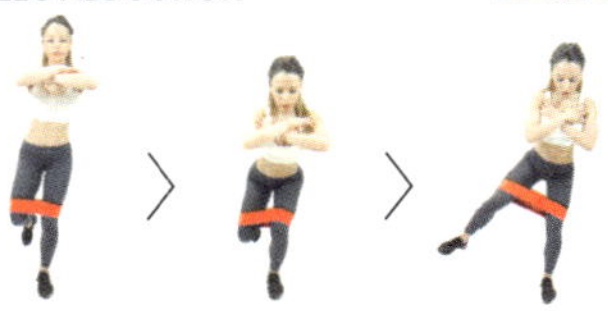

CHENILLE + 10 MAINS-ÉPAULES — 3 SÉRIES

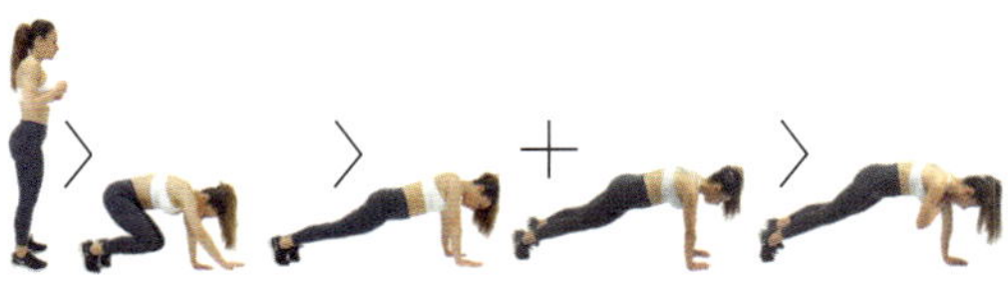

15 TIRAGES HORIZONTAUX + 15 BRIDGES — 2 SÉRIES

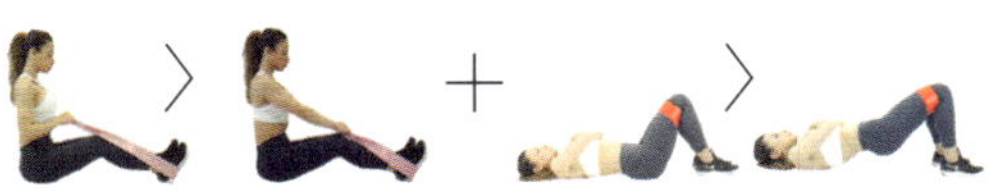

CIRCUIT 2 — HIIT

2 X FESSIERS + DOS

60 secondes d'effort pour 20 secondes de récupération.
Faites le plus de répétitions. À la pause, regardez l'exercice suivant.

CHENILLE + 10 MAINS-ÉPAULES — 60 s / 20 s

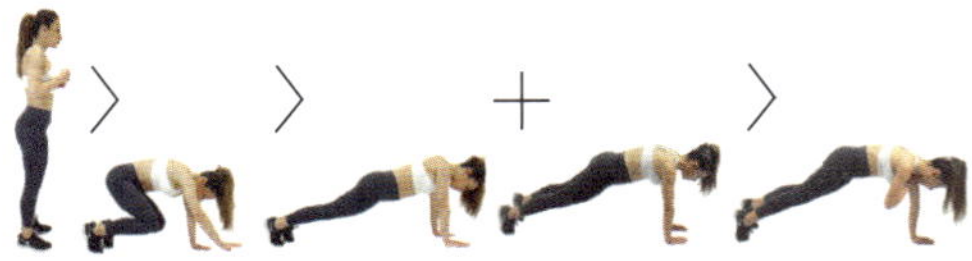

10 SOULEVÉS DE TERRE + 5 ROWING ISOLATION — 60 s / 20 s PAR BRAS

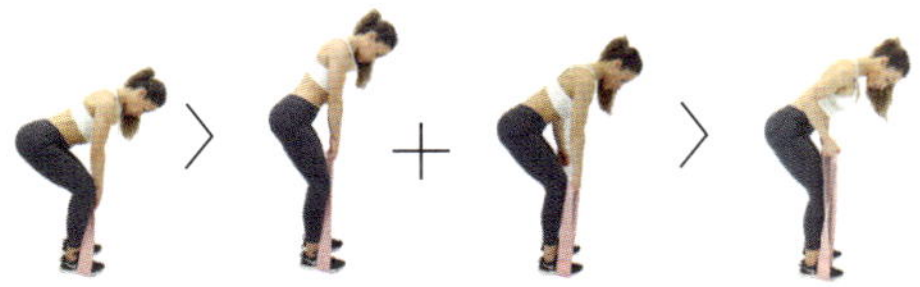

10 TIRAGES HORIZONTAUX + 10 BRIDGES — 60 s / 20 s

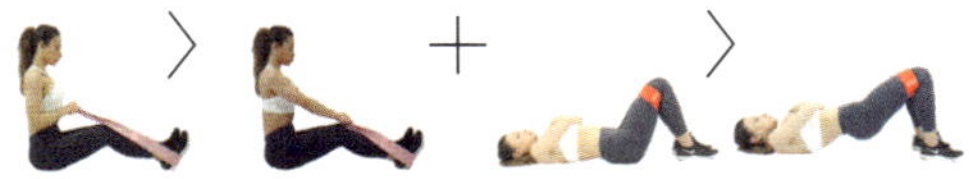

CHENILLE + 10 POMPES — 60 s / 20 s

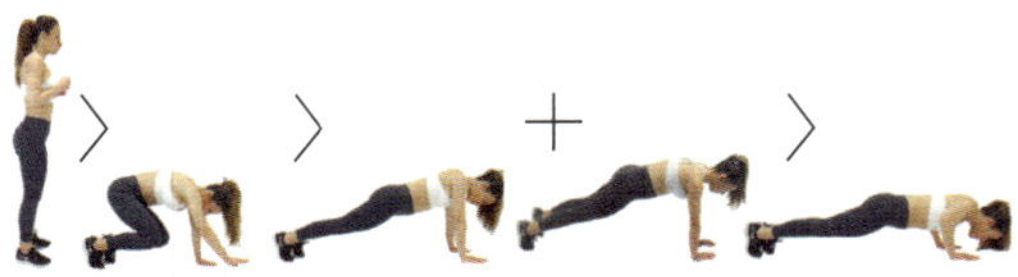

SQUAT LATÉRAL + JUMP SQUAT — 60 s / 20 s

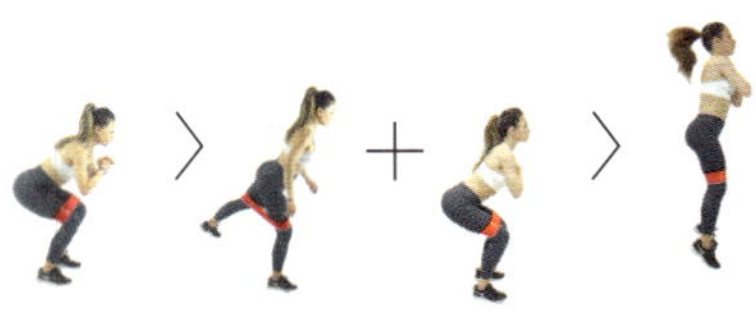

TIPS !

Soulevé de terre : Pensez à ne pas vous cambrer et à garder le dos bien droit. Toute l'impulsion doit provenir des cuisses. Si vous rencontrez des difficultés, n'hésitez pas à réaliser cet exercice sans élastique.
Lors de ce circuit FORCE, l'arrêt s'effectue lorsque vos mains sont à hauteur du bassin, en position haute.

SEMAINE 6 / JOUR 6

Circuit training + Séance cardio lent

CIRCUIT 1 — FORCE

3 X JAMBES + FESSIERS

1 minute de pause à chaque fin de circuit.
Toutes les 10 répétitions, 10 secondes d'arrêt sur le mouvement.

SQUAT SUMO — 25 REPS

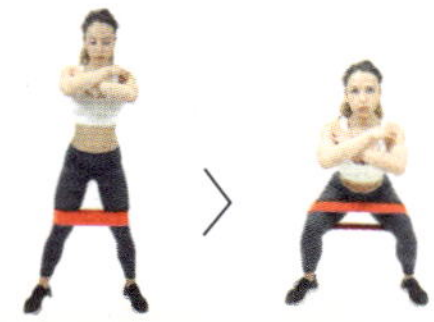

8 FENTES CROISÉES + 10 ABDUCTIONS — 3 SÉRIES PAR JAMBE

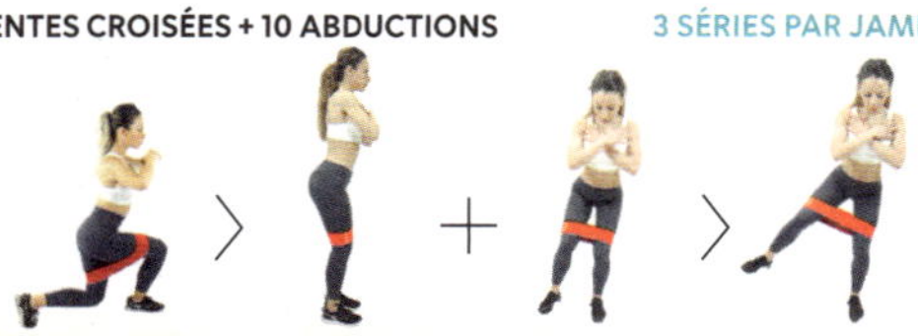

CHENILLE + 20 MOUNTAIN CLIMBER — 2 SÉRIES

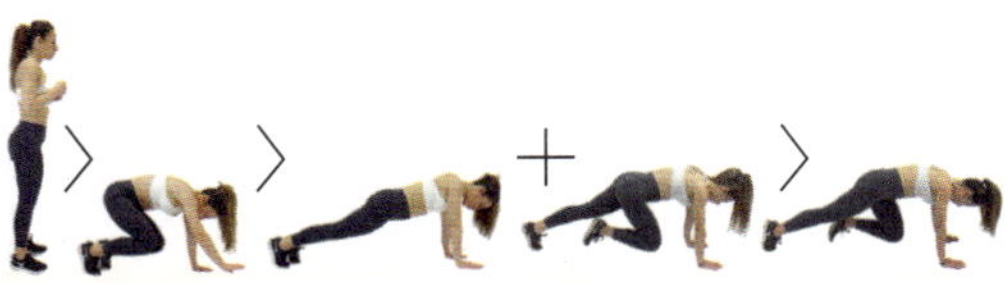

15 BRIDGES + 15 BRIDGES AVEC ABDUCTION TIPS — 2 SÉRIES

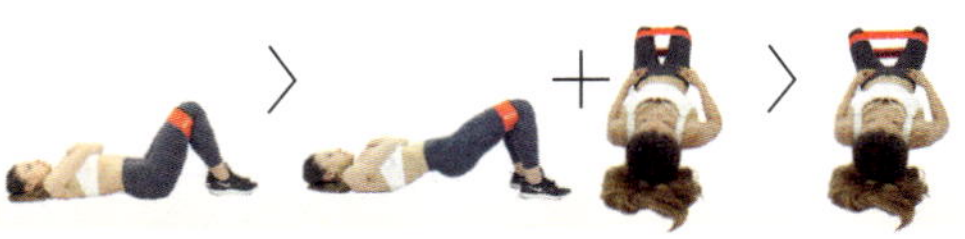

15 KICK BACK + 15 DONKEY SIDE KICK — 3 SÉRIES PAR JAMBE

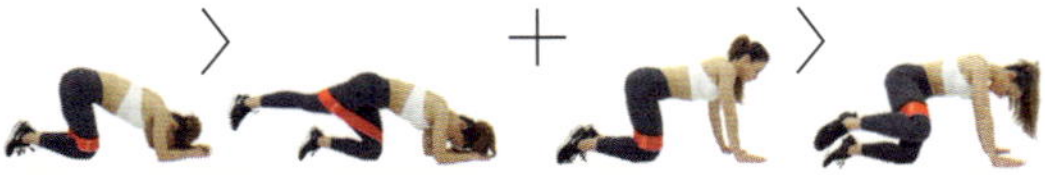

CIRCUIT 2 — HIIT

2 X JAMBES + ABDOS

60 secondes d'effort pour 30 secondes de récupération.
Faites le plus de répétitions. À la pause, regardez l'exercice suivant.

10 SQUATS CRABE + 5 JUMP SQUATS — 60 s / 20 s

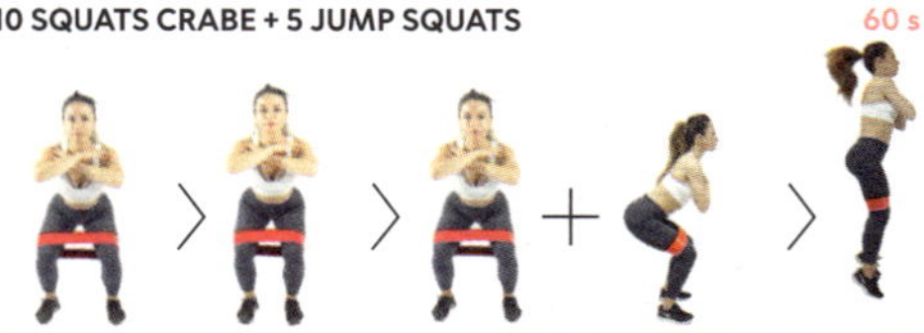

CHENILLE + MOUNTAIN CLIMBER — 60 s / 20 s

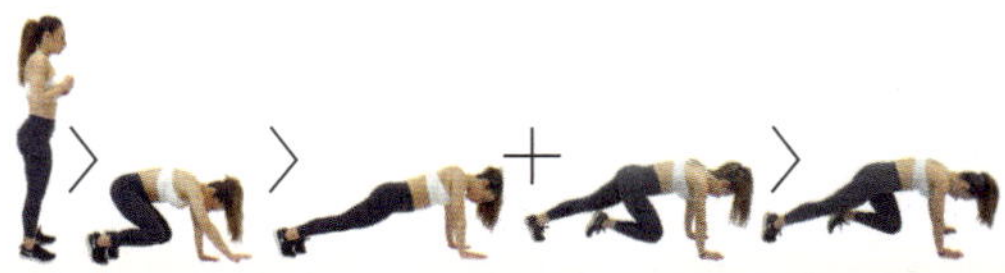

DEAD BUG VARIATION MAINS-PIEDS — 60 s / 20 s

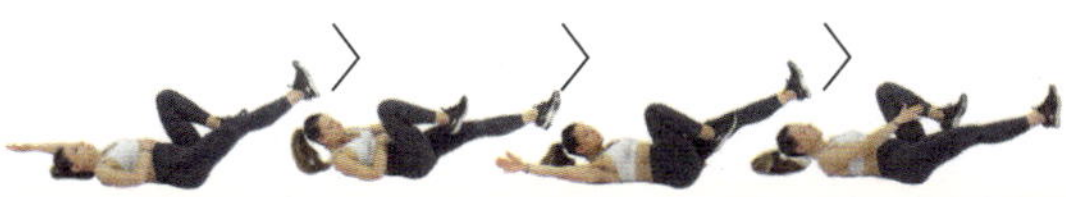

DEAD BUG — 60 s / 20 s

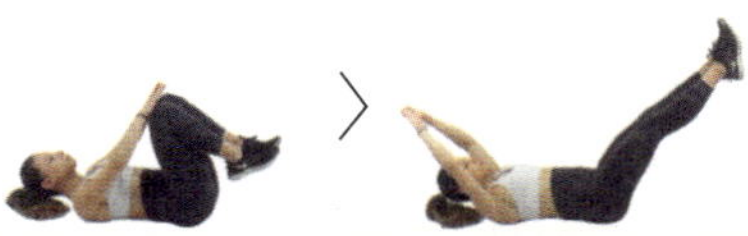

RAMEUR — 60 s / 20 s

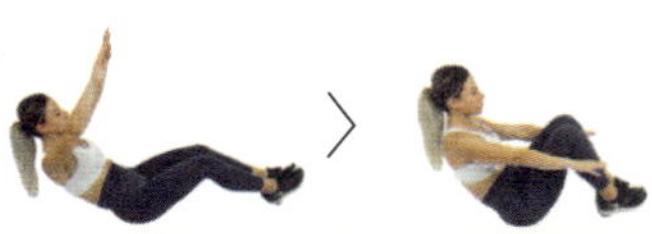

TIPS !

Bridge avec abduction : Pensez à verrouiller votre dos en rétroversion et à garder l'élastique tendu en ayant les jambes droites. Ne rentrez pas les genoux. Lors de ce circuit FORCE, l'arrêt s'effectue en position haute, lors de l'abduction (ouverture des cuisses).

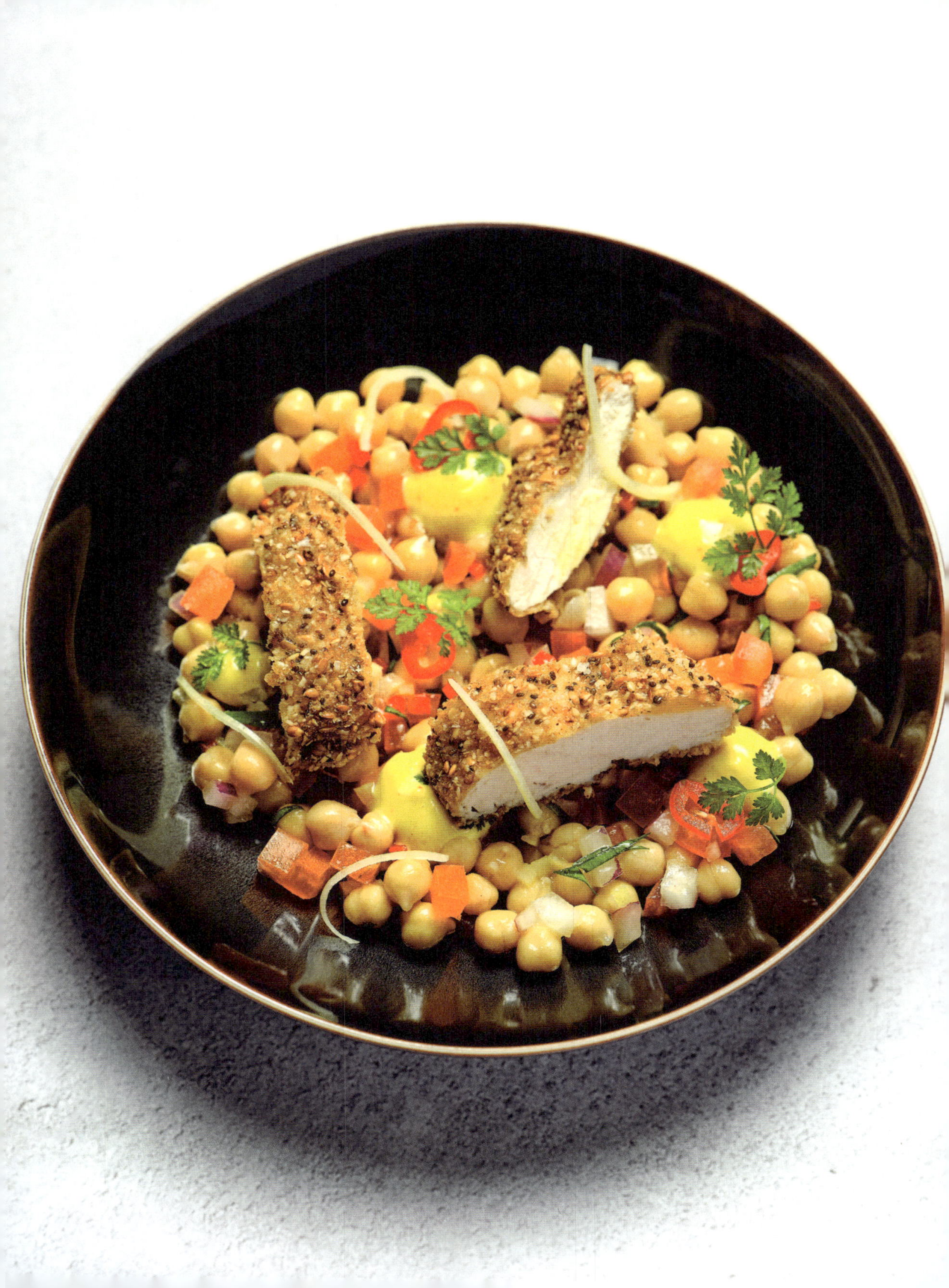

FILETS DE POULET CROUSTILLANTS AUX CÉRÉALES, MAYONNAISE AU CURRY, SALADE DE POIS CHICHES À L'ORIENTALE

POUR 4 PERSONNES

Poulet
4 blancs de poulet
2 œufs
100 g de farine de sarrasin
50 g de flocons d'avoine
20 g de graines de lin
20 g de graines de sésame doré
20 g de graines de chia
20 g de graines de sarrasin
20 g de chapelure fine
20 cl d'huile de pépins de raisin
Sel, poivre

Mayonnaise
1 jaune d'œuf
1 c. à c. de moutarde
1 c. à c. de curry en poudre ou ½ c. à c. de pâte de curry vert
15 cl d'huile de pépins de raisin
1 c. à c. de jus de citron vert
Sel
Piment d'Espelette

Poulet
Mettre toutes les céréales avec la chapelure dans un robot et mixer 30 secondes.
Saler et poivrer les blancs de poulet. Casser les œufs, les battre et les assaisonner.
Rouler les blancs de poulet dans la farine, les taper entre eux pour enlever l'excédent, les tremper dans les œufs battus, puis les recouvrir complètement du mélange chapelure-céréales.
Faire chauffer l'huile dans une poêle. Y cuire les blancs de poulet à feu moyen 10-12 minutes, en veillant à bien faire dorer les céréales sans les brûler. Déposer sur du papier absorbant après la cuisson pour absorber l'excédent d'huile.

Mayonnaise
Mélanger dans un bol le jaune d'œuf avec la moutarde, le curry, le sel et le piment d'Espelette. Verser l'huile en filet petit à petit tout en remuant avec un fouet ou une fourchette ; le mélange obtenu doit être stable et lisse. Ajouter le jus de citron et rectifier l'assaisonnement si nécessaire.

•••

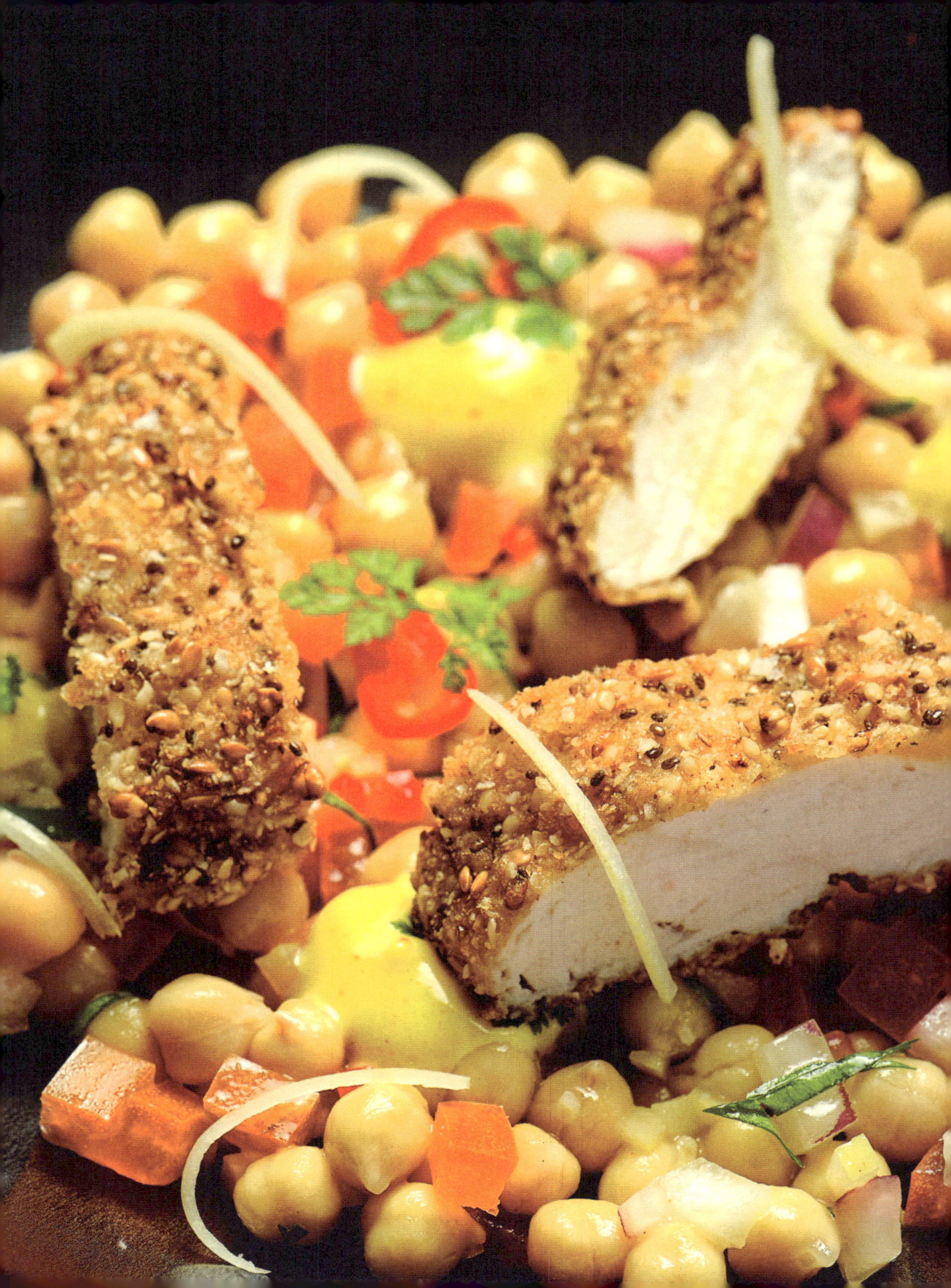

Vinaigrette aux épices
Jus de 1 orange
1 c. à s. de jus de citron vert
1 c. à c. de ras el-hanout
1 c. à c. de cumin
1 c. à c. de paprika
Sel, poivre
5 c. à s. d'huile d'olive

Garniture
200 g de pois chiches cuits
20 g de raisins secs blonds
1 tomate charnue
1 piment doux rouge
¼ de botte de persil plat
¼ de botte de cerfeuil
½ oignon rouge
¼ de citron confit
30 g d'amandes carmel

Vinaigrette aux épices
Presser le jus de l'orange. Le faire chauffer dans une casserole jusqu'à ce qu'il réduise de moitié. Le laisser refroidir, puis ajouter les épices et le jus de citron.
Verser l'huile d'olive petit à petit en mélangeant.
Saler et poivrer.

Garniture
Faire gonfler les raisins secs dans de l'eau tiède pendant 15 minutes.
Laver et tailler en très petits dés la tomate et le piment doux. Tailler les herbes et l'oignon rouge. Prélever la peau du citron confit et la tailler très finement.
Laver les pousses d'épinards.
Rincer et égoutter les pois chiches.
Mélanger les pois chiches avec tous les autres éléments et la vinaigrette. Ajouter les pousses d'épinards à la fin.

Dressage
Disposer dans chaque assiette de la salade de pois chiches, puis un blanc de poulet pané, et parsemer d'amandes concassées. Arroser d'un trait de vinaigrette.

TIPS !

Pour obtenir un poulet bien tendre, la veille, laissez tremper les filets dans du lait une nuit entière : les enzymes du lait en attendriront la chair. Une astuce : finissez la cuisson du poulet au four pour éviter de le brûler dans la poêle. La vinaigrette peut également accompagner des carottes râpées.

SEMAINE 7 / JOUR 1

Circuit training + Séance cardio lent

CIRCUIT 1 FORCE

4 X JAMBES + FESSIERS

1 minute de pause à chaque fin de circuit.
Toutes les 10 répétitions, 5 secondes d'arrêt sur le mouvement.

SQUAT — 30 REPS

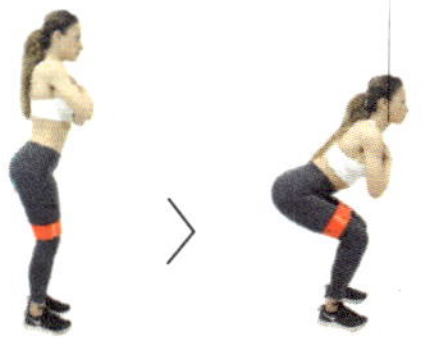

10 FENTES ARRIÈRE + 5 JUMP SQUATS — 3 SÉRIES

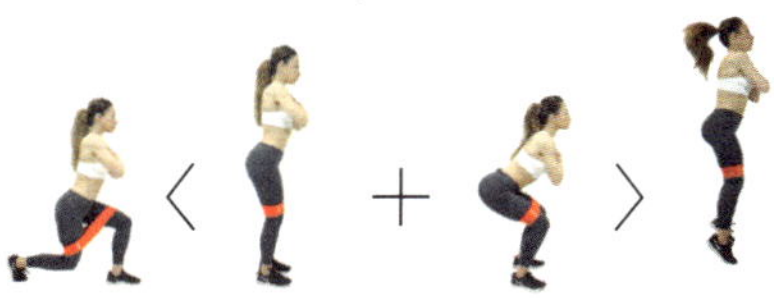

SQUAT PRISE LARGE / PRISE SERRÉE — 20 REPS

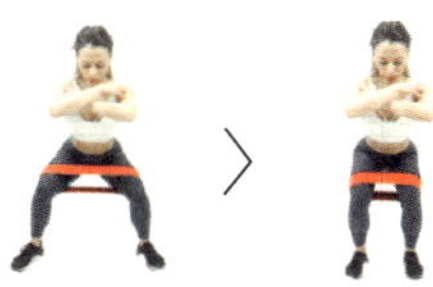

10 SQUATS + 15 ABDUCTIONS DE LA HANCHE — 2 SÉRIES PAR JAMBE

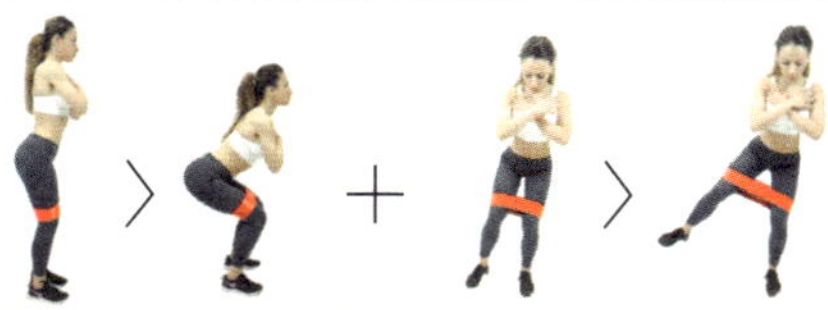

15 BRIDGES AVEC ABDUCTION + 15 BRIDGES — 3 SÉRIES

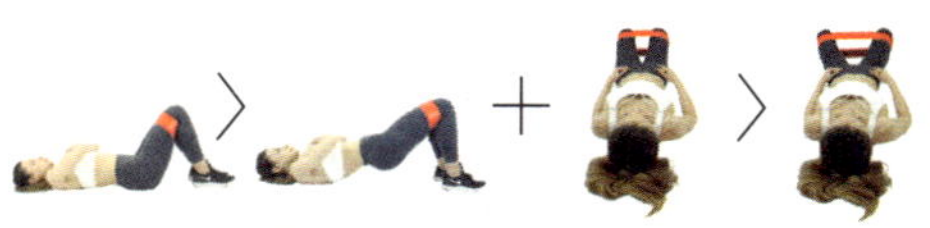

CIRCUIT 2 HIIT

2 X JAMBES + FESSIERS

60 secondes d'effort pour 30 secondes de récupération.
Faites le plus de répétitions. À la pause, regardez l'exercice suivant.

FENTE AVANT + JUMP SQUAT — 60 s / 30 s PAR JAMBE

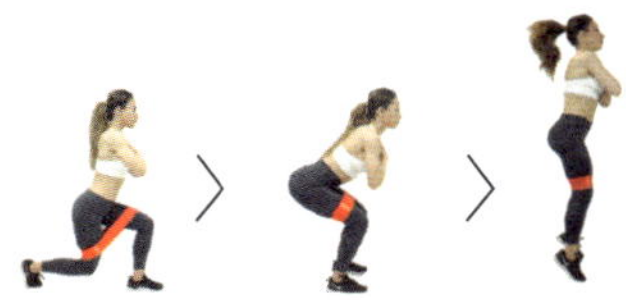

SQUAT — 60 s / 30 s

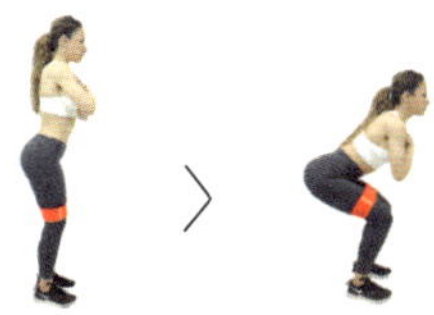

FENTE CROISÉE — 60 s / 30 s PAR JAMBE

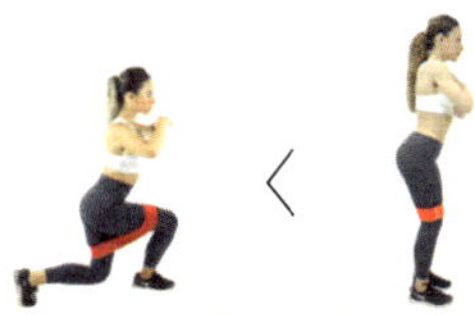

SQUAT CRABE — 60 s / 30 s

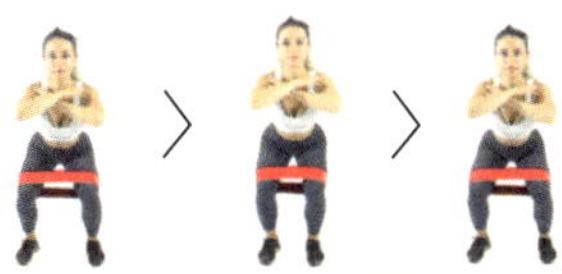

MONTÉE DE GENOUX + JUMP SQUAT — 60 s / 30 s

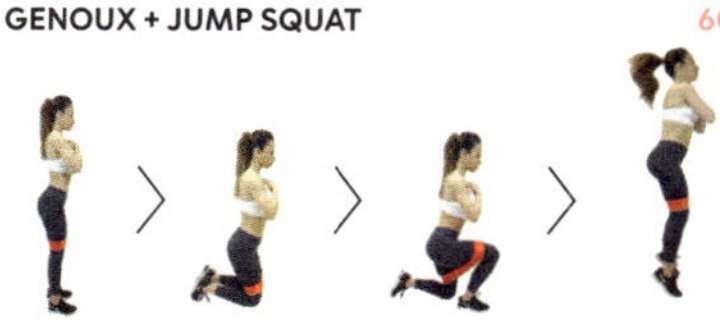

TIPS !

Rappel : Les circuits FORCE de la semaine 7 sont à effectuer en moins de 9 minutes.
L'arrêt s'effectue lorsque l'élastique est tendu.

SEMAINE 7 / JOUR 2

Circuit training + Séance cardio lent

CIRCUIT 1 FORCE

2 X JAMBES + PECTORAUX

1 minute de pause à chaque fin de circuit.
Toutes les 5 répétitions, 10 secondes d'arrêt sur le mouvement.

SQUAT — 30 REPS

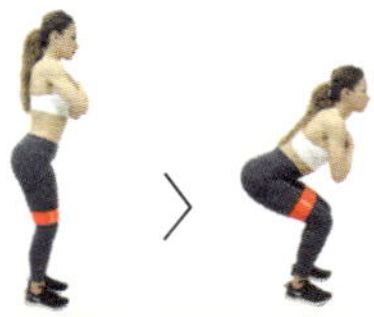

15 FENTES AVANT / ARRIÈRE + 5 JUMPS — 2 SÉRIES

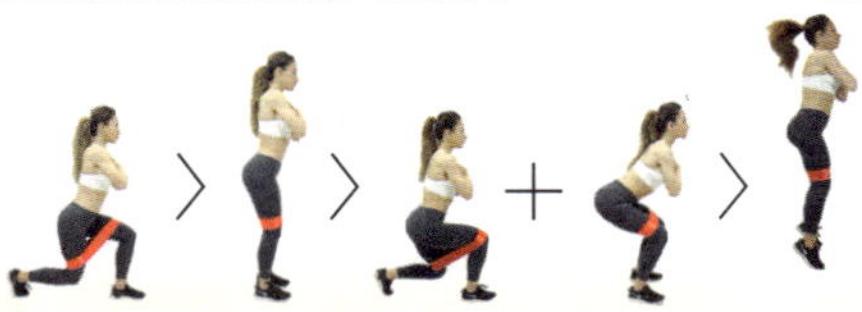

CHENILLE + 10 POMPES — 2 SÉRIES

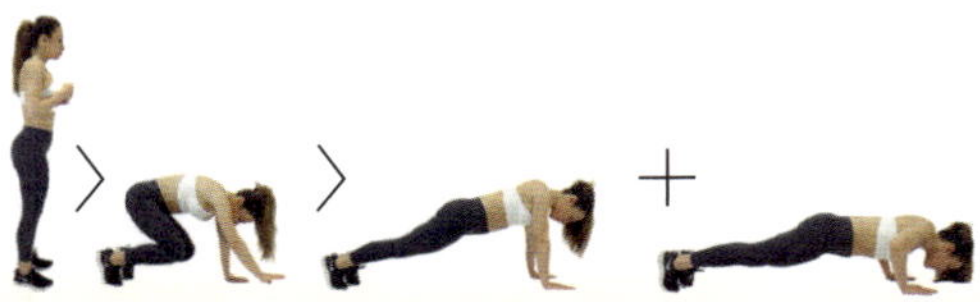

15 SQUATS SUMO + 15 ABDUCTIONS — 2 SÉRIES PAR JAMBE

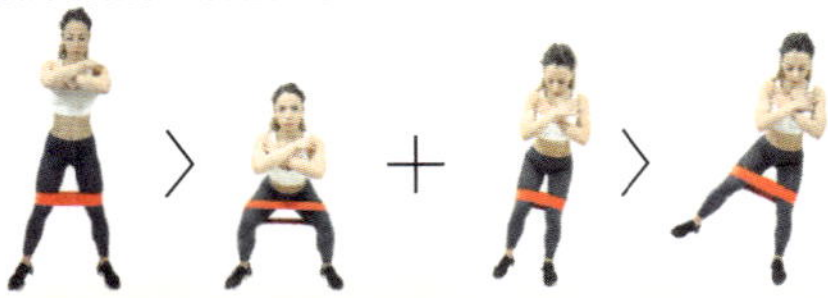

CHENILLE + 20 MOUNTAIN CLIMBER — 2 SÉRIES

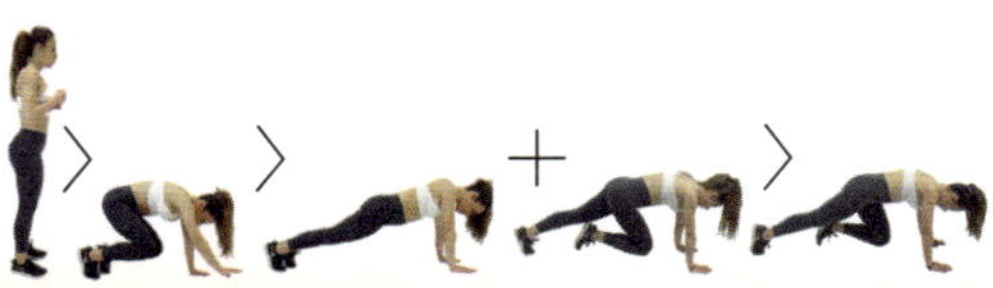

CIRCUIT 2 HIIT

3 X JAMBES + PECTORAUX

1 minute d'effort pour 30 secondes de récupération.
Faites le plus de répétitions. À la pause, regardez l'exercice suivant.

CHENILLE + 5 POMPES — 60 s / 20 s

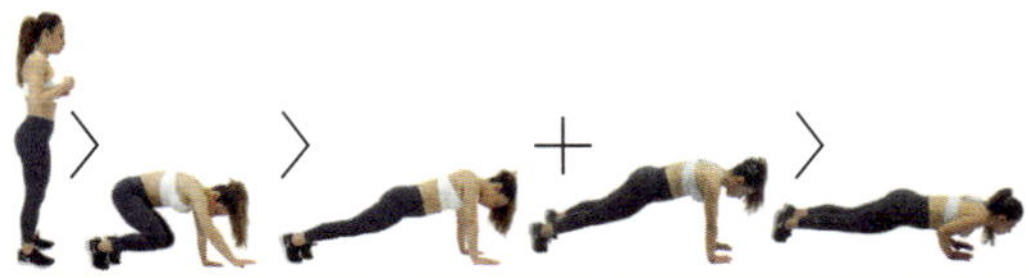

10 SQUATS CRABE + JUMP TIPS — 60 s / 20 s

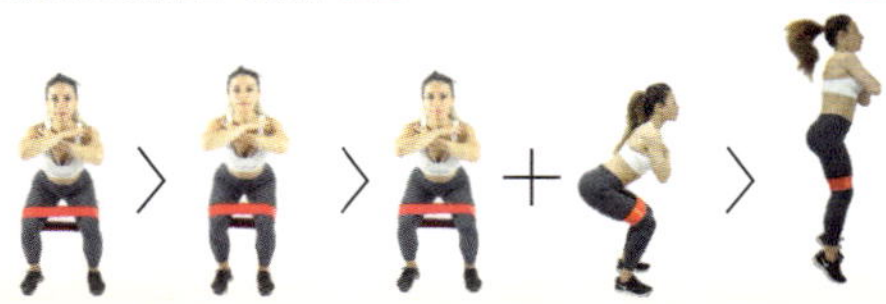

10 FENTES CROISÉES + 10 SQUATS — 60 s / 20 s

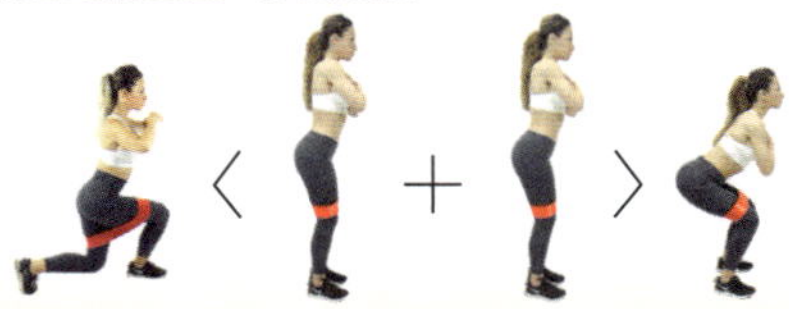

CHENILLE + 5 POMPES — 60 s / 20 s

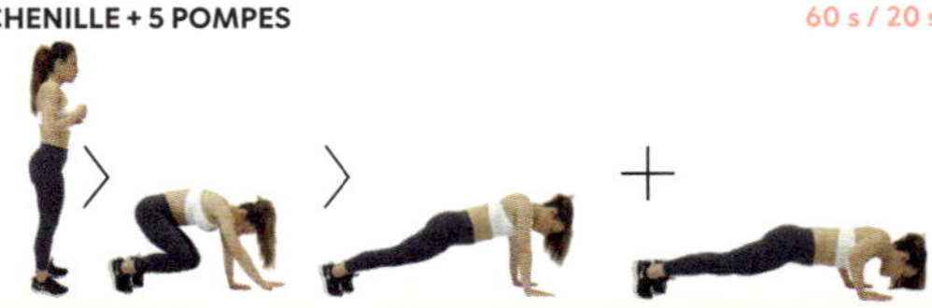

10 SQUATS CRABE + JUMP — 60 s / 20 s

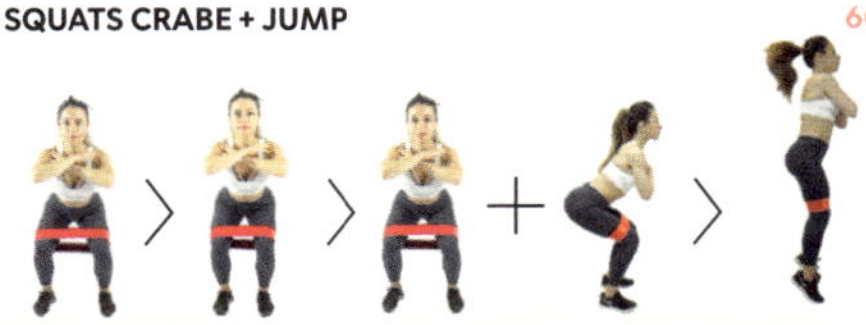

TIPS !

Squat crabe : Pensez à garder les cuisses parallèles au sol lors de l'exécution du mouvement. Il est important d'effectuer des pas contrôlés et pas trop grands.

SEMAINE 7 / JOUR 3

CARDIO HIIT

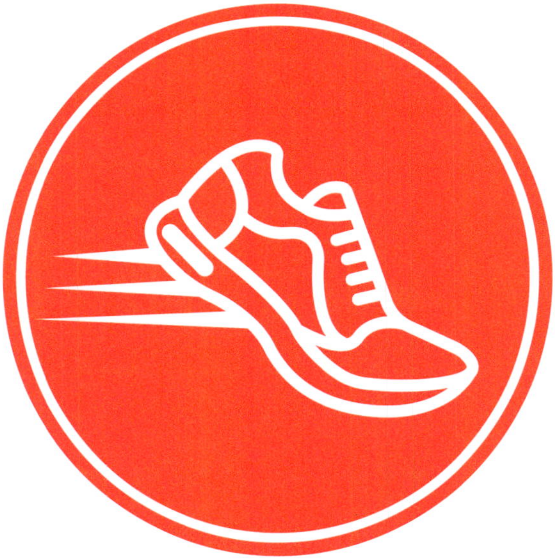

20 MIN

Run, vélo, step...

(Alternez 45 s à 90 à 110 % de la VMA puis 25 s de repos ou 25 s de marche)

SEMAINE 7 / JOUR 4

Circuit training + Séance cardio lent

CIRCUIT 1 — FORCE

3 X JAMBES + ABDOS

1 minute de pause à chaque fin de circuit.
Toutes les 10 répétitions, 10 secondes d'arrêt sur le mouvement.

10 SQUATS CRABE + 10 SQUATS LATÉRAUX — 2 SÉRIES

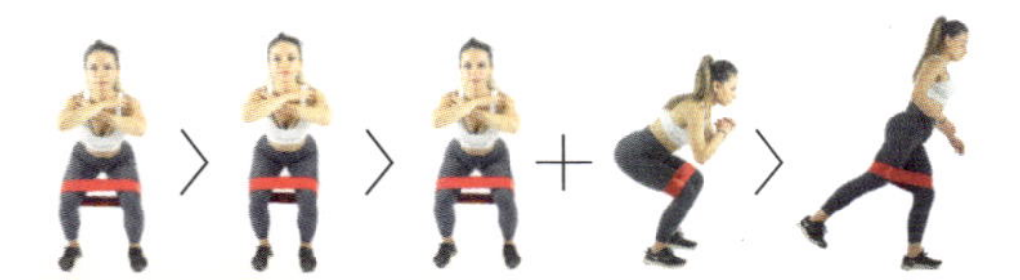

15 SQUATS SUMO + 15 FENTES CROISÉES — 3 SÉRIES

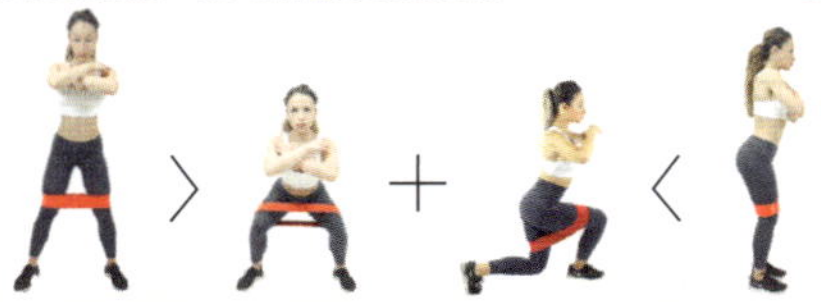

15 KICK BACK + 15 DONKEY SIDE KICK TIPS — 2 SÉRIES PAR JAMBE

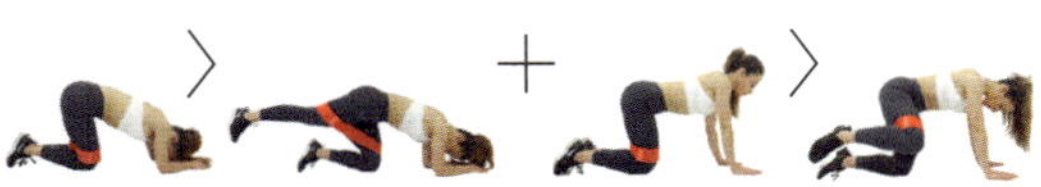

10 COMMANDOS + 20 MOUNTAIN CLIMBER — 2 SÉRIES

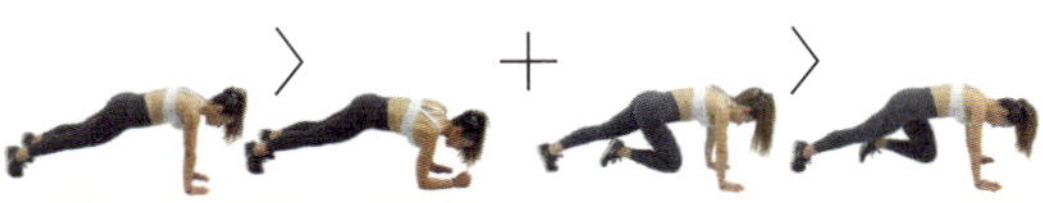

DEAD BUG VARIATION MAINS-PIEDS — 30 REPS

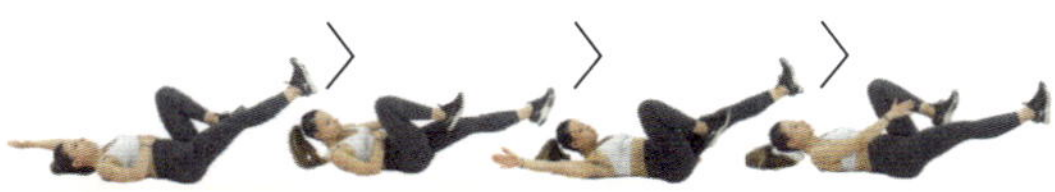

CIRCUIT 2 — HIIT

2 X JAMBES + PECTORAUX

1 minute d'effort pour 30 secondes de récupération.
Faites le plus de répétitions. À la pause, regardez l'exercice suivant.

SQUAT + JUMP SQUAT — 60 s / 30 s

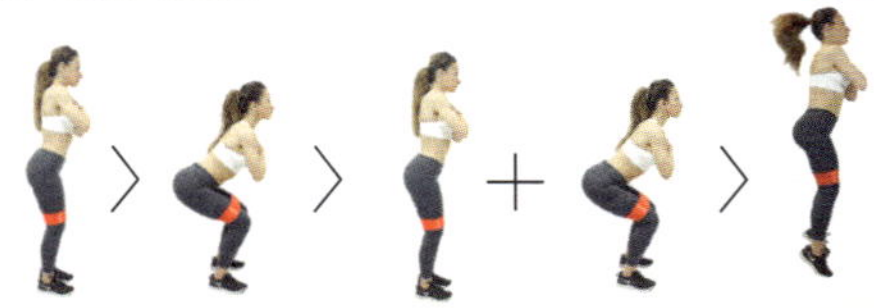

CHENILLE + 20 ÉLÉVATIONS MAINS — 60 s / 30 s PAR MAIN

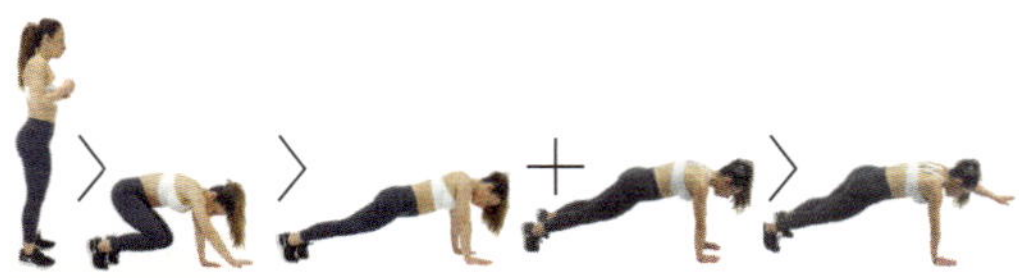

5 SQUATS CRABE + 10 ABDUCTIONS — 60 s / 30 s PAR JAMBE

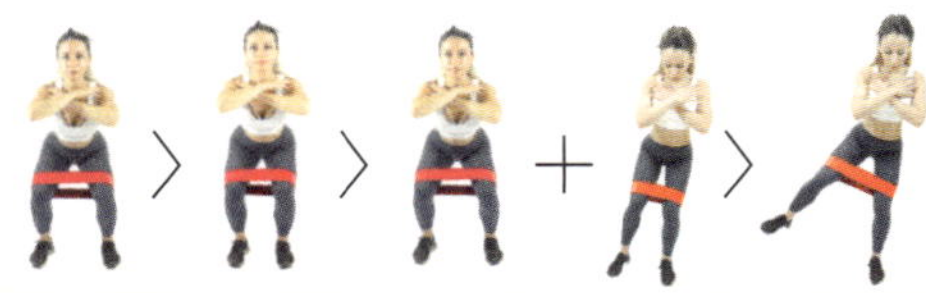

SQUAT + JUMP SQUAT — 60 s / 30 s

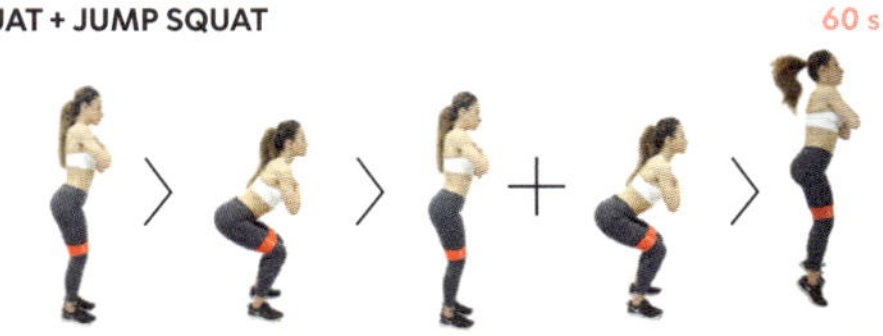

10 MOUNTAIN CLIMBER + 5 POMPES — 60 s / 30 s

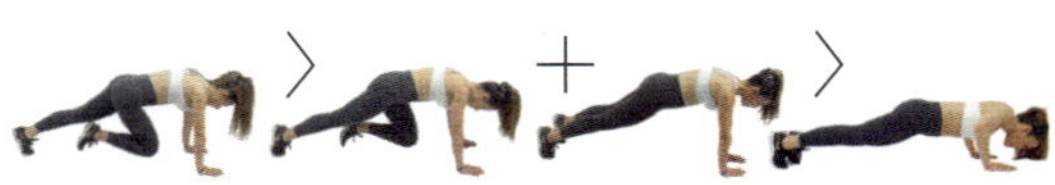

TIPS !

Kick back : Durant cet exercice, pensez à appuyer sur les talons et à tendre au maximum la jambe. Si la résistance est trop difficile, n'hésitez pas à changer d'élastique.

SEMAINE 7 / JOUR 5

CARDIO LENT

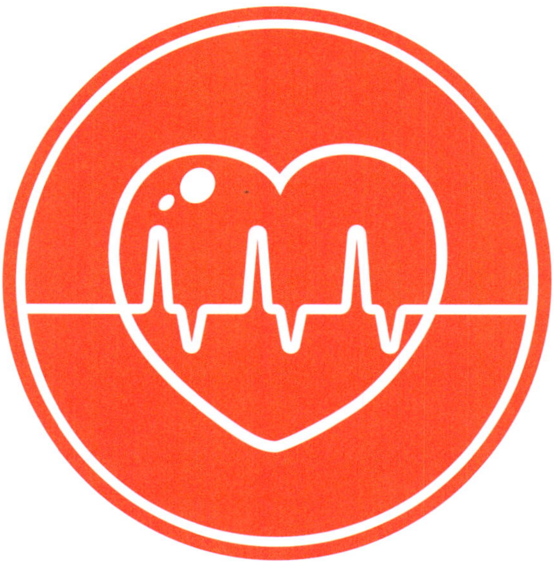

50 MIN

Run, vélo, step... à allure lente
(à 60 % de la fréquence cardiaque maximale)

SEMAINE 7 / JOUR 6

Circuit training + Séance cardio lent

CIRCUIT 1 — FORCE

2 X JAMBES + ABDOS

1 minute de pause à chaque fin de circuit.
Toutes les 10 répétitions, 5 secondes d'arrêt sur le mouvement.

15 SQUATS + 15 ABDUCTIONS TIPS — 2 SÉRIES PAR JAMBE

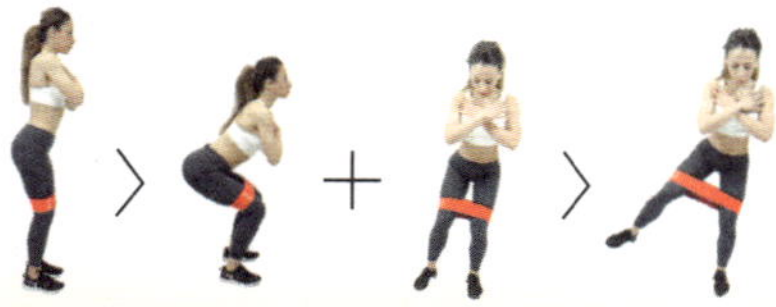

15 SQUATS LARGES / SERRÉS + 5 JUMPS — 2 SÉRIES

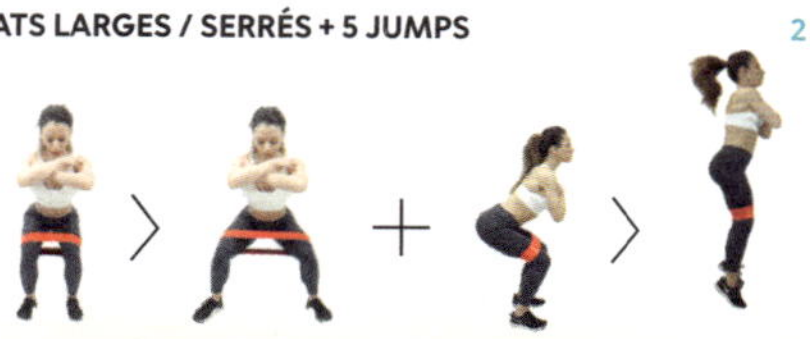

15 RAMEURS + 20 RUSSIAN TWIST — 2 SÉRIES

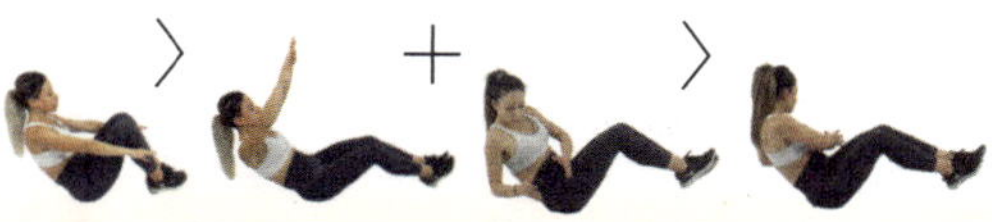

20 DEAD BUG + 20 CRUNCHS BICYCLETTE — 2 SÉRIES

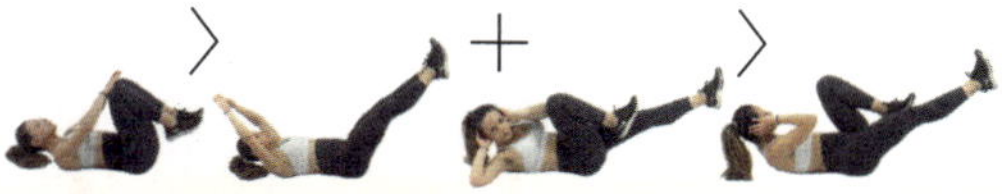

SQUAT CRABE — 20 REPS

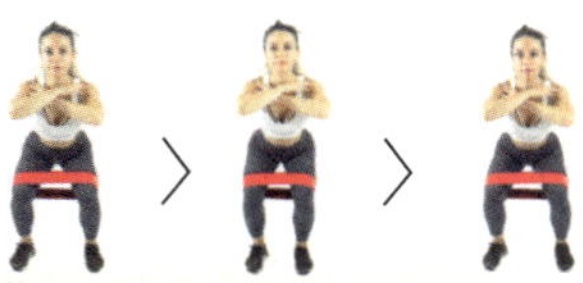

CIRCUIT 2 — HIIT

4 X FESSIERS + ABDOS

1 minute d'effort pour 30 secondes de récupération.
Faites le plus de répétitions. À la pause, regardez l'exercice suivant.

20 KICK BACK + 20 DONKEY SIDE KICK — 60 s / 15 s PAR JAMBE

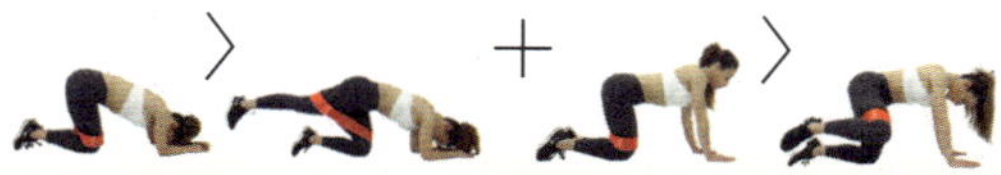

10 MONTÉES DE GENOUX + JUMP SQUAT — 60 s / 15 s

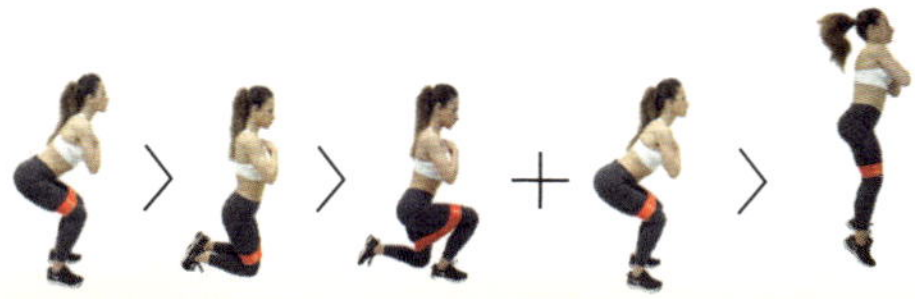

BRIDGE AVEC ABDUCTION — 60 s / 15 s

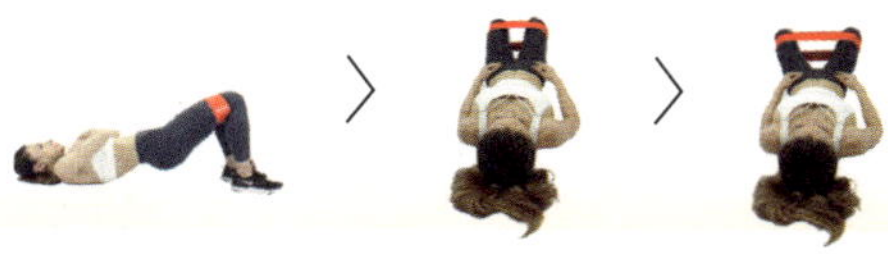

20 DEAD BUG + 20 DEAD BUG VARIATION MAINS-PIEDS — 60 s / 15 s

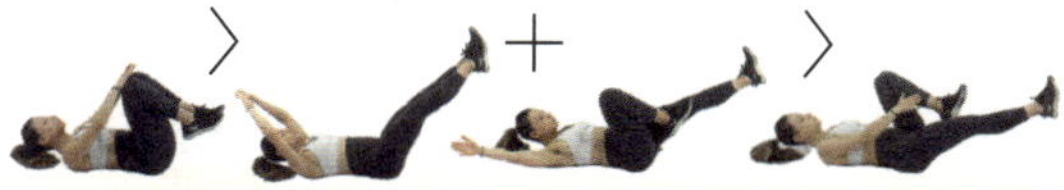

RUSSIAN TWIST — 60 s / 15 s

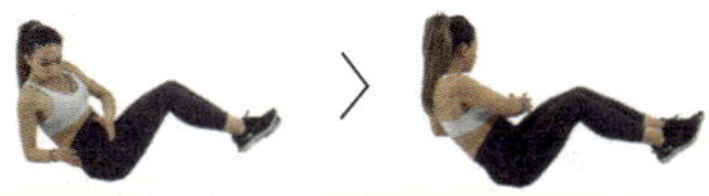

TIPS !

Squat + abduction : N'hésitez pas à vous tenir à un mur afin d'être le plus stable possible à l'exécution du mouvement. Lors de ce circuit FORCE, l'arrêt s'effectue lors du squat.

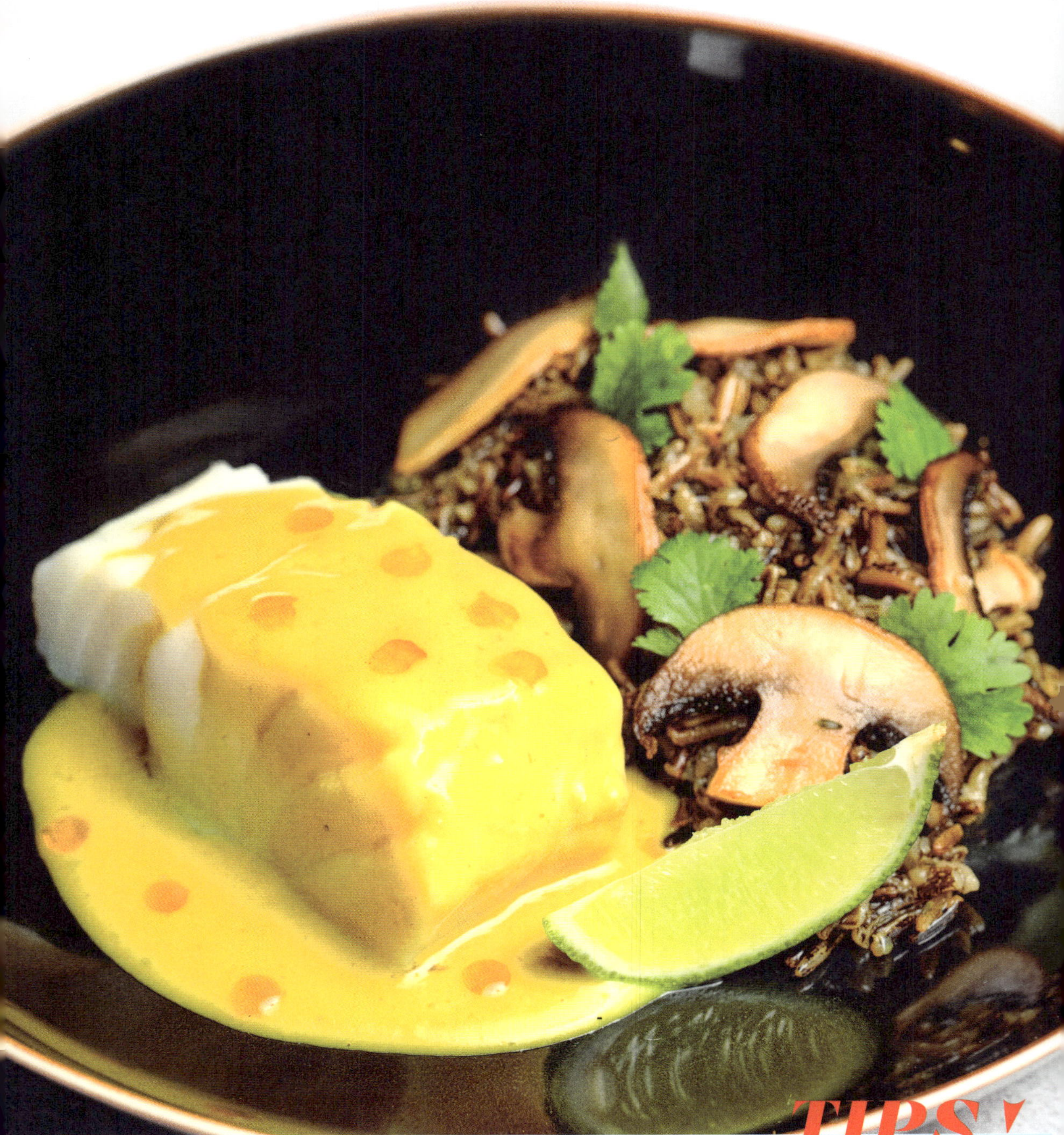

TIPS !

Pour une meilleure tenue du poisson pendant la cuisson, couvrez-le de sel, laissez-le reposer pendant 10 minutes, puis rincez-le soigneusement. Pour une cuisson uniforme, à la sortie du four, laissez reposer le poisson. Cette recette est réalisable avec d'autres poissons, comme le colin ou le saumon, ou avec du poulet. Le riz peut être cuit différemment : dans une grande quantité d'eau bouillante salée pendant 40 minutes.

CURRY COCO DE CABILLAUD, RIZ SAUVAGE AUX CHAMPIGNONS

POUR 4 PERSONNES

Garniture
200 g de riz sauvage
200 g de champignons de Paris
1 oignon
400 g de bouillon de volaille ou d'eau
1 branche de thym
1 c. à s. d'huile d'olive
1 c. à s. d'huile de coco

Sauce curry-coco
2 échalotes
50 g de gingembre frais
2 bâtons de citronnelle
20 g de pâte de curry jaune
1 c. à s. d'huile de coco
25 cl de bouillon de volaille
½ l de lait de coco
½ botte de coriandre
1 c. à c. de curcuma en poudre
Sel

Cabillaud
4 pavés de cabillaud
1 c. à s. d'huile de coco
Papier sulfurisé
20 g de sel

Dressage
Feuilles de coriandre
Citron vert

Garniture
Tailler finement l'oignon, puis le faire suer avec l'huile d'olive dans une casserole. Ajouter le riz et le faire nacrer 3 minutes, tout en remuant. Verser le bouillon de volaille, ajouter la branche de thym et porter à ébullition. Baisser le feu, couvrir et laisser frémir à feu doux pendant environ 40 minutes, tout en remuant de temps à autre. Lorsque le riz est tendre et que le liquide a été totalement absorbé, débarrasser dans un plat. Laver et tailler en huit les champignons. Les faire cuire dans une poêle chaude avec l'huile de coco.

Sauce curry-coco
Éplucher et tailler finement les échalotes, le gingembre et la citronnelle. Dans une casserole, les faire revenir avec l'huile de coco le curry et le curcuma, ajouter le bouillon de volaille et porter à ébullition. Laisser cuire 20 minutes à frémissement, puis ajouter le lait de coco et la coriandre. Laisser infuser 30 minutes. Passer la préparation au chinois. Saler.

Cabillaud
Badigeonner d'huile de coco les pavés de cabillaud, saler, puis réaliser des papillotes avec le papier sulfurisé. Mettre à cuire dans un four chaud à 160 °C pendant 15 minutes. Sortir les papillotes du four et laisser reposer pendant 8 minutes.

Dressage
Disposer du riz sauvage sur un côté de chaque assiette. Poser les champignons sur le riz. Disposer un pavé de cabillaud face au riz, puis recouvrir généreusement de sauce curry-coco. Décorer de feuilles de coriandre et presser dessus un trait de jus de citron vert.

SEMAINE 8 / JOUR 1

Circuit training + Séance cardio lent

CIRCUIT 1 — FORCE

3 X JAMBES + FESSIERS

1 minute de pause à chaque fin de circuit.
Toutes les 10 répétitions, 10 secondes d'arrêt sur le mouvement.

10 SQUATS CRABE + 10 JUMP SQUATS — 2 SÉRIES

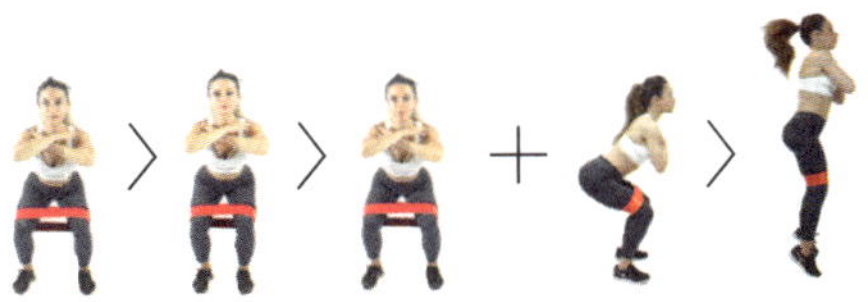

15 SQUATS SUMO + 10 FENTES ARRIÈRE — 2 SÉRIES PAR JAMBE

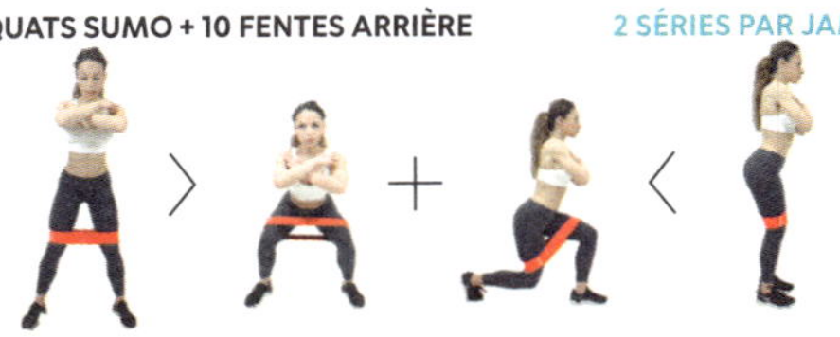

10 TIRAGES HORIZONTAUX + 20 BRIDGES — 2 SÉRIES

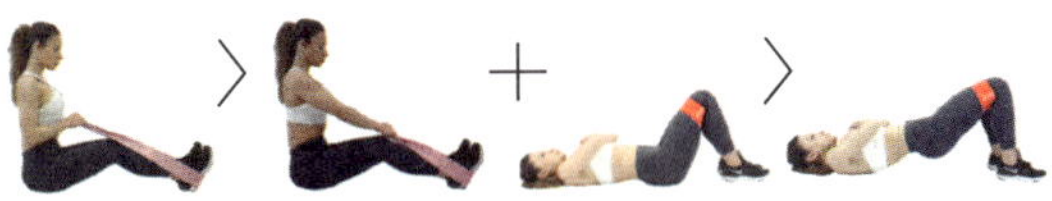

10 MONTÉES DE GENOUX + 5 JUMP SQUATS — 2 SÉRIES PAR JAMBE

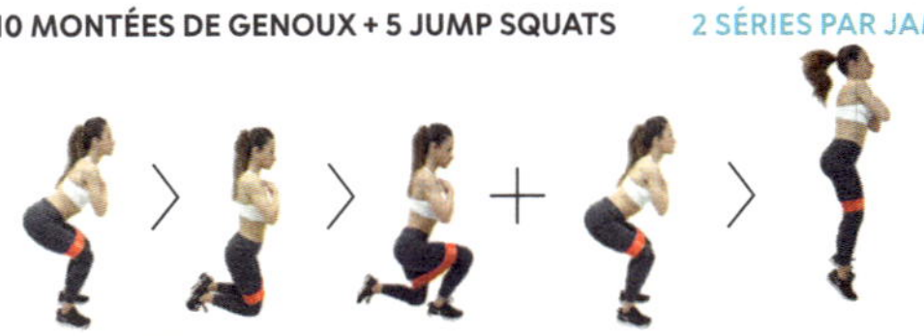

15 DONKEY SIDE KICK + 15 KICK BACK — 3 SÉRIES PAR JAMBE

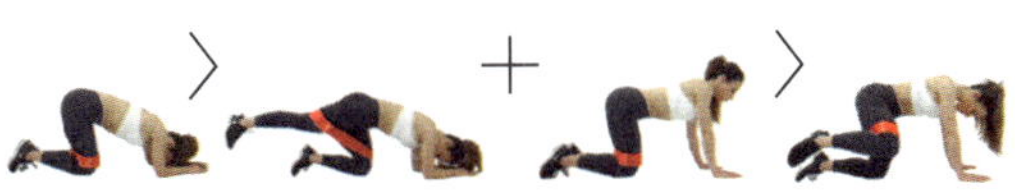

CIRCUIT 2 — HIIT

3 X JAMBES + DOS

1 minute d'effort pour 30 secondes de récupération.
Faites le plus de répétitions. À la pause, regardez l'exercice suivant.

10 SOULEVÉS DE TERRE + 5 ROWING ISOLATION — 60 s / 30 s PAR BRAS

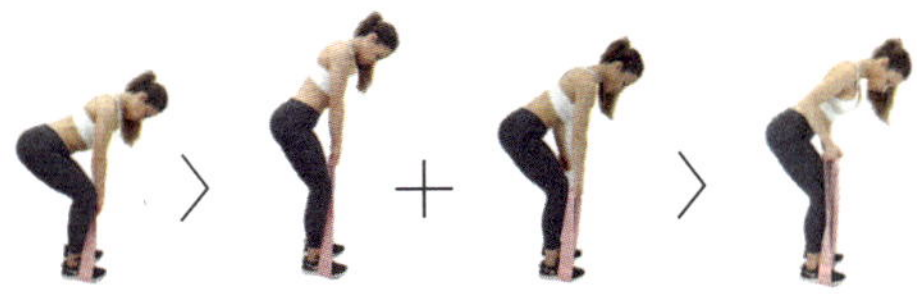

JUMP SQUAT INTÉRIEUR / EXTÉRIEUR — 60 s / 30 s

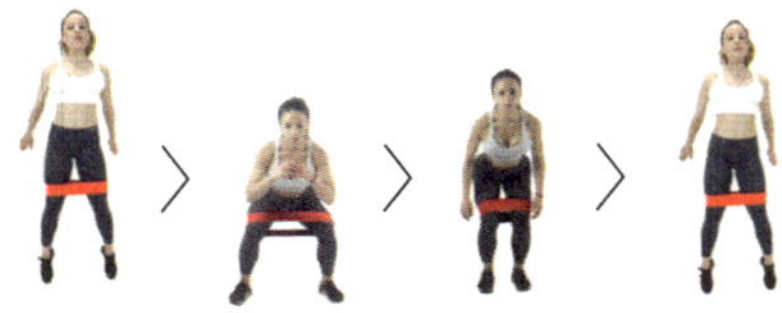

CHENILLE + 15 MAINS-ÉPAULES — 60 s / 30 s

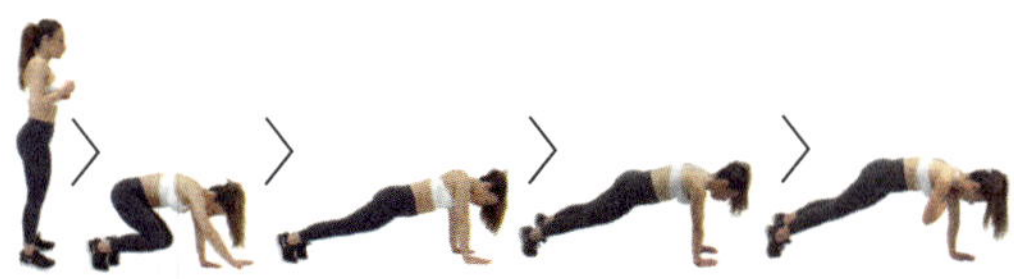

JUMP SQUAT INTÉRIEUR / EXTÉRIEUR — 60 s / 30 s

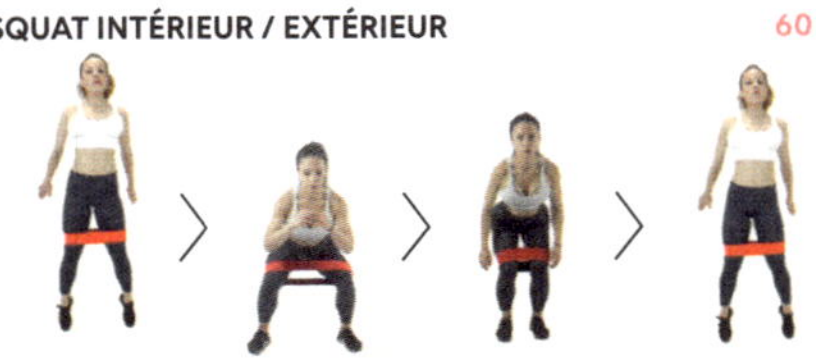

DEAD BUG — 60 s / 30 s

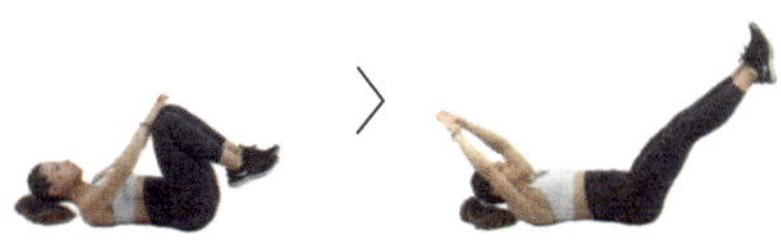

TIPS !

Rappel : Les circuits FORCE de la semaine 8 sont à effectuer en moins de 9 minutes.
L'arrêt s'effectue lorsque l'élastique est tendu.

SEMAINE 8 / JOUR 2

CARDIO HIIT

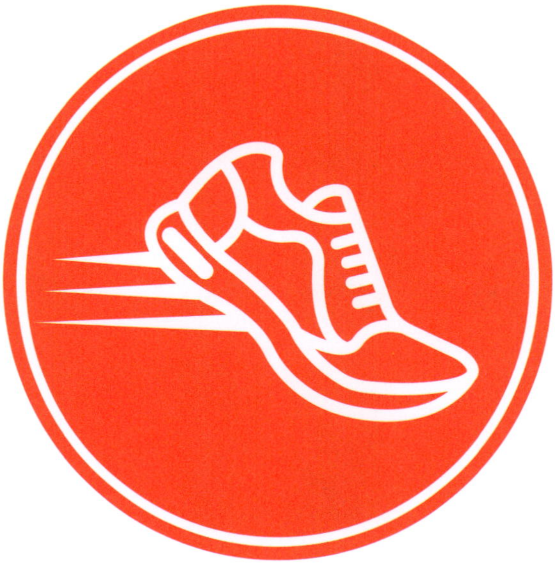

20 MIN

Run, vélo, step...

(Alternez 1 min à 90 à 110 % de la VMA puis 25 s de repos ou 25 s de marche)

SEMAINE 8 / JOUR 3

Circuit training + Séance cardio lent

CIRCUIT 1 FORCE

3 X FESSIERS + ABDOS

1 minute de pause à chaque fin de circuit.
Toutes les 5 répétitions, 5 secondes d'arrêt sur le mouvement.

10 SQUATS SUMO + 5 FENTES CROISÉES — 3 SÉRIES PAR JAMBE

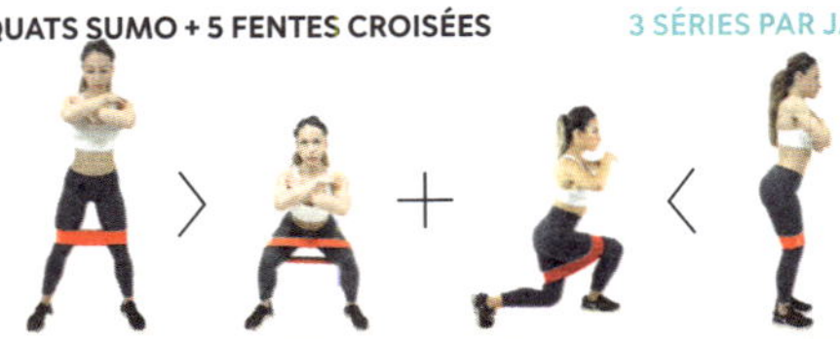

10 SQUATS CRABE + 10 ABDUCTIONS — 3 SÉRIES PAR JAMBE

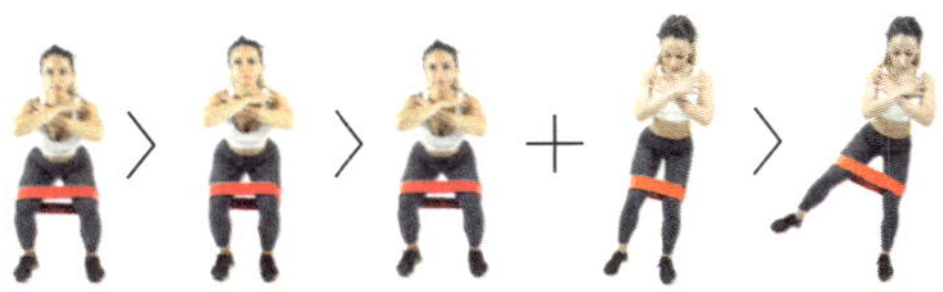

15 DEAD BUG VARIATION MAINS-PIEDS + 15 RUSSIAN TWIST — 2 SÉRIES

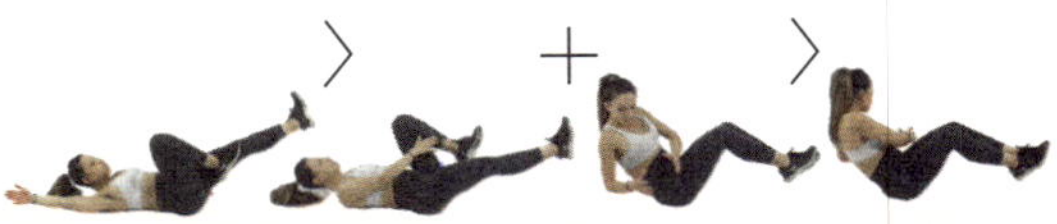

20 RUSSIAN TWIST + 20 DEAD BUG TIPS — 2 SÉRIES

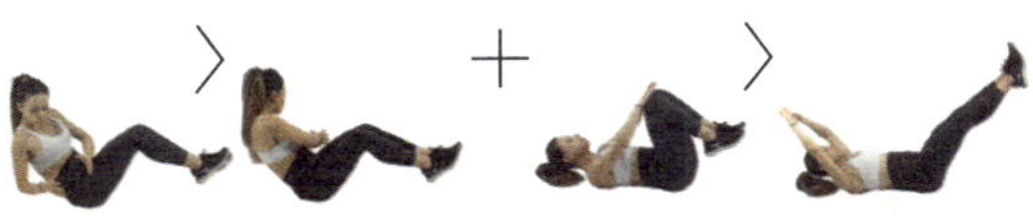

20 BRIDGES + 20 BRIDGES AVEC ABDUCTION — 2 SÉRIES

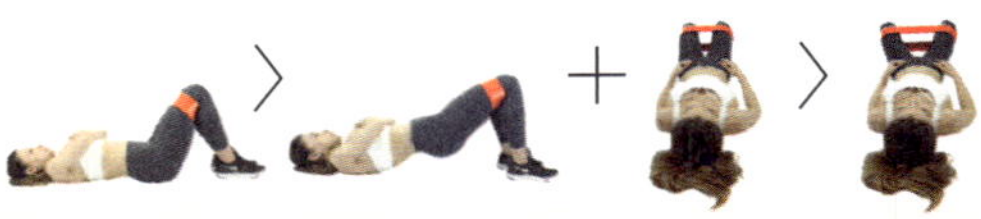

CIRCUIT 2 HIIT

3 X FESSIERS + ABDOS

1 minute d'effort pour 30 secondes de récupération.
Faites le plus de répétitions. À la pause, regardez l'exercice suivant.

SQUAT PRISE LARGE / PRISE SERRÉE — 60 s / 20 s

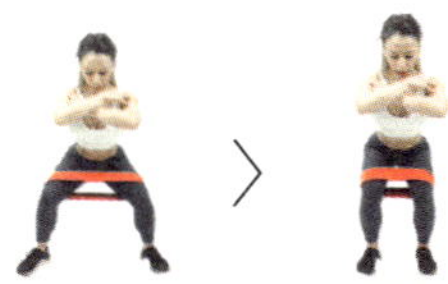

FENTE ARRIÈRE + JUMP SQUAT — 60 s / 20 s

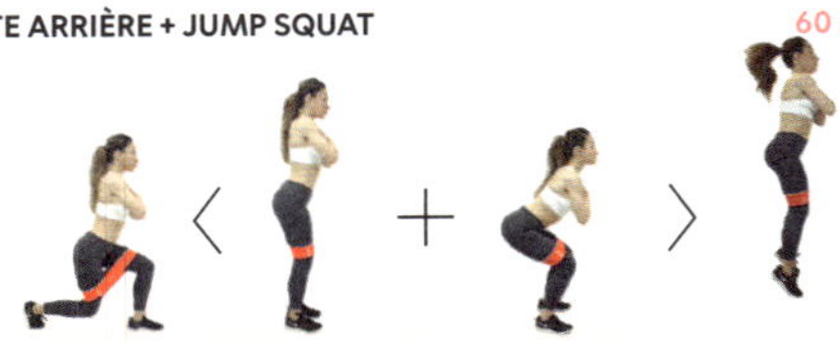

10 KICK BACK + 10 DONKEY SIDE KICK — 60 s / 20 s PAR JAMBE

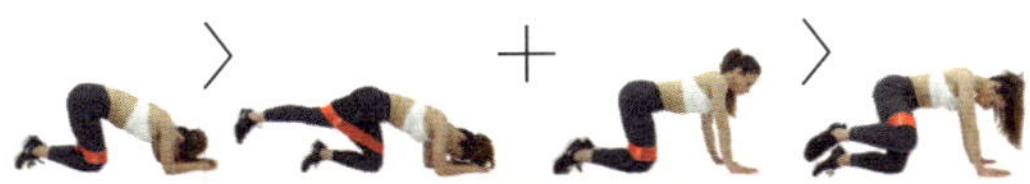

BRIDGE AVEC ABDUCTION — 60 s / 20 s

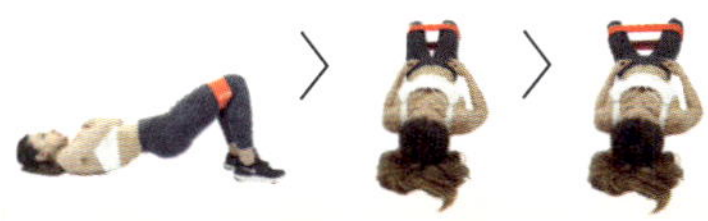

10 DEAD BUG + 10 MOUNTAIN CLIMBER — 60 s / 20 s

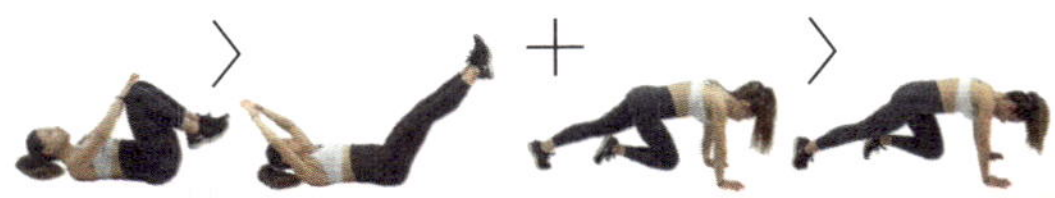

TIPS !

Russian twist : Lors de l'exécution du mouvement, penchez votre buste vers l'arrière tout en verrouillant le bassin. Vous devez ressentir une tension sur votre sangle abdominale. Pour plus de difficulté, n'hésitez pas à lever les jambes vers le ciel.

SEMAINE 8 / JOUR 4

Circuit training + Séance cardio lent

CIRCUIT 1 — FORCE

3 X JAMBES + DOS

35 secondes de pause à chaque fin de circuit.
Toutes les 10 répétitions, 5 secondes d'arrêt sur le mouvement.

SQUAT — 25 REPS

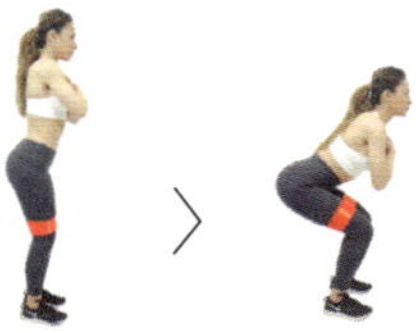

15 SOULEVÉS DE TERRE + 8 ROWING ISOLATION — 2 SÉRIES PAR BRAS

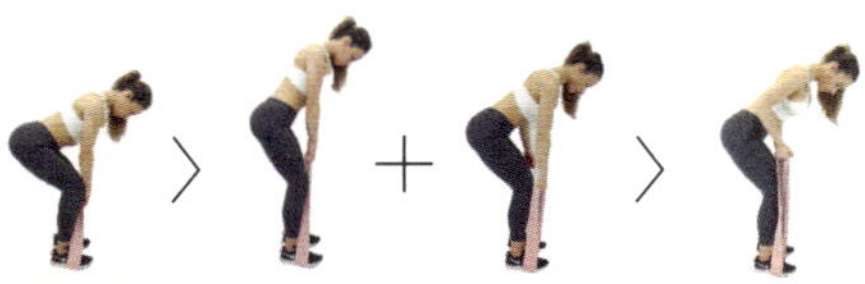

CHENILLE + 15 MAINS-ÉPAULES — 2 SÉRIES

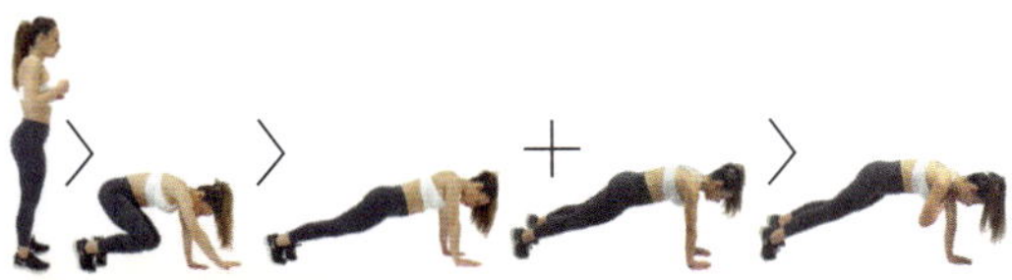

10 SQUATS LATÉRAUX + 10 FENTES CROISÉES — 3 SÉRIES PAR JAMBE

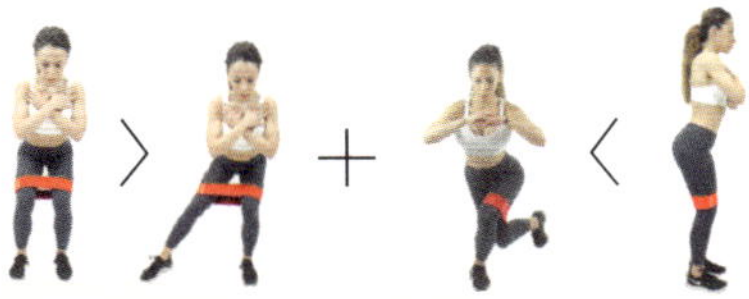

10 TIRAGES HORIZONTAUX + 20 BRIDGES — 2 SÉRIES

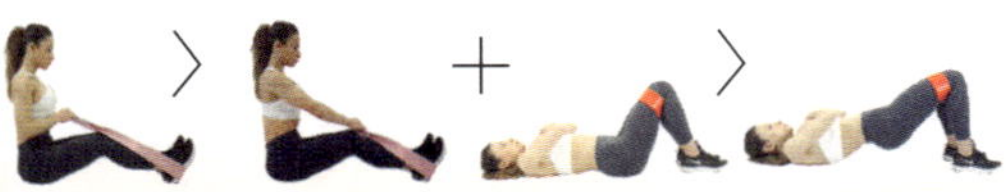

CIRCUIT 2 — HIIT

3 X JAMBES + ABDOS + DOS

30 secondes d'effort pour 20 secondes de récupération.
Faites le plus de répétitions. À la pause, regardez l'exercice suivant.

FENTE ARRIÈRE + SQUAT LATÉRAL POINTE DES PIEDS — 60 s / 15 s PAR JAMBE

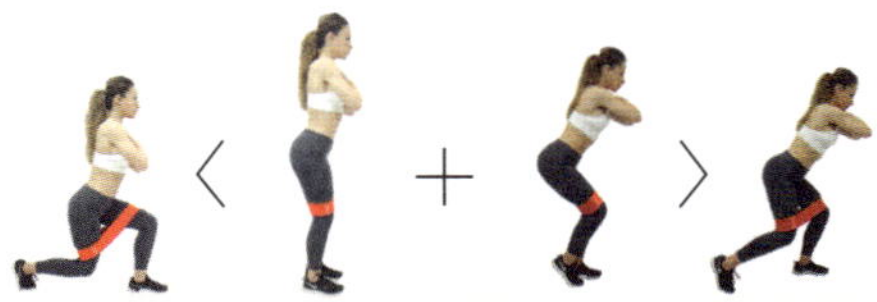

10 JUMP SQUATS + 5 FENTES AVANT / ARRIÈRE — 60 s / 15 s PAR JAMBE

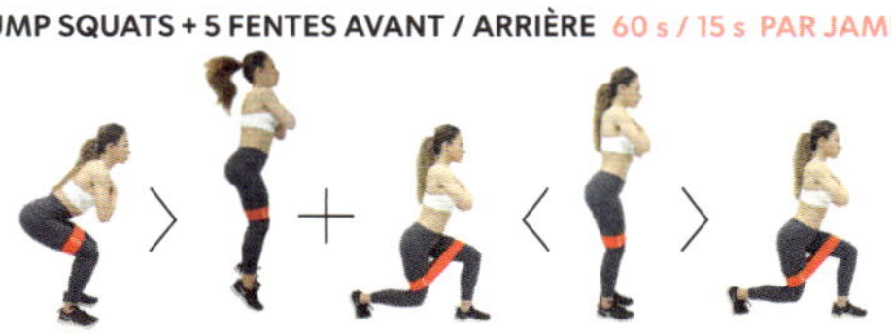

CHENILLE + 10 MAINS-ÉPAULES — 60 s / 15 s

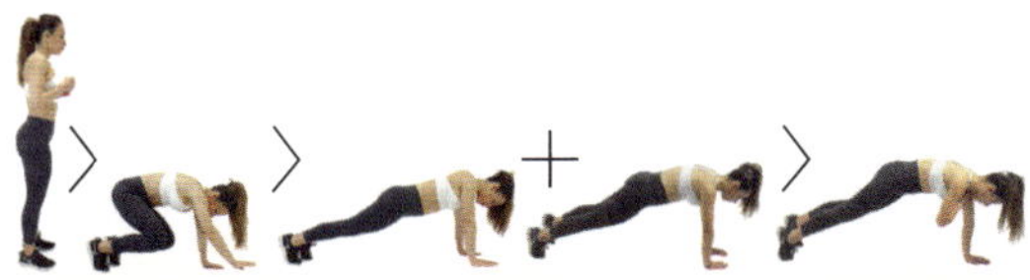

10 SOULEVÉS DE TERRE + 5 ROWING ISOLATION — 60 s / 15 s

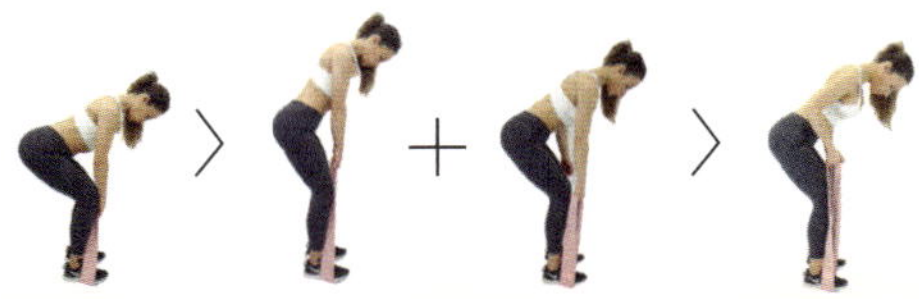

MOUNTAIN CLIMBER TIPS — 60 s / 15 s

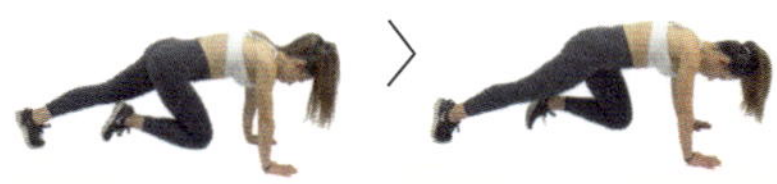

TIPS !

Mountain climber : Basculez légèrement le poids du corps vers l'avant en gardant le bassin verrouillé, afin de ressentir au maximum les abdominaux.
Lors du circuit HIIT, l'arrêt s'effectue en position de gainage sur les mains.

SEMAINE 8 / JOUR 5

Circuit training + Séance cardio lent

CIRCUIT 1 — FORCE

3 X FESSIERS + PECTORAUX

1 minute de pause à chaque fin de circuit.
Toutes les 10 répétitions, 10 secondes d'arrêt sur le mouvement.

CHENILLE + 10 POMPES — 2 SÉRIES

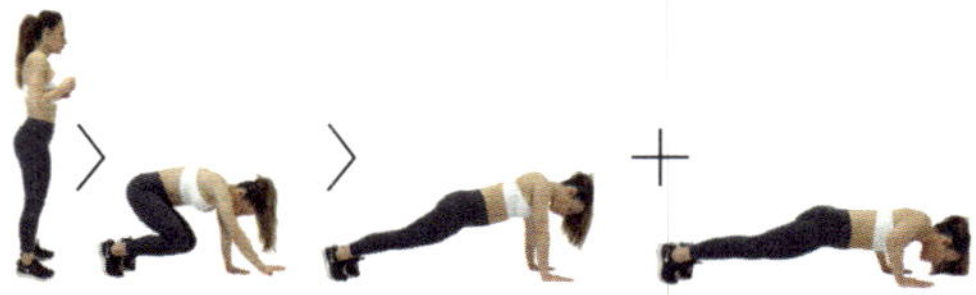

10 SQUATS CRABE + 10 ABDUCTIONS — 3 SÉRIES PAR JAMBE

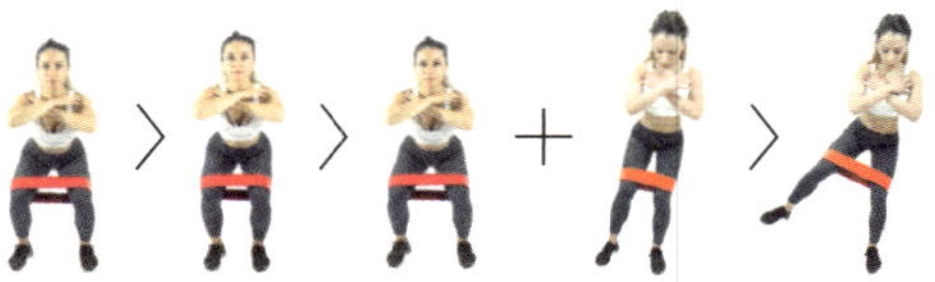

CHENILLE + 10 MAINS-ÉPAULES — 2 SÉRIES

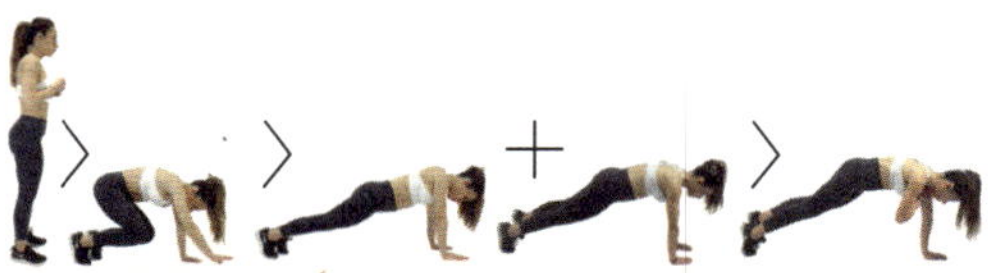

10 TIRAGES + 20 BRIDGES AVEC ABDUCTION TIPS — 3 SÉRIES

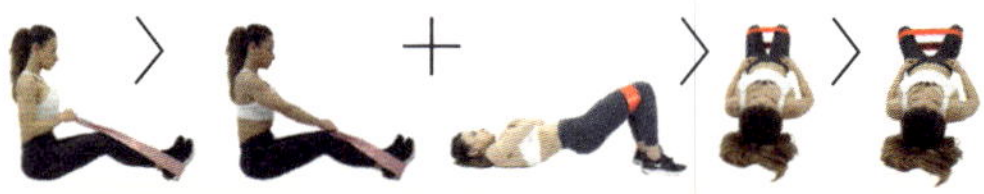

20 MOUNTAIN CLIMBER + 10 POMPES — 2 SÉRIES

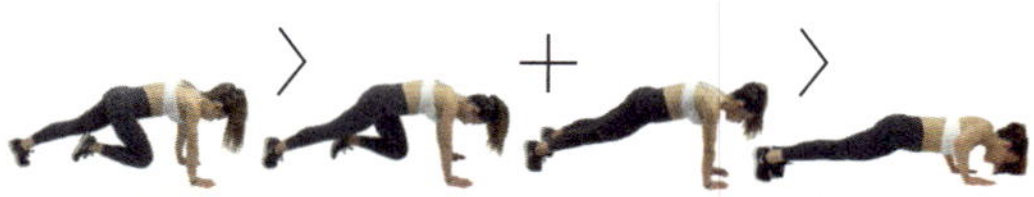

CIRCUIT 2 — HIIT

3 X FESSIERS + PECTORAUX

1 minute d'effort pour 30 secondes de récupération.
Faites le plus de répétitions. À la pause, regardez l'exercice suivant.

JUMP SQUAT + FENTE AVANT / ARRIÈRE — 60 s / 15 s PAR JAMBE

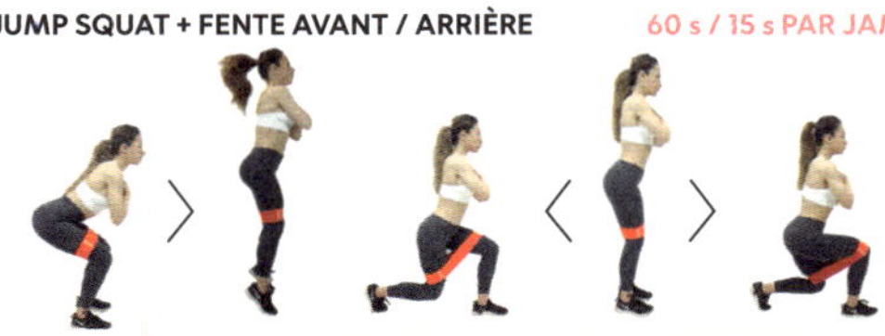

10 MOUNTAIN CLIMBER + 1 POMPE — 60 s / 15 s

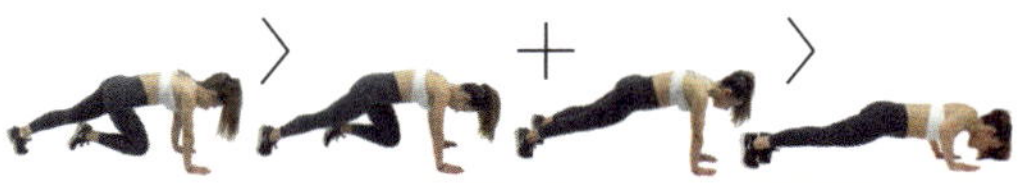

10 DEAD BUG + 5 VARIATION MAINS-PIEDS — 60 s / 15 s

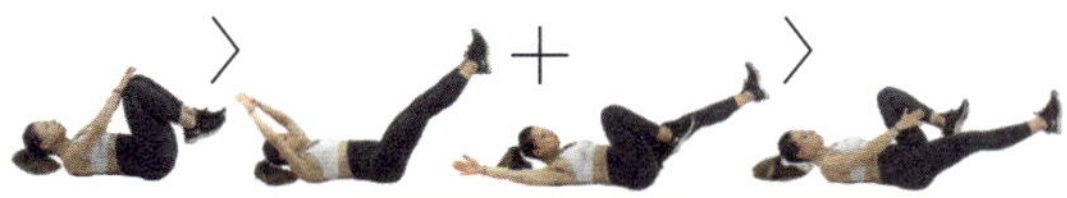

CHENILLE + 10 POMPES — 60 s / 15 s

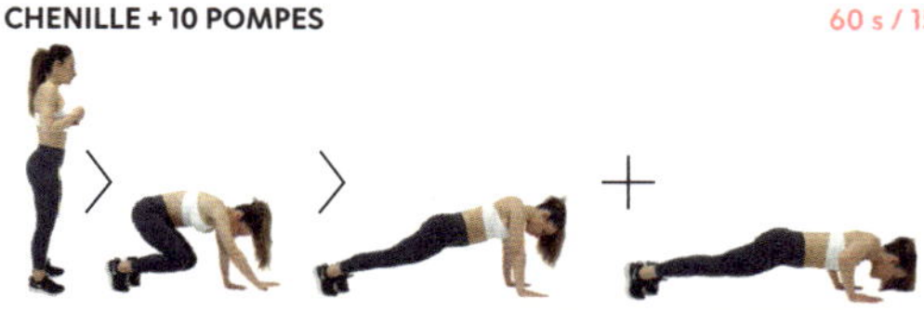

KICK BACK + DONKEY SIDE KICK — 60 s / 15 s PAR JAMBE

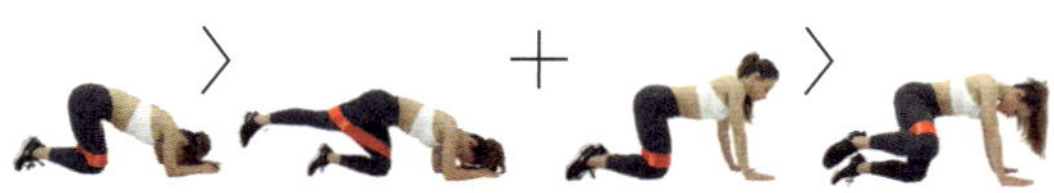

TIPS !

Tirage horizontal : Utilisez l'élastique rose pour réaliser cet exercice. Votre dos doit être bien droit. Serrez les omoplates et effectuez le tirage. N'hésitez pas à ouvrir les genoux et à rapprocher vos pieds si vous rencontrez des difficultés. Lors de ce circuit FORCE, l'arrêt s'effectue au tirage, lorsque vos mains rejoignent votre bassin.

SEMAINE 8 / JOUR 6

CARDIO HIIT

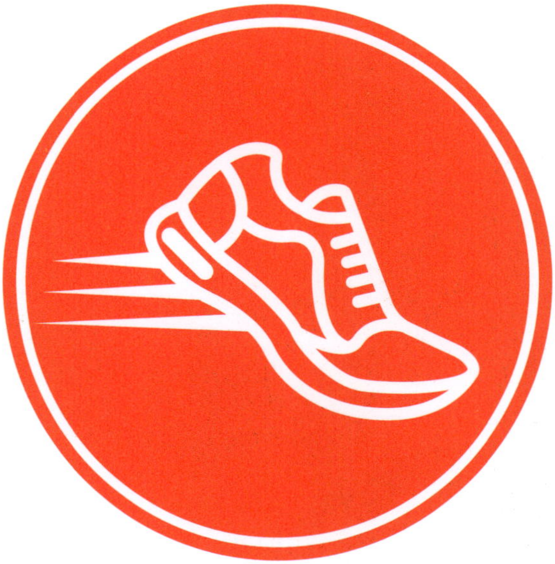

20 MIN

Run, vélo, step…

(Alternez 1 min à 90 à 110 % de la VMA puis 25 s de repos ou 25 s de marche)

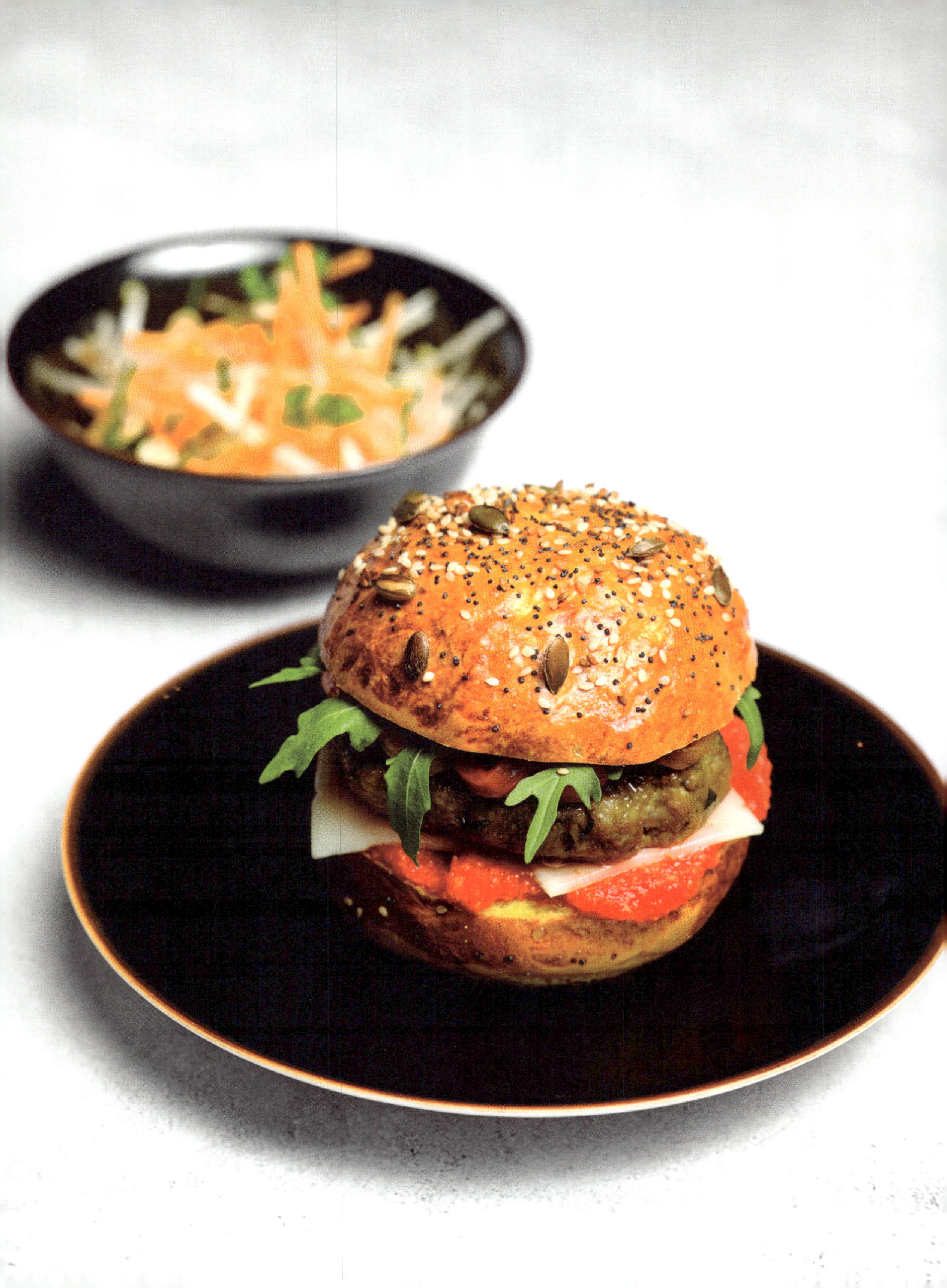

BUNS CURCUMA ET GRAINES, À L'AGNEAU ET AUX POIVRONS CONFITS, SALADE FRAÎCHE DE POUSSES DE SOJA

POUR 4 PERSONNES

Agneau
500 g d'épaule d'agneau hachée
10 g de cumin
5 g de curry
10 g de ras el-hanout
¼ de botte de cerfeuil
¼ de botte de basilic
10 cl d'huile de pépins de raisin
4 tranches de fromage de brebis
1 c. à s. d'huile d'olive
8 g de sel
Poivre

Buns
400 g de farine complète
160 ml de lait (ou boisson de soja)
12 g de levure boulangère
80 ml d'eau tiède
2 c. à s. de sucre de canne
2 c. à c. de curcuma
1 jaune d'œuf
35 g de beurre à température ambiante
Graines de courge
Graines de sésame
Graines de pavot
5 g de sel

Poivrons
1 poivron rouge
1 poivron jaune
1 c. à s. d'huile d'olive

Agneau
Dans un bol, mélanger toutes les épices, le sel et le poivre avec la viande. Tailler finement le cerfeuil et le basilic, puis les ajouter au mélange. Former des boules de viande d'environ 125 g, les aplatir légèrement, puis les laisser au frais au moins 1 heure. Verser l'huile de pépins de raisin dans une poêle chaude et cuire la viande 3 minutes de chaque côté. Poser les tranches de fromage sur la viande chaude pour qu'elles fondent.

Buns
Faire tiédir le lait. Dans un saladier, délayer la levure avec le lait tiède et l'eau. Dans un autre récipient, mélanger la farine complète, le sucre de canne, le sel et le curcuma. Dans un robot mélangeur muni d'un crochet, coupler les deux préparations et faire tourner à vitesse lente. Passer à la vitesse moyenne et travailler la pâte jusqu'à ce qu'elle soit lisse. Laisser reposer et pousser sous un linge humide au contact pendant au moins 1 heure. Diviser la pâte en quatre et former des boules égales. Les disposer sur une plaque de four recouverte de papier sulfurisé. Avec un pinceau, badigeonner les buns de jaune d'œuf très légèrement détendu avec de l'eau. Les parsemer joliment de graines, puis laisser de nouveau pousser pendant 30 minutes. Cuire les buns pendant 15-20 minutes dans un four chaud à 180 °C.

Poivrons
Laver les poivrons et les badigeonner d'huile d'olive. Cuire les poivrons sur une plaque dans un four chaud à 180 °C pendant environ 25 minutes ; leur peau doit être brûlée, et les poivrons confits. Les sortir du four et les laisser refroidir. Les éplucher, les vider et les tailler en fines lanières.

•••

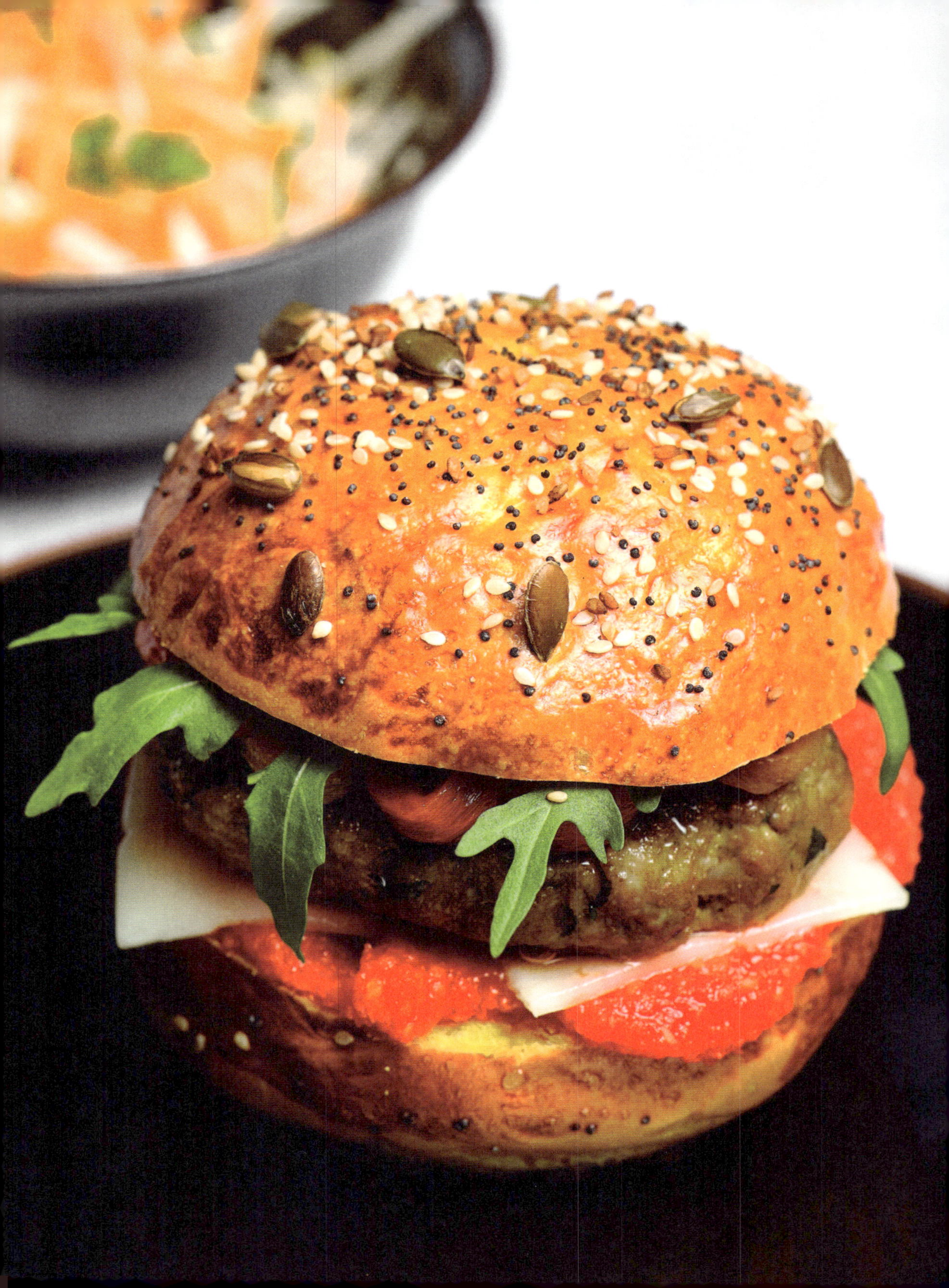

Salade de soja
200 g de pousses de soja
1 carotte
1 navet
¼ de botte de cerfeuil
½ botte de ciboulette
1 citron vert
1 c. à s. d'huile d'olive
Sel, poivre

Sauce
2 poivrons rouges
20 g de gingembre frais
1 gousse d'ail
1 c. à s. de miel
1 c. à c. de vinaigre
1 branche de romarin
3 g de piment d'Espelette
Sel

Finition
Roquette
Cacahuètes grillées

Salade de soja
Laver les pousses de soja. Laver la carotte et le navet, puis les éplucher et les tailler en julienne (en fines lamelles). Tailler finement le cerfeuil et la ciboulette. Mélanger tous les ingrédients, puis assaisonner d'huile d'olives et de jus et de zeste de citron vert. Saler et poivrer.

Sauce
Laver et éplucher les poivrons, puis retirer les pépins. Dans un robot, hacher les poivrons, puis le gingembre et l'ail. Dans une casserole, faire fondre le miel, ajouter les éléments hachés et faire cuire 10 minutes à feu doux. Verser le vinaigre et ajouter les ingrédients restants, puis laisser cuire de nouveau 15 minutes. Mixer la préparation après en avoir ôté la branche de romarin.

Finition
Tailler les buns en deux à l'horizontale.
Poêler légèrement les faces coupées à l'huile d'olive.
Badigeonner généreusement de sauce.
Ajouter la viande et le fromage fondu. Réchauffer 5 minutes au four à 180 °C. Ajouter les poivrons et la roquette, puis refermer les buns.
Dresser la salade de soja dans un bol à part et la parsemer de cacahuètes grillées.

TIPS !

Faute de robot, les buns peuvent être réalisés à la main. Pour gagner du temps, les poivrons peuvent être brûlés au chalumeau. Cette recette est aussi réalisable avec de la viande de bœuf. N'hésitez pas à varier les farines, il en existe de nombreuses variétés.

LA NOIX

POUR 4 PERSONNES

**Voici le dessert signature offert en exclusivité par Cédric Grolet.
Il partage avec nous son univers avec ce trompe-l'œil 3 étoiles à la croisée des chemins entre gourmandise et équilibre. Une recette ambitieuse pour les cuisiniers les plus chevronnés. À vos noix !**

CARAMEL AU MIEL D'ACACIA

80 g de sucre
87 g de miel d'acacia
170 g de crème
42 g de lait
42 g de glucose
1 gousse de vanille
2 g de fleur de sel
60 g de beurre

Procédé

Chauffer ensemble la crème, le lait, le glucose, la vanille et la fleur de sel. Cuire le miel et le sucre à 185°C dans une casserole, puis, lorsque le mélange brunit, déglacer avec la crème chauffée. Cuire de nouveau à 105°C, puis passer le mélange au chinois. Remettre le mélange sur le feu et ajouter le beurre lorsque le caramel atteint 70°C.

PÂTE DE NOIX

125 g de noix
2,5 g de fleur de sel

Procédé

Torréfier les noix au four à 165°C pendant 15 minutes. Une fois refroidies, mixer les noix et la fleur de sel au robot.

CROUSTILLANT NOIX

125 g de noix
50 g de pâte de noix

Procédé

Torréfier les noix au four à 165°C pendant 15 minutes. Concasser les noix et ajouter la pâte.

GEL NOIX

250 g de lait d'avoine
17,5 g de sucre
45 g de jaunes d'oeuf
1,25 g de Xantane
37,5 g de pâte de noix

Procédé

Faire une anglaise avec le lait d'avoine, le sucre et les jaunes d'œufs, puis la faire refroidir au frigo pendant 2 heures. Mixer la crème froide au robot avec la Xantane et la pâte de noix.

GANACHE NOIX

250 g de crème UHT
12,5 g de sucre
25 g de jaunes d'oeuf
5 g de gélatine
10 g de mascarpone
75 g de pâte de noix

Procédé

Faire bouillir la crème. Réaliser une anglaise avec le sucre et les jaunes. Verser la crème sur la gélatine, le mascarpone et la pâte de noix. Mixer longuement jusqu'à ce qu'il n'y ait plus de morceaux. Réserver dans un récipient au frigo.

ENROBAGE LAIT

125 g de beurre de cacao
125 g de chocolat de couverture lait

Procédé

Faire fondre le beurre de cacao à la casserole. Ajouter le chocolat de couverture lait et bien mélanger.

CONSTRUCTION DE LA NOIX

Remplir la moitié d'un moule demi-sphère de 45 mm avec le caramel au miel d'acacia. Remplir un autre moule identique avec le croustillant noix, à moitié également.
Placer les deux moules au congélateur pendant au moins 6 heures
Sortir les deux moules. Compléter le remplissage de chacune des sphères avec le gel noix et lisser à hauteur, puis recongeler pendant 6 heures le moule avec le caramel.
Démouler la demi-sphère congelée sur celle qui est restée à température. Refaire congeler l'ensemble pendant 6 heures, puis démouler pour obtenir une sphère complète.
Sortir la ganache noix du frigo et la monter au batteur.
La pocher irrégulièrement sur la sphère à l'aide d'une poche à douille munie d'une douille ronde lisse de 4 mm.
Congeler à nouveau l'ensemble pendant 6 heures.
Tremper la sphère congelée dans l'enrobage lait chauffé à 45 °C.
Saupoudrer de cacao pour terminer.

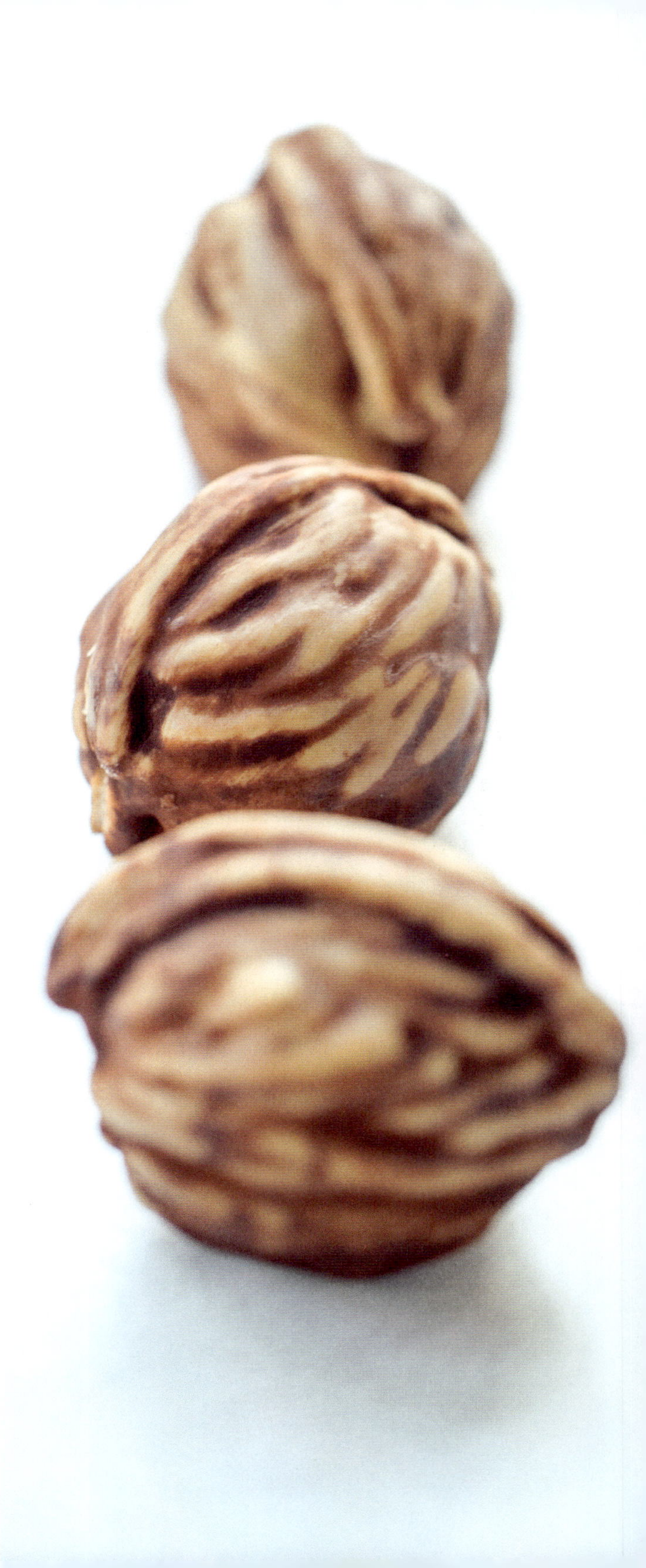

BRAVO !

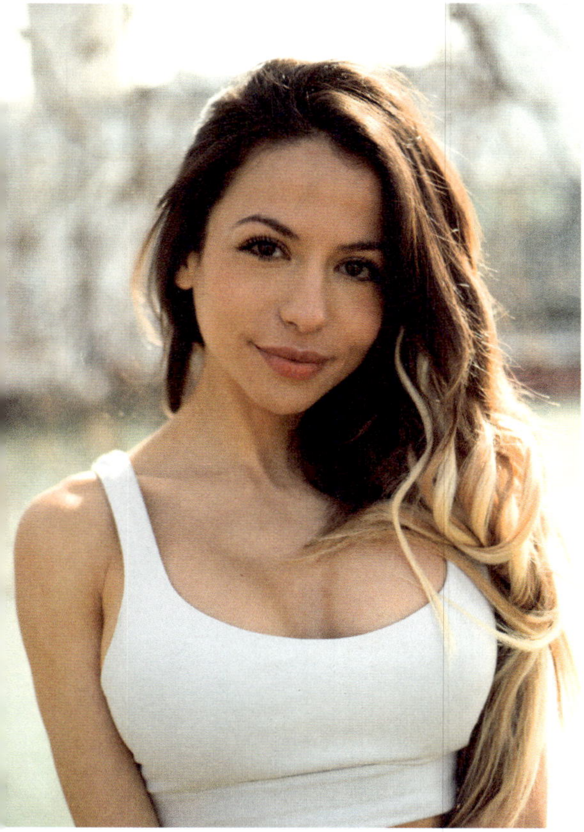

Il est temps de jeter un œil sur la personne que vous étiez avant de démarrer la lecture de ce livre.

Et maintenant, avez-vous atteint vos objectifs ?

N'hésitez pas à me contacter à tout moment pour me partager vos évolutions ou vos émotions. Cela me tient à cœur. Mon instagram : @anasthasia_fitness

Merci d'avoir terminé ce livre et de m'avoir fait confiance.

Je suis fière de vous et de ce que vous avez accompli, et fière que vous l'ayez fini.

Vous êtes la raison pour laquelle j'ai créé ce livre avec passion, et surtout avec le meilleur de mes connaissances pour démarrer le sport.

Ce livre regroupe des informations dont j'aurais aimé disposer lorsque je me suis lancée dans le sport et des bases essentielles pour l'atteinte de vos objectifs, un premier pas vers la remise en forme.

J'espère vous avoir donné envie d'aller plus loin et de poursuivre l'aventure à mes côtés.

Avec mon prochain programme, vous pourrez aller encore plus loin dans l'effort et le dépassement

Merci à tous !

Anasthasia

REMERCIEMENTS

Je ne pourrais mettre un point final à ce livre sans remercier toutes celles et tous ceux qui ont rendu possible ce projet que je porte depuis des années. Merci à toutes les personnes qui m'ont soutenue et qui ont participé à cette aventure, laquelle ne fut pas toujours de tout repos. Votre soutien a été pour moi une réelle source de motivation.

Je tiens en premier lieu à remercier Laura Thouny, mon amie, pour son accompagnement de chaque instant, pour sa patience, sa bienveillance et la qualité de ses relectures.

Ma gratitude va au chef Thomas Danigo, qui a su matérialiser l'idée selon laquelle il est parfaitement possible de manger sainement en restant gourmand. Merci à lui pour son écoute et son incroyable créativité.

Mes remerciements vont également au chef Cédric Grolet. Cette belle rencontre m'a permis de concrétiser mon rêve, celui d'allier le monde culinaire et le monde du sport. Cela m'a permis d'écrire ce livre, qui fait rimer délice avec effort. Merci à lui de nous offrir ses recettes d'une délicatesse inimitable et qui, à n'en pas douter, vous séduiront.

Je tiens à remercier les photographes pour leurs photos d'exception.

Enfin, mes plus belles pensées vont à ma famille, qui a été pour moi une source de force et de courage. Je pense tout particulièrement à ma mère, que j'aime.

Cette liste n'est pas exhaustive et je ne saurais énumérer tous ceux qui m'ont permis d'aller au bout de ce projet. C'est le fruit d'un long travail, qui permettra à chacun d'entre vous, je l'espère, de progresser et de devenir à votre tour une source d'inspiration.

LEXIQUE DES EXERCICES

ABDUCTION DE LA HANCHE

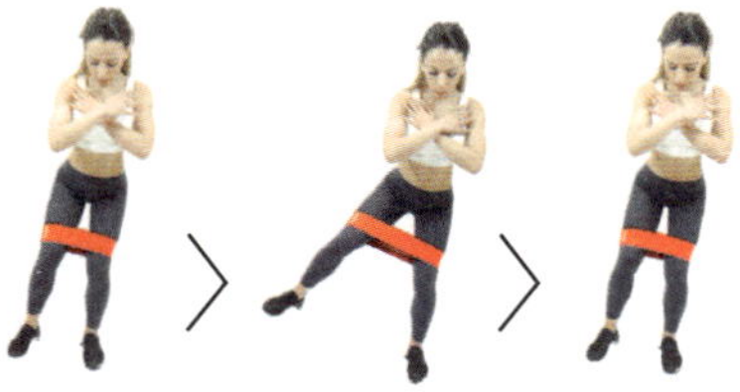

- Placez l'élastique au niveau des genoux.
- Debout en position de squat, le dos est droit et les abdominaux sont engagés. Mettez-vous en équilibre sur une jambe, avec l'autre jambe surélevée.
- Levez une jambe latéralement, à distance du corps, avec votre jambe d'appui légèrement fléchie.
- Exécutez un mouvement d'ouverture et de fermeture avec la jambe surélevée. La jambe d'appui est fixe.
- Alternez l'opération avec la jambe opposée, puis répétez le mouvement autant de fois qu'indiqué.

TIPS !

Fléchissez la jambe d'appui. Le bassin est vers l'arrière et le buste vers l'avant. Contrôlez vos mouvements afin d'engager au maximum vos fessiers. Lors d'un circuit FORCE, l'arrêt s'effectue à l'ouverture du genou.

BRIDGE

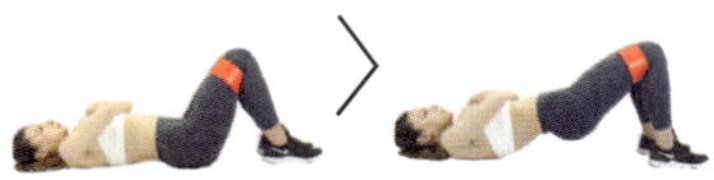

- Placez l'élastique au-dessus des genoux.
- Allongez-vous sur le dos avec les bras le long du corps. Les genoux sont fléchis et les pieds sont bien ancrés au sol (à 20-25 cm des fessiers).
- Lors du mouvement de soulevé de bassin, pensez à verrouiller votre bassin. Votre corps doit former une ligne droite.
- Faites une pause en position haute.
- Puis, redescendez en position basse sans que les fessiers ne touchent le sol.
- Répétez le mouvement autant de fois qu'indiqué.

TIPS !

Pensez à garder les pieds bien à plat, le bassin verrouillé. Pour une bonne exécution du mouvement, maintenez un niveau de tension équivalent lors de la montée et la descente, en gardant les cuisses parallèles.

BRIDGE AVEC ABDUCTION

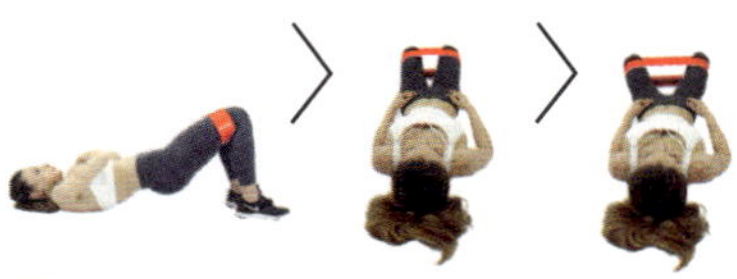

- Placez l'élastique au-dessus des genoux.
- Allongez-vous sur le dos et les bras le long du corps. Les genoux sont fléchis et les pieds sont bien ancrés au sol (20-25 cm des fessiers).
- Lors du mouvement de soulevé de bassin, pensez à verrouiller le bassin. Votre corps doit former une ligne droite.
- Faites une pause en position haute.
- À l'aide de l'élastique, contrôlez le mouvement en ayant le bassin verrouillé.
- Faites des mouvements d'ouverture et de fermeture des cuisses en gardant les pieds bien ancrés au sol. L'objectif est de réaliser des mouvements amples, contrôlés et de tenir au mieux la résistance afin d'engager un maximum les fessiers.
- Répétez le mouvement autant de fois qu'indiqué.

TIPS !

Pensez à effectuer les mouvements en respectant les temps de pause indiqués. Lors d'un circuit FORCE, l'arrêt s'effectue en position haute. Verrouillez bien votre bassin afin d'engager au maximum vos fessiers. Les pieds sont à la largeur des épaules. Une hyper-cambrure ne ferait que vous blesser.

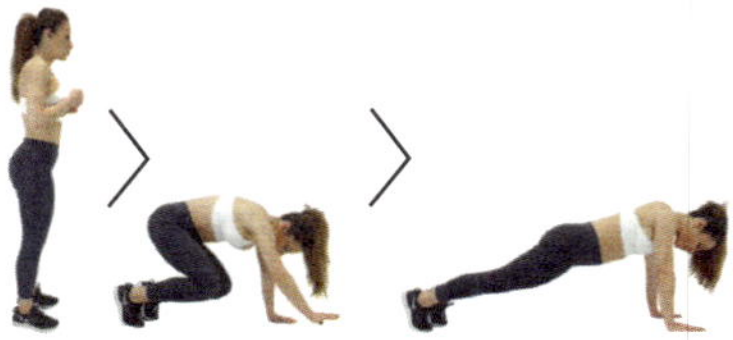

CHENILLE

- Placez-vous debout, les pieds à la largeur du bassin.
- Penchez-vous vers l'avant en fléchissant les genoux pour toucher le sol avec les mains.
- Avancez vers l'avant pour finir en posture de pompe.
- Revenez à la position de départ en jambes tendues.

TIPS !

Pensez à verrouiller votre bassin. Pour intensifier le mouvement, vous pouvez ajouter de la résistance avec un élastique. Si le retour jambes tendues est difficile, n'hésitez pas à revenir à la position initiale en fléchissant les genoux.

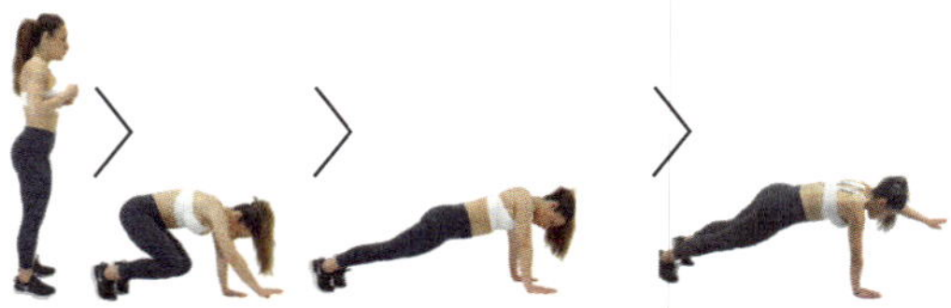

CHENILLE BRAS TENDUS

- Placez-vous debout, les pieds à la largeur du bassin.
- Penchez-vous vers l'avant en fléchissant les genoux pour toucher le sol avec les mains.
- Avancez vers l'avant pour finir en posture de pompe.
- Le bassin verrouillé, tendez votre main dans l'axe de l'épaule (mains, coudes et épaules alignés).
- Gardez l'équilibre sur la main opposée, puis renouvelez l'opération de l'autre côté.
- Faites le chemin inverse et revenez en position initiale.
- Répétez le mouvement autant de fois qu'indiqué.
- Revenez à la position de départ en jambes tendues.

TIPS !

Pour vous stabiliser, écartez vos mains à largeur d'épaule. Positionnez-vous (rétroversion du bassin, abdominaux serrés) pour porter la charge sur la main d'appui. En cas de douleurs au poignet, vous pouvez faire le mouvement sur les coudes.

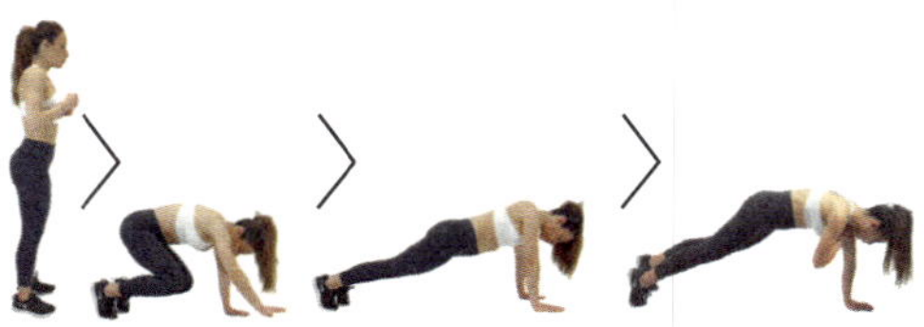

CHENILLE MAINS-ÉPAULES

- Placez-vous debout, les pieds à la largeur du bassin.
- Penchez-vous vers l'avant en fléchissant les genoux pour toucher le sol avec les mains.
- Avancez vers l'avant pour finir en posture de pompe.
- Le bassin verrouillé, touchez votre épaule avec la main opposée (main gauche/épaule droite).
- Gardez l'équilibre sur la main inverse, puis renouvelez l'opération de l'autre côté (main droite/épaule gauche).
- Faites le chemin inverse et revenez en position initiale.
- Répétez le mouvement autant de fois qu'indiqué.

TIPS !

Placez vos mains à la largeur des épaules, coudes serrés. Maintenez la charge sur la main d'appui pour toucher l'épaule avec la main opposée. En cas de douleurs aux poignets et aux épaules, effectuez le mouvement sur les genoux.

CHENILLE POMPE

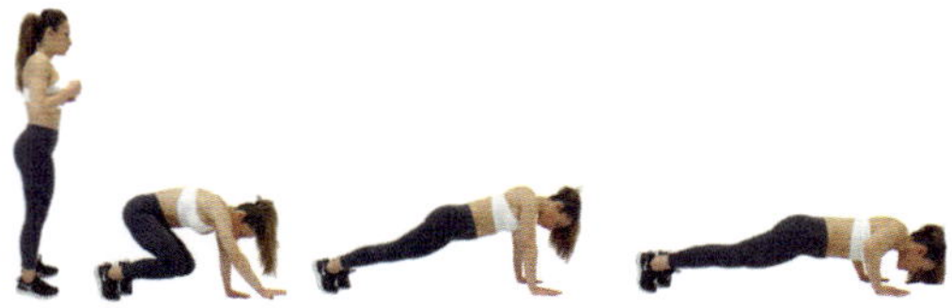

- Placez-vous debout, les pieds à la largeur du bassin.
- Penchez-vous vers l'avant en fléchissant les genoux pour toucher le sol avec les mains.
- Avancez vers l'avant pour vous placer en posture de pompe.
- Jambes tendues ou sur les genoux, placez vos mains un peu plus larges que les épaules.
- Tenez-vous parfaitement droit des chevilles/genoux aux épaules.
- Descendez en fléchissant vos coudes serrés près du corps, jusqu'à ce que votre buste frôle le sol.
- En gardant cette position et à l'expiration, poussez avec intensité votre corps pour revenir en position initiale. Les abdominaux doivent être engagés.
- Répétez le mouvement autant de fois qu'indiqué

TIPS !

Mettez-vous sur les genoux et verrouillez votre bassin lors de la poussée. Si vous êtes en difficulté, laissez-vous tomber au sol et repoussez le poids de votre corps en adoptant la bonne posture, coudes serrés et bassin verrouillé.

COMMANDO

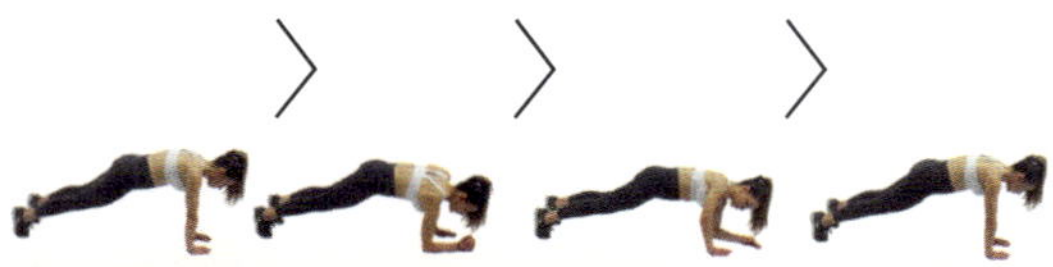

- Positionnez-vous face au sol en gainage sur les mains. Pensez à votre alignement épaules/coudes/poignets.
- Écartez les pieds à la largeur du bassin. Gardez le dos bien droit dans le prolongement des cuisses.
- Lors de la descente, inspirez tout en fléchissant l'avant-bras droit pour poser le coude au sol.
- Faites exactement la même chose du côté gauche.
- À l'expiration, tendez la main gauche pour vous redresser. Puis la droite.
- Enchaînez avec les coudes et les mains de manière dynamique. Soyez le plus gainé et stable possible pendant l'exécution du mouvement.
- Répétez le mouvement autant de fois qu'indiqué.

TIPS !

Lors de l'exécution du mouvement, pensez à verrouiller votre bassin. Vos mains sont alignées avec vos coudes et vos épaules. Si vous éprouvez des difficultés lors de la montée, optez pour une prise large au niveau des pieds, pour être plus stable et moins tanguer.

CRUNCH BICYCLETTE

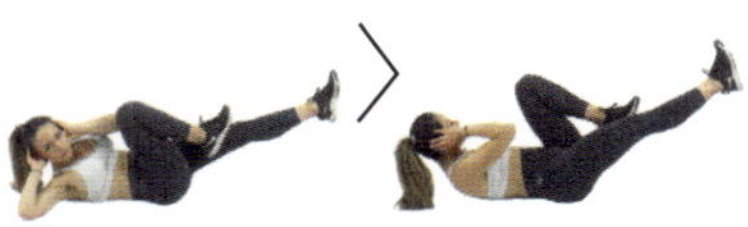

- Allongez-vous sur le dos, le bassin verrouillé et bien à plat au sol.
- Placez vos mains derrière la tête. Surélevez vos jambes et fléchissez les genoux.
- Décollez les omoplates. C'est la force des abdominaux qui permet de les décoller !
- Tout en fléchissant les genoux à 90°, effectuez un mouvement de rotation et alternez coude/genou opposés, comme si vous pédaliez.
- Répétez le mouvement autant de fois qu'indiqué.

TIPS !

Ne tirez pas sur la nuque et ne donnez pas d'à-coups. Basculez le bassin en rétroversion, le dos à plat. Si vous êtes cambré, utilisez une serviette pour combler le creux de votre dos. Pensez à remonter le buste vers le plafond, abdominaux gainés.

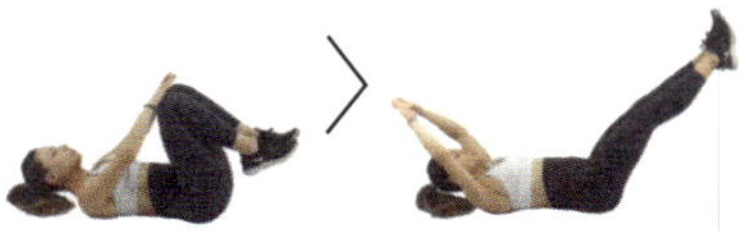

DEAD BUG

- Couchez-vous sur le dos, les jambes surélevées et les bras tendus vers le ciel. Pensez à bien verrouiller le bassin et à engager les abdominaux.
- Joignez vos genoux et vos mains en direction de l'axe, puis détendez-les. Rejoignez-les en mouvements dynamiques.
- Répétez le mouvement autant de fois qu'indiqué.

TIPS !

Pensez à bien verrouiller le bassin pour optimiser l'effort sur vos abdos. Si vous ressentez davantage vos jambes, tendez-les vers le ciel. Lors d'un circuit FORCE, l'arrêt s'effectue lorsque les jambes et les bras sont tendus.

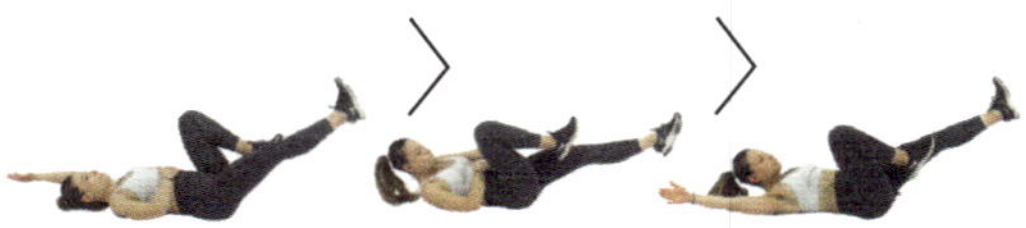

DEAD BUG VARIATION MAINS-PIEDS

- Couchez-vous sur le dos, les bras tendus le long du sol. Pensez à bien verrouiller le bassin et à engager les abdominaux.
- Levez vos pieds et vos genoux. Tendez votre main droite et votre jambe gauche.
- Joignez-les et bougez-les en mouvements dynamiques croisés.
- Répétez le mouvement autant de fois qu'indiqué.

TIPS !

Pensez à verrouiller le bassin afin d'avoir votre dos à plat au sol. N'hésitez pas à effectuer le mouvement du « main droite-pied gauche » pour optimiser la zone engagée. L'arrêt s'effectue les pieds et mains jointes.

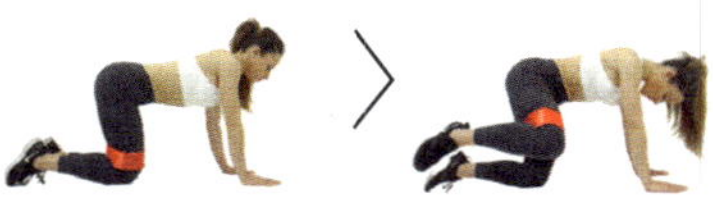

DONKEY SIDE KICK

- Placez l'élastique au niveau des genoux.
- Mettez-vous en position quatre pattes, les mains sous les épaules, les coudes alignés au sol et les genoux sous les hanches.
- Maintenez le dos droit et votre cambrure naturelle.
- Décollez un genou du sol en essayant de garder les hanches les plus stables possible lors de l'exécution du mouvement.
- À l'expiration, faites une élévation latérale de la jambe sur le côté, en parallèlement au sol.
- À l'inspiration, ramenez progressivement les genoux en position initiale.
- Répétez le mouvement autant de fois qu'indiqué.

TIPS !

Maintenez le dos droit, décollez un genou en gardant les hanches les plus stables possible. Ce n'est pas la cuisse que l'on ouvre, mais le genou. À l'inspiratio,n ramenez progressivement le genou à sa position initiale.

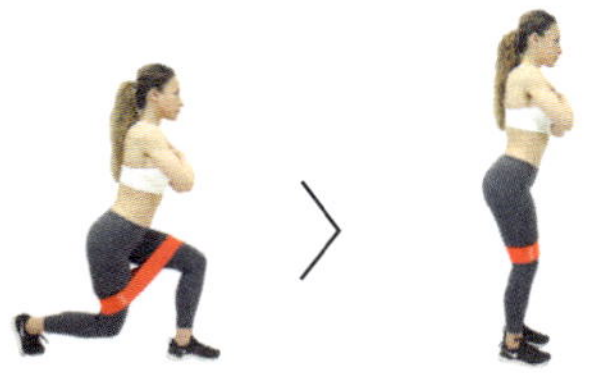

FENTE ARRIÈRE

- Placez l'élastique au niveau des genoux.
- Tenez-vous debout, les pieds à la largeur des épaules. Gardez votre cambrure naturelle avec le dos droit.
- Faites un grand pas vers l'arrière sur la pointe du pied.
- Descendez dans l'axe jusqu'à former un angle droit à 90° avec le genou avant.
- Ensuite, revenez en avant pour retrouver votre position initiale. Pensez au placement de votre dos, qui doit être toujours droit.
- Répétez l'exercice en respectant le nombre de répétitions indiqué.

TIPS !

Pensez à aligner les pieds dans l'axe et ce, à plat. Pour engager la chaîne postérieure, faites un grand pas vers l'arrière, puis inclinez le buste en avant (45°) et remontez dans l'axe, le dos droit. Maintenez une contraction sur les abdominaux.

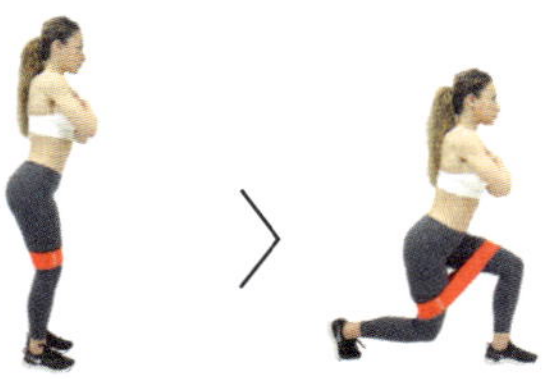

FENTE AVANT

- Placez l'élastique au niveau des genoux.
- Tenez-vous debout, les pieds à la largeur des épaules.
- Réalisez un grand pas en avant, le pied bien ancré au sol. La jambe arrière est sur la pointe du pied. Le dos est droit et le regard vers l'avant.
- À la descente, réalisez une flexion du genou jusqu'à ce que votre cuisse soit à l'horizontale en position basse à 90°. Votre genou ne doit pas dépasser de la pointe de votre pied.
- À l'expiration, redressez-vous et revenez à votre position initiale. Pensez toujours à expirer lors de la montée.
- Répétez le mouvement autant de fois qu'indiqué.

TIPS !

Plus la jambe d'appui est proche de vous, plus vous engagerez les quadriceps.
Plus elle est loin de vous (avec un angle à 45° du buste), plus vous engagerez les fessiers.

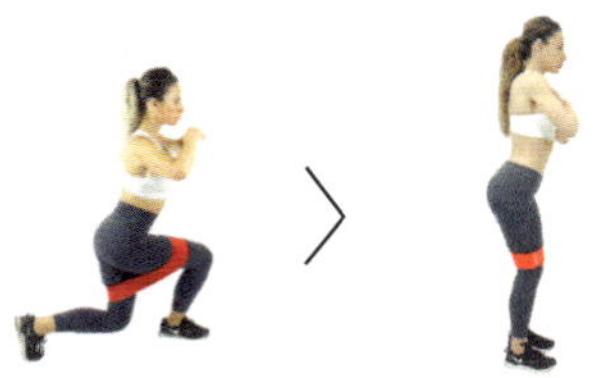

FENTE CROISÉE

- Placez l'élastique au niveau des genoux.
- Tenez-vous debout, les pieds à la largeur du bassin.
- Faites un pas derrière vous en croisant la jambe arrière.
- Gardez le dos droit tout en posant la pointe du pied au sol. L'autre pied reste bien ancré au sol.
- Descendez dans l'axe et fléchissez la jambe latérale. Le genou ne doit pas toucher le sol.
- Fléchissez aussi la jambe avant et réalisez un angle droit à 90°. Lors de la réalisation du mouvement, le dos doit être bien droit avec un poids réparti de manière équitable sur la jambe avant. Les hanches ne pivotent pas, elles restent droites.
- Répétez le mouvement autant de fois qu'indiqué.

TIPS !

Pour augmenter l'intensité de l'exercice, vous pouvez poser votre pied d'appui sur une cale pour le surélever.
Concentrez-vous sur votre jambe d'appui pour plus de sensations.

JUMP SQUAT

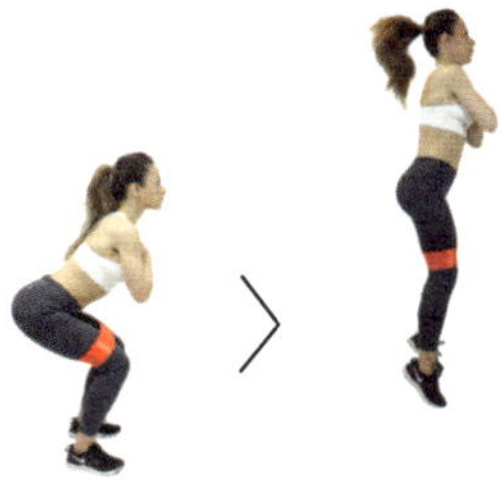

- Placez l'élastique au niveau des genoux.
- Debout, le dos droit, positionnez vos pieds à la largeur du bassin. Vos pointes de pieds sont légèrement vers l'extérieur.
- À l'inspiration, effectuez une flexion des genoux pour descendre en position de squat.
- Basculez légèrement votre bassin vers l'arrière, le dos toujours droit. Les pieds sont à plat au sol et le poids de votre corps est sur les talons. Pensez à votre alignement genoux-pointes des pieds.
- À l'expiration, remontez tout en poussant sur vos talons de manière explosive, pour que vos pieds se décollent du sol. Atterrissez toujours sur la pointe des pieds, avant les talons.
- Répétez le mouvement autant de fois qu'indiqué.

TIPS !

Pour une meilleure impulsion, prenez de l'élan à l'aide de vos bras en les balançant vers l'arrière, puis en les jetant vers l'avant lors du saut. Pour plus d'efficacité, maintenez en contraction l'ensemble de votre corps.

KICK BACK

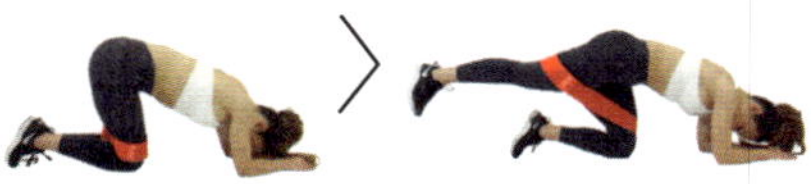

- Mettez-vous en position quatre pattes, l'épaule et le coude alignés au sol.
- Positionnez les genoux au niveau des hanches.
- Maintenez le dos droit, en ayant une cambrure naturelle, bassin verrouillé.
- À l'expiration, décollez une jambe vers l'arrière tout en appuyant sur le talon en direction du plafond.
- Engagez les abdominaux.
- À l'inspiration, rabattez la jambe vers vous.

TIPS !

Pensez à verrouiller le bassin pendant l'exécution du mouvement, en tendant la jambe au maximum parallèle au sol. Pour plus de facilité et afin de garder une bonne amplitude, utilisez l'élastique bleu.

MONTÉE DE GENOUX AU SOL

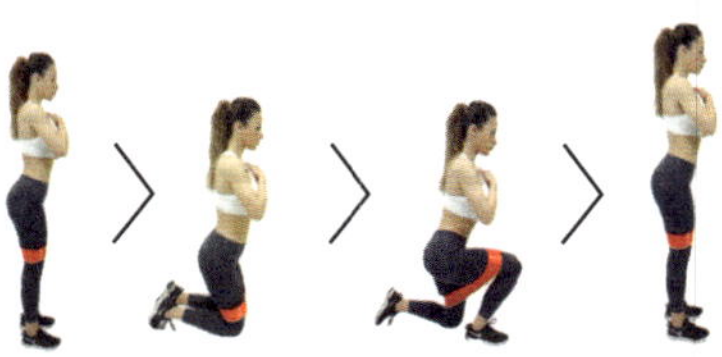

- Commencez l'exercice les deux genoux au sol.
- Posez ensuite vos pieds en position de fente.
- D'un mouvement dynamique, déportez le poids du corps sur la jambe d'appui pour que votre cuisse soit à l'horizontale en position basse. Maintenez bien cette position à 90°. Afin de vous redresser plus facilement, votre genou ne doit pas dépasser de votre pointe de pied.
- D'un mouvement contrôlé cette fois, posez le genou au sol et retrouvez votre position initiale.
- Renouvelez l'opération avec la jambe d'appui, puis alternez autant de fois qu'indiqué.

TIPS !

N'hésitez pas à utiliser l'élastique bleu pour l'exécution du mouvement. Si la difficulté est trop importante, retirez-le. Lors de la montée, n'hésitez pas à vous aider d'une chaise afin de limiter les chocs lors de l'exécution du mouvement. Il est important de contrôler au maximum le mouvement.

MOUNTAIN CLIMBER

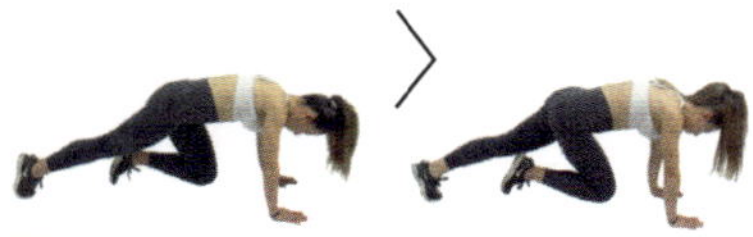

- Placez-vous en position de planche sur les mains. Une fois stable, ramenez le genou droit contre le coude droit.
- Renouvelez le mouvement en alternant la jambe droite et la jambe gauche, et répétez-le autant de fois qu'indiqué.
- Pensez à garder un bel alignement épaule-coude-poignet, avec le bassin verrouillé lors de l'exécution du mouvement.

TIPS !

Basculez légèrement le poids du corps vers l'avant en gardant le bassin verrouillé, afin de ressentir au maximum les abdominaux. Lors d'un circuit FORCE, l'arrêt s'effectue en position de gainage sur les mains.

POMPE

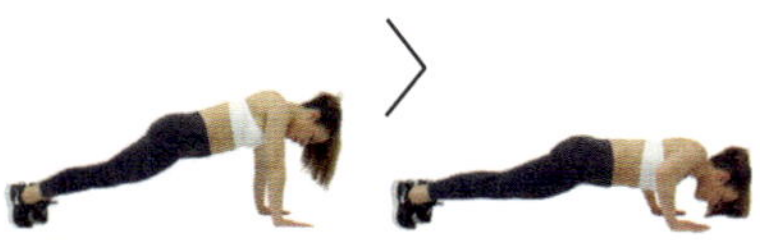

- Jambes tendues ou sur les genoux, placez vos mains un peu plus larges que les épaules.
- Tenez-vous parfaitement droit des chevilles/genoux aux épaules. La ceinture abdominale est contractée pendant toute la durée de l'exercice.
- Descendez en fléchissant vos coudes, serrés près du corps, jusqu'à ce que votre buste frôle le sol
- En gardant votre position et à l'expiration, poussez avec intensité votre corps pour revenir en position initiale. Les abdominaux doivent être engagés.
- Répétez le mouvement autant de fois qu'indiqué.

TIPS !

En cas de difficultés sur ce mouvement, n'hésitez pas à vous positionner sur les genoux ou à effectuer uniquement le mouvement de poussée. Vous pouvez également vous placer directement au sol, les mains à la largeur des épaules. Pensez à verrouiller le bassin pendant la montée. Lors d'un circuit FORCE, l'arrêt s'effectue en bas.

RAMEUR

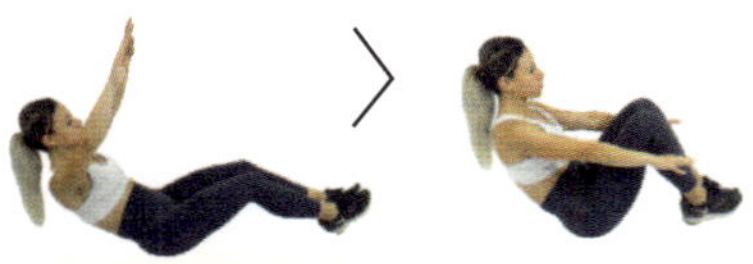

- Asseyez-vous en équilibre sur les fesses.
- Engagez vos abdominaux en surélevant les jambes, pendant que les bras sont tendus vers le ciel.
- À l'inspiration, repliez les genoux vers la poitrine et rabattez vos bras vers l'avant. Vos mains doivent être au niveau des genoux. Gardez vos abdominaux engagés pendant toute la durée du mouvement.
- Tendez à l'expiration, puis repliez à l'inspiration, alternativement, comme pour ramer !
- Répétez le mouvement autant de fois qu'indiqué.

TIPS !

Pensez à bien verrouiller le bassin pour optimiser l'effort sur vos abdos, Lors d'un circuit FORCE, l'arrêt s'effectue lorsque les jambes et les bras sont tendus.

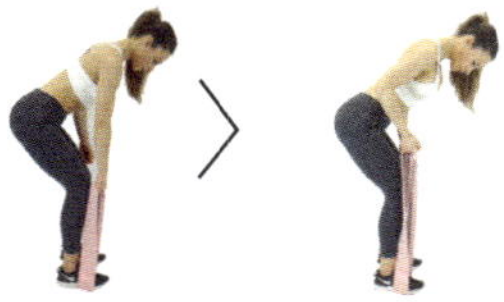

ROWING ISOLATION

- Placez un genou et un pied au sol pour former un angle à 90°.
- Saisissez l'élastique en prise neutre avec votre main opposée, puis positionnez-le au niveau du pied.
- Tirez l'élastique vers vous d'un mouvement en arc de cercle, en effectuant une rotation du poignet (paume au sol, puis paume au ciel) en direction de vos côtes.
- Tirez élastique le plus loin possible en contractant les dorsaux.
- Ramenez l'élastique en position initiale et répétez le mouvement autant de fois qu'indiqué.

TIPS !

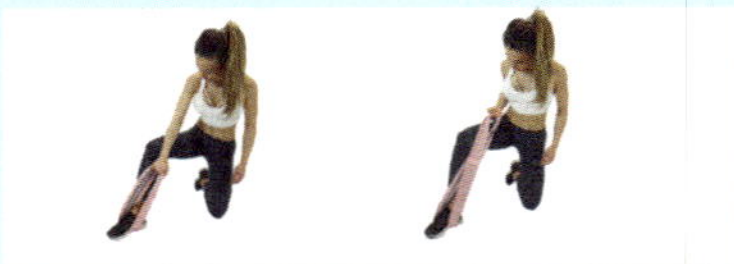

Si vous rencontrez des difficultés à effectuer cet exercice, posez un genou au sol pour réaliser le mouvement. Entrelacez l'élastique sur le pied opposé et tirez. Lors d'un circuit FORCE, l'arrêt s'effectue lors du tirage.

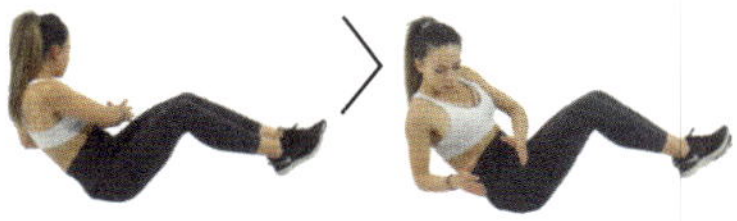

RUSSIAN TWIST

- Placez-vous assis au sol, avec le buste penché en arrière à 45°. Les abdominaux sont contractés et les pieds légèrement décollés du sol.
- En équilibre, effectuez des mouvements de rotation pour ramener vos mains de part et d'autre de vos hanches.
- Répétez le mouvement autant de fois qu'indiqué.

TIPS !

Lors de l'exécution du mouvement, penchez votre buste vers l'arrière tout en verrouillant le bassin. Vous devez ressentir une tension sur votre sangle abdominale. Pour plus de difficulté, n'hésitez pas à lever les jambes vers le ciel.

SOULEVÉ DE TERRE

- Debout, les pieds à la largeur des épaules, prenez l'élastique à deux mains, les paumes dirigées vers vous. Inspirez et maintenez votre respiration en vous penchant en avant au niveau des hanches.
- Poussez en arrière tout en dirigeant la pression vers le bas sur les talons.
- Penchez-vous en avant jusqu'à ce que votre buste soit parallèle au sol ou légèrement plus bas. Si vous commencez à arrondir le dos en vous penchant en avant, arrêtez immédiatement le mouvement.
- Lors de la flexion du buste, laissez glisser la barre sur vos cuisses jusqu'à mi-hauteur des tibias.
- Une fois en position basse, retenez toujours votre respiration. Gardez la cambrure au niveau lombaire en relevant le buste et en poussant vos hanches vers l'avant. À présent, vous devriez être de nouveau debout les épaules en arrière. Expirez en haut.
- Répétez le mouvement autant de fois qu'indiqué.

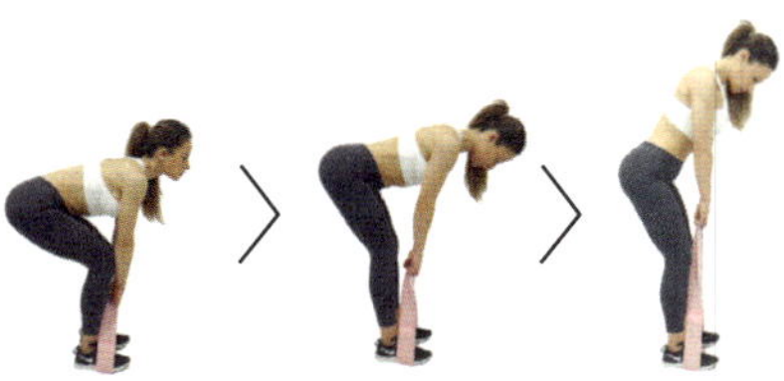

TIPS !

Pensez à ne pas vous cambrer et à garder le dos bien droit. Toute l'impulsion doit provenir des cuisses. Si vous rencontrez des difficultés, n'hésitez pas à réaliser cet exercice sans élastique. Lors de ce circuit FORCE l'arrêt s'effectue lorsque vos mains sont à hauteur du bassin, en position haute.

SOULEVÉ DE TERRE JAMBES TENDUES

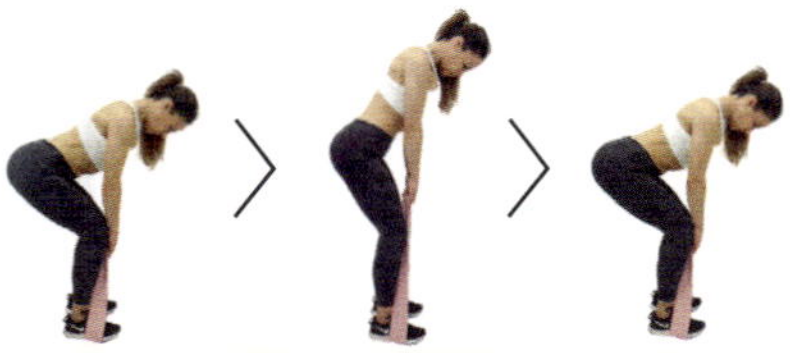

- Debout, les pieds à la largeur des hanches ou des épaules, inspirez profondément et expirez en vous penchant en avant au niveau des hanches.
- Prenez l'élastique avec les deux mains, les paumes dirigées vers vous.
- Gardez la tête légèrement relevée, les épaules en arrière et la poitrine en avant.
- Fléchissez légèrement les genoux. En vous penchant en avant, laissez l'élastique se détendre naturellement. Gardez le dos droit, sans vous cambrer, et poussez vos fessiers vers l'arrière.
- Penchez-vous jusqu'à ce que votre buste soit parallèle ou légèrement en dessous du sol.
- Une fois en position basse, l'élastique est parfaitement détendu.
- Gardez le dos droit et remontez le buste. En inspirant, l'élastique est de nouveau tendu. Poussez vos hanches vers l'avant.

TIPS !

Pensez à ne pas vous cambrer et à garder le dos bien droit en ayant les jambes à moitié tendues. Toute l'impulsion doit provenir des cuisses. Si vous rencontrez des difficultés, n'hésitez pas à réaliser cet exercice sans élastique. Lors d'un circuit FORCE, l'arrêt s'effectue lorsque vos mains sont à hauteur des tibias en position haute.

SQUAT

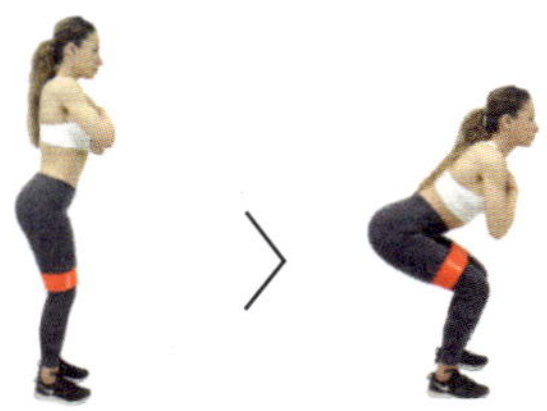

- Placez l'élastique au niveau des genoux.
- Debout, le dos droit, positionnez vos pieds à la largeur du bassin. Vos pointes de pied sont légèrement vers l'extérieur.
- À l'inspiration, effectuez une flexion des genoux en gardant le poids de votre corps sur vos talons. Les genoux ne doivent pas dépasser la pointe des pieds.
- À la descente, basculez légèrement vos fessiers et le bassin vers l'arrière. L'objectif est d'avoir un bel alignement des genoux avec les pointes des pieds.
- À l'expiration, remontez en poussant sur les talons d'un mouvement contrôlé, puis basculez le bassin vers l'avant pour retrouver votre position de départ.
- Répétez le mouvement autant de fois qu'indiqué.

TIPS !

Maintenez les pieds à plat, déportez le poids de votre corps sur les talons en gardant les genoux alignés. Maintenez la tension sur l'élastique pendant l'exercice, surtout pendant l'arrêt lors du circuit FORCE.

SQUAT CRABE

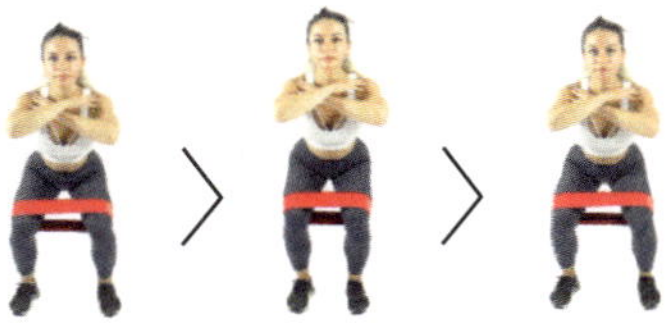

- Commencez en position de squat. Les pieds sont à la largeur des épaules et légèrement ouverts. Le dos est bien droit.
- Descendez en squat jusqu'à ce que vos cuisses soient parallèles au sol. Veillez à ce que vos genoux ne dépassent pas de la pointe des pieds.
- Faites un pas sur le côté tout en restant statique, toujours en position de squat. Les cuisses doivent être parallèles au sol.
- Rabattez ensuite l'autre jambe pour que vos pieds soient à nouveau écartés à la largeur des épaules.
- En position basse, alternez l'opération avec trois pas dans une direction puis trois pas dans l'autre.

TIPS !

Pensez à garder les cuisses parallèles au sol lors de l'exécution du mouvement. Il est important d'effectuer des pas contrôlés et pas trop grands.

SQUAT LATÉRAL

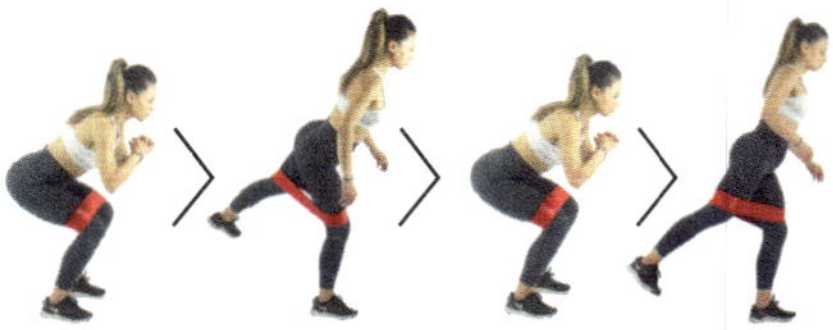

- Placez l'élastique au-dessus du genou.
- Commencez avec les pieds à la largeur des épaules. Le dos est droit et les pieds sont légèrement ouverts.
- Descendez en position de squat. À la remontée, surélevez la jambe sur le côté. Pensez à bien contracter les fessiers lors du mouvement en appuyant sur le talon.
- Ensuite, effectuez le second squat en position basse en ramenant votre jambe au sol.
- Répétez l'opération avec la jambe opposée, puis répétez le mouvement autant de fois qu'indiqué.

TIPS !

Pensez à appuyer sur le talon lors de l'élévation de la jambe latérale, afin d'engager au maximum les fessiers.

SQUAT PRISE LARGE / PRISE SERRÉE

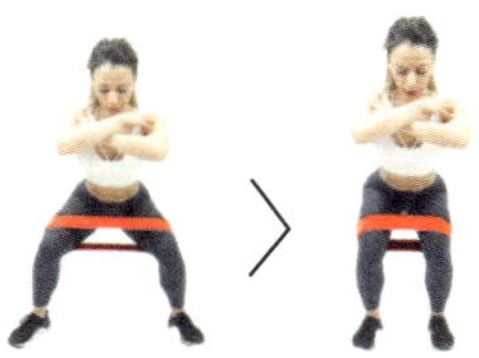

- Placez l'élastique au-dessus du genou.
- Commencez avec les jambes serrées à la largeur du bassin, et les pieds légèrement ouverts.
- Descendez en position de squat.
- Restez statique en position basse.
- Déplacez vos pieds afin qu'ils soient plus larges que les épaules (position de squat sumo).
- Pensez à bien surélever vos pieds afin de garder une bonne posture. Vos genoux ne doivent pas dépasser la pointe des pieds. Le dos est droit et les abdominaux sont engagés.
- Ensuite, revenez en squat serré, position basse. Toujours largeur du bassin et en position statique.
- Répétez le mouvement autant de fois qu'indiqué.

TIPS !

Pensez à bien lever les pieds lors des changements de position.

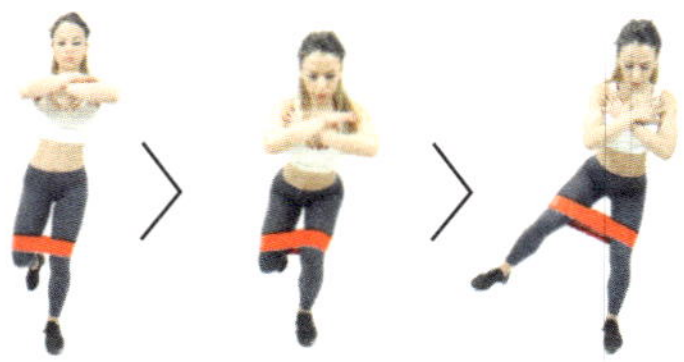

SQUAT SINGLE LEG ABDUCTION

- Descendez sur la jambe d'appui et, comme pour un squat, les genoux ne doivent pas dépasser la pointe des pieds.
- À la remontée, ouvrez le genou vers l'extérieur. Gardez le dos bien droit, puis basculez le bassin vers l'arrière.
- Le poids du corps doit toujours être dans les talons.
- Lors de l'abduction, tendez l'élastique au maximum.

TIPS !

Pour garder votre équilibre, n'hésitez pas à vous aider d'une chaise.

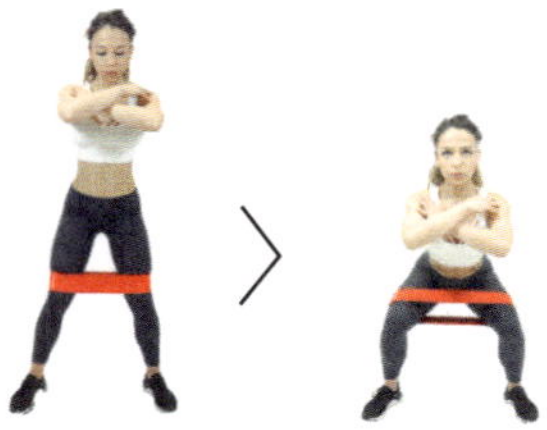

SQUAT SUMO

- Placez l'élastique au niveau des genoux.
- Debout, le dos droit, positionnez vos pieds bien plus larges que vos épaules. Vos pointes de pied sont légèrement vers l'extérieur.
- À l'inspiration, effectuez une flexion des genoux en gardant le poids de votre corps sur vos talons. Les genoux ne doivent pas dépasser la pointe des pieds.
- À la descente, basculez légèrement vos fessiers et le bassin vers l'arrière. L'objectif est d'avoir un bel alignement des genoux avec les pointes des pieds.
- À l'expiration, remontez en poussant sur les talons d'un mouvement contrôlé, puis basculez le bassin vers l'avant pour retrouver votre position de départ.
- Répétez le mouvement autant de fois qu'indiqué.

TIPS !

Schématisez-vous la contraction musculaire mentalement, cela impliquera d'avantage votre système nerveux, surtout lors du circuit FORCE. N'hésitez pas à utiliser l'élastique bleu pour avoir une amplitude adaptée à votre niveau.

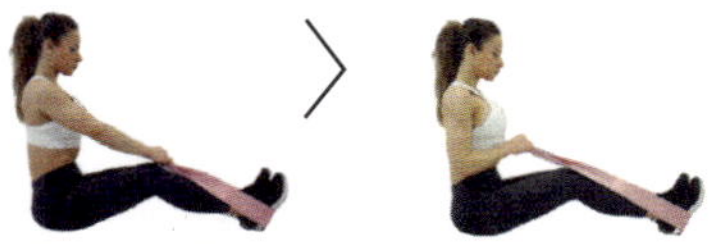

TIRAGE HORIZONTAL

- Placez-vous au sol, assis sur les fesses, les genoux légèrement fléchis et les pointes de pieds vers le haut.
- Mettez l'élastique au niveau des pieds, et saisissez-le avec vos mains. Gardez le dos bien droit, avec les abdominaux serrés et le regard fixe.
- À l'inspiration, tirez l'élastique vers vous pour que vos mains arrivent au niveau de votre bassin.
- Répétez le mouvement autant de fois qu'indiqué.

TIPS !

Utilisez l'élastique rose pour réaliser cet exercice. Votre dos doit être bien droit. Serrez les omoplates et effectuez le tirage. N'hésitez pas à ouvrir les genoux et à rapprocher vos pieds si vous rencontrez des difficultés. Lors d'un circuit FORCE, l'arrêt s'effectue au tirage, lorsque vos mains rejoignent votre bassin.

LEXIQUE DES ÉTIREMENTS

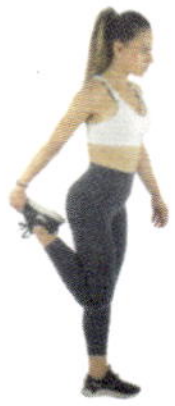

CUISSE

Debout, en équilibre, fléchissez votre jambe et rabattez-la vers l'arrière. Saisissez votre cheville afin que le talon touche votre fessier. À l'expiration, tirez le plus possible le talon vers le fessier pour sentir l'étirement sur tout l'avant de la cuisse. Gardez le buste droit et la cuisse étirée parallèle à celle d'appui.

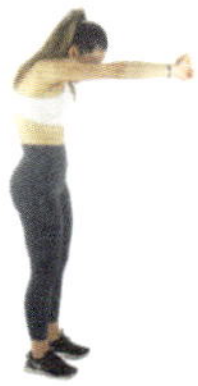

FLÉCHISSEUR DE LA MAIN

Debout, les bras tendus vers l'avant et les mains jointes, penchez votre buste vers l'avant tout en gardant le bassin verrouillé. Poussez vers l'avant afin que vos mains soient en extension. Étirez-les lentement et maintenez la position.

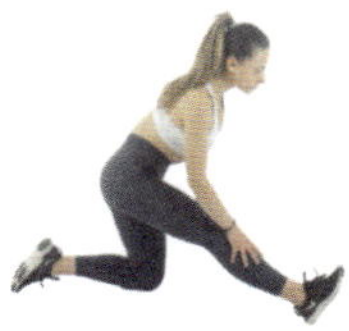

ISCHIO-JAMBIER

Debout, penchez-vous lentement en avant sans fléchir les jambes, de manière à rapprocher les mains du sol. Avec le buste relativement droit, poussez vos fesses en arrière. Maintenez la position le plus longtemps, sans donner d'à-coups.

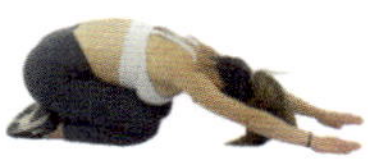

POSITION DE L'ENFANT

En position quatre pattes, tendez les bras au sol et posez les fessiers sur le talon. Étendez la main vers l'avant pour étirer le dos au maximum. Ensuite, tirez lentement en avant sur vos doigts en maintenant la même position.

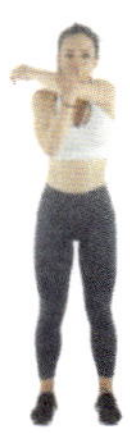

TRICEPS ÉPAULE

En position assise ou debout, tendez un bras en dessous de la tête et gardez-le en appui. Fléchissez le coude et saisissez-le en l'étirant lentement. Pensez à expirer en même temps.

Crédits photographiques

© Calvin Courjon : p. 28
© Romuald Floran : p. 7, 9, 10, 18, 26, 30, 112
© Julie Limont : p. 42, 52, 60, 62, 70, 80, 88, 90, 98, 106, 108
© Pierre Monetta : p. 44, 72, 110
© Stefanie Renoma : p. 29
© Brice Robert : p. 5, 14, 20, 23, 34, 36, 38-39, 41, 46-47, 49, 50, 54, 56-57, 58, 64-65, 67, 69, 74-75, 77, 78, 82, 84, 86-87, 92-93, 95, 97, 100, 102-103, 104, 115, 116-125, 127

Inprint LA MAISON HACHETTE
58, rue Jean Bleuzen – 92178 Vanves Cedex
www.hachette-pratique.com

Direction Hachette Pratique : Catherine Saunier-Talec
Responsable d'édition : Stéphane Rosa
Responsable de projet : Fanny Ecochard-Martin
Suivi éditorial : Camille Lenglet
Responsable artistique : Cécilia Rehbinder
Réalisation de la couverture, exécution et mise en pages : Caroline Rimbault
Fabrication : Cécile Alexandre-Tabouy
Responsable communication : Johanna Rodrigue
Responsable partenariats : Dana Lichiardopol
(dlichiardopol@hachette-livre.fr)

Dépôt légal : avril 2021
44-4933-2/01
ISBN : 978-2-01-628039-3
Achevé d'imprimer en mars 2021 par Graficas Estella en Espagne.

PAPIER À BASE DE FIBRES CERTIFIÉES

hachette PRATIQUE s'engage pour l'environnement en réduisant l'empreinte carbone de ses livres. Celle de cet exemplaire est de :
1,283 kg éq. CO_2
Rendez-vous sur www.hachette-durable.fr